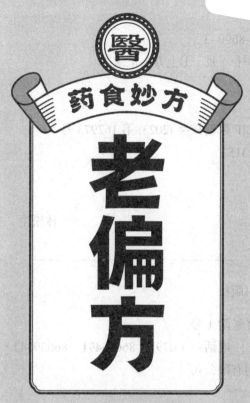

医

药食妙方

老偏方

林松生◎主编

江西科学技术出版社

图书在版编目（CIP）数据

老偏方 / 林松生主编 . -- 南昌：江西科学技术出版社，2023.12

ISBN 978-7-5390-8690-3

Ⅰ.①老… Ⅱ.①林… Ⅲ.①土方－汇编 Ⅳ.① R289.2

中国国家版本馆 CIP 数据核字 (2023) 第 162973 号

选题序号：ZK2023152

老偏方　　　　　　　　　　　　　　　　　　林松生　主编

LAO PIANFANG

出版发行	江西科学技术出版社
社址	南昌市蓼洲街 2 号附 1 号
	邮编：330009　电话：（0791）86623491　86639342（传真）
印刷	三河市泰丰印刷有限公司
经销	各地新华书店
开本	720mm×930mm　1/16
字数	480 千字
印张	24
版次	2023 年 12 月第 1 版
印次	2023 年 12 月第 1 次印刷
书号	ISBN 978-7-5390-8690-3
定价	48.00 元

赣版权登字 – 03–2023–217

前言

中华传统医药，自神农氏尝百草以来，历经五千年而不衰，留下来的偏方更是历久弥坚，绝非西药所能替代。例如：用麸子、乌头等治疗风湿病；一杯白开水就能止住打嗝；艾叶驱蚊；萝卜平气；一撮小草就能治跌打损伤等。这些老偏方简单易行，疗效显著，方便实用，甚至很多偏方不花分文就能治好疑难杂症，令西医叹为观止，不得不承认中医之奇效。

那么，到底何为偏方？中医意义上真正的偏方，是指在一定区域内形成，对特定人群有效的方子。偏和正相对，偏方一般没有被正式的药物或医学典籍收入和记载。

偏方在我国已有几千年历史，是中医的重要组成部分之一。在我国民间，自古就有"偏方治大病"的说法，正所谓"智慧藏于民间"，有许多来自老百姓在长期的生活实践中总结或发现的养生方法经受住岁月的考验，经过反复验证，代代传承下来，成为疗效切实而显著的经验方，为我们的健康护航。

偏方的来源主要有两种：经验的积累和家族内部流传，前者主要在民间流传能被大多数人所知，后者往往是单传的。

《老偏方》所选偏方都是最老最实用的中医老偏方，以传统经典医药典籍，经过民间千年验证，结合中医学治病实践。按照疾病所属科系分类，精心筛选上千个如呼吸科、妇科、男科、口腔科、神经科、骨伤科、皮肤科、眼科、耳鼻喉科、泌尿科、肝胆科、消化科、肛肠科、心脑血管科、儿科等百种常见病的实用偏方。本书实用性强，具有用药常见、组方巧妙、简便易行、易学实用、省钱省事的特点，满足大众日常保健的需求，可作为广大读者的"家庭医疗顾问"。

需要说明的是，中医讲究辨证施治，书中所收录的老偏方未必适合所有患者，有些偏方在一部分人身上可以快速见效，对于另一部分人则可能并不适用，患者在采用时须考虑自身情况斟酌使用，对于病情较重的患者，一定要及时就医。

目录

第十四章 心脑血管科

第十五章 儿科

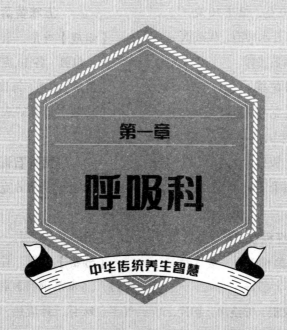

第一章

呼吸科

中华传统养生智慧

一、感冒

银花菊花茶

【组成】菊花 10 克，银花 10 克。

【用法】二花以开水冲泡，代茶饮。

【功效】可治风热感冒。

金银花茶

【组成】茶叶 2 克，干金银花 1 克。

【用法】上 2 味同放杯中，用沸水冲泡 6 分钟后饮用。饭后饮 1 杯。

【功效】本方具有辛凉解表之功效，主治风热感冒。

菜根红糖饮

【组成】干白菜根 1 块，姜 3 片，红糖 50 克。

【用法】将白菜根、姜洗净，切片，放入锅内，加清水适量，用武火烧沸后，转用文火煮 15~20 分钟，去渣留汁即成。每日饮 1~2 次，连饮 1 周。

【功效】本方能解表散寒，主治发热恶寒较为明显的感冒。

加味石膏汤

【组成】石膏 60 克，茶叶、淡豆豉各 15 克，栀子 5 枚，薄荷 30 克，荆芥 5 克，葱白 3 根。

【用法】水煎。每日 1 剂，日服 2 次，宜温服。

【功效】辛凉解表，清热除烦。适用于治疗风寒感冒，二三日不解，寒郁化热者尤为适宜。

五味香薷饮

【组成】香薷、金银花、淡竹叶、六一散（包煎）各 10 克，藿香 9 克。

【用法】水煎。每日 1 剂，日服 2 次。

【功效】清暑解表，清热利湿。主治暑令感冒。

葛根石膏汤

【组成】葛根 6 克，生石膏 8 克，生姜 3 片。

【用法】水煎服。

【分析】葛根，甘辛，平，入脾、胃经。《本草纲目》载：葛根，性凉、气平、味甘，具清热、降火、排毒诸功效。现代医学研究表明：葛根中的异黄酮类化合物葛根素对高血压、高血脂、高血糖和心脑血管疾病有一定疗效。故常用于升阳解肌，透疹止泻，除烦止温。治伤寒、温热头痛项强，烦热消渴，泄泻，痢疾，斑疹不透，高血压，心绞痛，耳聋。

【功效】促进新陈代谢，加强肝脏解毒功能。

双花饮

【组成】金银花 15 克，蜂蜜 50 克，板蓝根 10 克。

【用法】金银花、板蓝根放入锅内，加水煮沸，3 分钟后将药液滗出，放入蜂蜜，搅拌均匀即可，当茶饮。

【分析】金银花，甘，微苦，清香，辛，寒。归肺、胃、心、大肠经。具有清热解毒、抗炎、补虚疗风的功效，主治胀满下疾、温病发热，热毒痈疡和肿瘤等症。其对于头昏头晕、口干口渴、多汗烦闷、肠炎、菌痢、麻疹、肺炎、乙脑、流脑、急性乳腺炎、败血症、阑尾炎、皮肤感染、痈疽疔疮、丹毒、腮腺炎、化脓性扁桃体炎等病症均有一定疗效。还能抑制与杀灭咽喉部的病原菌，对老人和儿童有抗感染功效。所以，经常服用金银花浸泡或煎剂有利于风火目赤、咽喉肿痛、肥胖症、肝热证和肝热型高血压的治疗与康复。

【功效】当饮料饮用，可治疗咽喉炎和扁桃体炎。

桑叶薄荷饮

【组成】桑叶 6 克，淡竹叶 15 克、菊花 6 克，薄荷 3 克，白糖适量。

【用法】桑叶、菊花、淡竹叶加适量的水煮沸，将药液滗入茶缸中。饮时加入适量白糖，当茶饮服。

【分析】桑叶，味苦、甘、性寒，归肺、肝经。用于风热感冒，头痛咳嗽。本品甘寒质轻，轻清疏散，长于凉散风热，又能清肺止咳，故常用于风热感冒或温病初起，温邪犯肺，发热，头痛，咳嗽等症，用于肺热燥咳。本品苦寒清泄肺热，甘寒益阴，凉润肺燥，故可用于燥热伤肺、干咳少痰，轻者可配杏仁、沙参、贝母等同用，如桑杏汤；重者可配生石膏、麦冬、阿胶等同用，如清燥救肺汤。

【功效】疏散风热，清肺润燥，平肝明目，凉血止血。

【注意】外感风寒无汗者不宜服用。

橘皮水

【组成】干橘皮 15 克。

【用法】加水 3 杯，煎成 2 杯，加白糖，趁热饮。

【分析】干橘皮性温、辛、苦，干橘皮的药用功效很大，有健胃、止呕、祛痰、镇咳、利尿等功效。其水煎剂中有肾上腺素样的成分存在，且较肾上腺素稳定，煮沸时也不会被破坏。

【功效】祛痰、平喘。陈皮中所含挥发油有刺激性祛痰作用，对孕妇感冒有一定疗效。

【注意】气虚及阴虚燥咳患者不宜。吐血证慎服。

二、肺结核

乌龟汤

【组成】乌龟1只，葱白、花椒、酱油、食盐、素油各适量。

【用法】乌龟去头，沸水浸烫后去除龟板，剥去外皮，冲洗干净，切成小块备用，素油倒入炒锅，烧热。放入龟肉煎炸，愈透愈好，再加葱、花椒、酱油、食盐、清水、小火烧半小时即成。

【分析】乌龟一味，能大补阴血，清降虚火，故适用于虚劳骨蒸诸证。

【功效】本品有滋阴降火之功效。

山药茶

【组成】生山药64克。

【用法】将生山药绞汁，稍煎，代茶徐徐温饮之。

【功效】结核潮热，咳喘，自汗，心悸。

苦丁茶

【组成】枸骨叶、茶叶各500克。

【用法】将上药晒干，共为粗末，混合均匀，加入适量面粉糊作黏合剂，用模型压成块状或饼状，烘干即得，每块重约4克。开水冲泡。代茶饮，每次1块，成人每日2~3次。

【功效】主治肺痨咳嗽，劳伤失血，腰膝痿弱，风湿痹痛，跌打损伤等。

沃雪茶

【组成】生山药45克，牛蒡子（炒捣）12克，柿霜饼18克。

【用法】先将山药、牛蒡子煮汤，去渣，再入柿霜饼泡溶即可。不拘时饮、食之。

【功效】主治肺脾气阴不足所引起的虚热，肺痨咳嗽，喘逆，饮食懒进者。

牡蛎鸡肝汤

【组成】鸡肝1至2具，生牡蛎15至24克，煅瓦楞子12至15克。

【用法】将鸡肝洗净切开，生牡蛎、煅瓦楞子打碎；先文火煮牡蛎、煅瓦楞子60分钟后下鸡肝，待鸡肝煮熟后取汤饮用。每日1次。

大毛桐子根炖仔公鸡

【组成】大毛桐子根30至60克，仔公鸡1只。

【用法】加水炖服。

【功效】本方适用于肺结核咯血。

三根瘦肉汤

【组成】黄花远志根15克，虎刺根30克，白马骨根30克，猪瘦肉60克。

【用法】用水煎服。

【功效】本方适用于肺结核潮热。

胡萝卜蜂蜜煎

【组成】胡萝卜1000克，蜂蜜100

克，明矾 3 克。

【用法】将胡萝卜洗净切片加水350毫升煮20分钟后滤取汁，加入蜂蜜、明矾充分搅匀再煮沸片刻即成。每日服3次，每次服50克。

【功效】适用于咳嗽痰白、肺结核咯血等症。

银耳冰糖鸽子蛋

【组成】银耳 2 克，冰糖 20 克，鸽蛋 1 个。

【用法】先将银耳用凉水浸泡 20 分钟后洗净揉碎，放入锅中加水 400 毫升，用急火煮沸后加入冰糖文火至冰糖溶化，然后将鸽蛋打入文火再蒸 3 分钟即成。每日 1 次。

【功效】适用于肺结核干咳。

沙参麦冬虫草肉

【组成】北沙参 10 克，麦冬 10 克，冬虫夏草 10 克，猪瘦肉 250 克，食盐、味精少许。

【用法】将沙参、麦冬煎水，得1000毫升煎液待用。将猪瘦肉洗净、切块，放入锅中，加入煎液，旺火煮沸后，加入冬虫夏草，改用文火，待肉烂时加食盐、味精，调味后食用。

【分析】北沙参可滋阴润肺，麦冬可养阴生津，冬虫夏草可补肺益肾、止血化痰，辅以猪瘦肉，血肉有情之品可补虚损、润肺肾。

【功效】此方适用于潮热不退、身体瘦弱、干咳少痰的肺结核早期病症。

川贝银燕羹

【组成】川贝母 3 克，玉竹 10 克，燕窝 4 克，银耳 10 克，冰糖适量。

【用法】将玉竹煎汁。用热水泡发燕窝及银耳，择洗干净，放入煎汁、冰糖，隔水炖熟食用。早晚食用。

【分析】燕窝味甘、淡，性平，养肺滋阴，化痰止咳，补而能清，为肺痨圣药。川贝母润肺，止咳化痰。银耳、玉竹均有滋阴润肺的作用。

【功效】对潮热、虚劳燥咳、咳嗽见红者有效。

炒肺片

【组成】猪肺250克，甜杏仁（炒）25克，白及粉10克，麻油、酱油、黄酒、生姜、盐各适量。

【用法】将猪肺灌洗干净，切片，加水炖烂待用。将麻油倒入炒锅中，放入肺片，加入炒杏仁、黄酒、生姜翻炒，加少许酱油，出锅装盘。可蘸些盐、白及粉食用。

【分析】此方来源自古医书《证治要诀》，具有补肺气的作用。以"肺"

补肺，再加之甜杏仁，可止咳化痰，炒后开胃健脾，白及收敛止血。

【功效】 适于肺虚喘息、久咳咯血并伴有食欲不振者。

双参蜜耳饮

【组成】 西洋参 10 克，北沙参 15 克，银耳 10 克，蜂蜜适量。

【用法】 银耳水发，洗净捞出。西洋参、北沙参放入银耳中一次加足水，大火烧开，文火慢炖，等汤稠后，入蜂蜜调匀，随意饮用。

【分析】 银耳味甘、淡，性平，入肺、胃、肾经，与北沙参相配，加强滋阴润肺作用，西洋参味苦，性微寒，可补气养阴，清热生津，调以缓中补虚的蜂蜜，使之成为甘甜可口的羹饮。

芪地炖鳖肉

【组成】 鳖肉 250 克，生地黄 20 克，黄芪 15 克，葱、姜、食盐、味精适量。

【用法】 将带有裙边的鳖肉切块，加入生地黄、黄芪、葱、姜和水，先用旺火后用文火，炖至肉烂，入盐及味精后稍炖停火，食肉喝汤。

【分析】 鳖肉味甘，性平，滋阴补虚。鳖的裙边含胶原蛋白高，有利于肺组织修复，配生地黄加强滋阴凉血功效，加上补气的黄芪，常食可达气血双补的功

效。但鳖肉滋腻，难消化，体质虚弱者只能分次少量食用。

【功效】 用于肺结核治疗。

三、咳嗽

麻油姜末炒鸡蛋

【组成】 一小勺麻油，姜末，1 个鸡蛋。

【用法】 一小勺麻油放入炒锅内，油热后放入姜末，稍在油中过一下，随即打入 1 个鸡蛋炒匀。孩子风寒咳嗽及体虚咳嗽时，每晚让孩子在临睡前趁热吃 1 次，坚持吃上几天，就能收到明显效果。

【分析】 麻油，是芝麻油，一般黑芝麻食用，白芝麻榨油，性味甘、凉，具有润肠通便、解毒生肌之功效。据《本草纲目》记载："有润燥、解毒、止痛、消肿之功。"《别录》说："利大肠，胞衣不落。生者摩疮肿，生秃发。"内服可润肠、润肺；外用作为软膏及硬膏基质；外敷用，如烫伤、烧伤、疮等，用麻油和（拌）药（粉状），敷在患处，不干不裂，好得快。

【功效】 对声音嘶哑、慢性咽喉炎有良好的恢复作用。

生姜粥

【组成】 生姜 3 片，大米 30 克。

【用法】生姜洗净，切碎，同大米煮为稀粥服食。每日 1~2 剂，连续服 3~5 天。可暖脾胃，散风寒，利肺气。

【分析】生姜，辛、微温，归肺脾胃经，含挥发油，主要为姜醇、姜烯、水芹烯、柠檬醛、芳樟醇等；又含辣味成分姜辣素，分解生成姜酮、姜烯酮等。此外，含天门冬素、谷氨酸、天门冬氨酸、丝氨酸、甘氨酸、苏氨酸、丙氨酸等，故能开胃止呕，化痰止咳，发汗解表。

【功效】和中止呕，发汗解表，温肺止咳，解鱼蟹毒，解药毒。

杏仁生姜萝卜汤

【组成】苦杏仁 6~10 克，生姜 3 片，白萝卜 100 克。

【用法】上药打碎后加水 400 毫升，文火煎至 100 毫升，可加少量白糖调味，每日 1 剂，分次服完。

【分析】杏仁，又名苦杏仁，苦，微温，归肺经。杏仁苦温宣肺，润肠通便，仅适宜于风邪、肠燥等实证之患。凡阴亏、郁火者，则不宜单味药长期内服。如肺结核、支气管炎、慢性肠炎、干咳无痰等症禁忌单味药久服。

【功效】止咳平喘，润肠通便。

【注意】本品有小毒，用量不宜过大，婴儿慎用。

丝瓜花蜂蜜汁

【组成】洁净丝瓜花 10 克，蜂蜜适量。

【用法】将丝瓜花放入瓷杯内，以沸水冲泡，盖上盖温浸 10 分钟，再调入蜂蜜，趁热顿服，每日 3 次。

【分析】丝瓜花，味甘，微苦，性寒。花中谷氨酰胺、天冬氨酸、精氨酸、天门冬素的含量雌花比雄花中多，而赖氨酸、丙氨酸则在雄花中为多。

【功效】清热解毒。治肺热咳嗽，咽痛，鼻窦炎。

陈皮酒

【组成】陈皮 30 克，白酒 500 毫升。

【用法】将选好的陈皮洗净晾干，撕成小碎片，放入白酒中密封浸泡，5 天后即可饮用，每次 15~30 毫升，每日 1~2 次。

【功效】止咳化痰。用于咳嗽痰多偏寒者。

蛤蚧蜂蜜汁

【组成】蛤蚧数只，蜂蜜 30 克，鲜萝卜适量。

【用法】蛤蚧焙干研末，每次取蛤蚧粉 6 克，用蜂蜜、萝卜煎水冲服。

【分析】蛤蚧，咸，平。有小毒。入肺、肾经。蛤蚧身和尾的醇提物均可加强豚鼠白细胞的运动力、肺和支气管吞噬细胞对细菌的吞噬功能和腹腔吞噬细胞的吞噬功能，蛤蚧提取物能显著增加小鼠脾重，还能提高小鼠静脉注射碳粒的廓清指数，提高正常小鼠免疫后血清的溶血含量，蛤蚧尾醇提物能增强血清中溶菌酶活性，提高抗体效价和提高小鼠淋巴细胞转化率。

【功效】补肺气，益精血，定喘止嗽，治疗肺痈消渴，适用于火燥伤阴的干咳。

鲜藕梨汁

【组成】鲜藕、梨各 250 克。

【用法】藕洗净去节，梨洗净去核，分别捣烂，用干净纱布包实挤汁，每日喝 3 次，每次 7~10 毫升。

【功效】清热止咳、凉血散瘀、止咳化痰、生津润燥。适用于老慢支肺热咳嗽的病人。

蜜蒸海蜇

【组成】海蜇 100 克，蜂蜜或冰糖30 克。

【用法】将海蜇切碎，以蜂蜜或冰糖 30 克，拌匀。蒸熟食。

【功效】海蜇清燥化痰，蜂蜜润肺止咳。用于阴虚肺燥，痰热咳嗽，咽干痰稠等。

四、哮喘

白萝卜麻黄汤

【组成】新鲜白萝卜，麻黄。

【用法】将萝卜去皮，洗净，切成小方块；麻黄打成细绒去灰，煮熬 30 分钟后，其药汤同萝卜入粉碎机搅拌成泥状，用干纱布过滤取汁即成。代茶饮。

【分析】萝卜味甘、辛、性凉，入肺、胃、大肠经；具有清热生津、凉血止血、下气宽中、消食化滞、开胃健脾、顺气化痰的功效。现代医学研究认为，白萝卜含芥子油、淀粉酶和粗纤维，具有促进消化，增强食欲，加快胃肠蠕动和止咳化痰的作用。在营养方面白萝卜含有大量的糖类和多种维生素、脂肪及钙、磷、铁等矿物质，这些都是人们不可缺少的营养成分。因此，平时多吃些萝卜，对身体健康是有好处的。

【功效】清热化痰、止咳平喘。

萝卜粥

【组成】白萝卜、粳米、白糖各适量。

【用法】将萝卜去皮，洗净，切成小方块，粳米淘净，加水适量，武火烧开，至饭熟时放入萝卜块，再用武火煮熬成粥，放入少许食盐即成。早餐食用。

【功效】清热化痰、止咳平喘。

萝卜饼

【组成】白萝卜，面粉，瘦猪肉，生姜，葱白，食盐，植物油，味精，白糖。

【用法】将萝卜洗净，切成碎块，瘦猪肉洗净，生姜、葱白洗净，上物一同入绞肉机内绞成肉馅，拌入味精，食盐，白糖；将面粉加水适量，和匀，制成面皮，包入肉馅成形；将植物油入干锅内，烧至八成熟，投入萝卜饼，烘熟即成。口服，每日 2~3 次，每次 100~200 克。

【功效】化痰、止咳。

豆腐粥

【组成】豆腐 500 克，麦芽糖 100 克，生萝卜汁 1 杯。

【用法】将豆腐、麦芽糖、生萝卜汁混合煮沸，待温，每日早晚各分服 1 次。

【分析】豆腐性平，味咸，无毒，入肺、大肠经。麦芽糖性平，味甘，健脾和胃。生萝卜性寒，味甘，入肺经，化痰润肺，止喘。

【功效】润肺和胃，化痰止咳，亦能定喘。

蜂蜜白萝卜汁

【组成】白皮大萝卜 1 个，蜂蜜 100 克。

【用法】把白皮大萝卜洗干净后，挖空中心，放入蜂蜜，放入大碗内，加清水蒸煮 20 分钟，熟透即可食用。每天食用 2 次，早晚各 1 次，适量服用。

【功效】适用于急性哮喘之痰多、黏稠以及咳痰不爽者。

丝瓜汤

【组成】生小丝瓜 2 条。

【用法】切断，放砂锅内煮烂，取浓汁 150 毫升服，每日 3 次。

【功效】治过敏性哮喘。

丝瓜杏仁汤

【组成】丝瓜 100 克，杏仁 10 克。

【用法】丝瓜、杏仁，加水煎，喝汤。

【功效】止咳。用于发热咳嗽、咽喉不畅。

银杏粥

【组成】银杏肉 20 克，粳米 50 克，白糖适量。

【用法】将银杏肉、粳米淘净，同入锅中，加水适量，置武火上烧沸，继用文火煮熬成粥，放入白糖，拌匀即成。早餐食用。

【功效】止咳平喘。

蜂蜜核桃仁

【组成】核桃肉 1000 克，蜂蜜 1000 克。

【用法】取核桃肉 1000 克，捣烂，与蜂蜜 1000 克和匀，用瓶装好。每次食 1 匙，每日 2 次，开水送服。

【分析】核桃，营养价值很高，核桃仁含有大量脂肪和较多蛋白质、碳水化合物，还含有人体需要的多种维生素和矿物质。性味甘温，有补肾强腰膝、敛肺定喘及润肠通便的作用。核桃为补益强壮佳品，适用于肾虚腰疼、肺虚喘嗽、大便秘结、病后虚弱等症。

【功效】可治虚证哮喘。

莱菔子粳米粥

【组成】莱菔子 20 克，粳米 50 克。

【用法】将莱菔子水研滤过，取汁约 100 毫升，加入粳米，再加水 350 毫升左右，煮为稀粥，每日 2 次，温热服食。

【功效】下气定喘，健脾消食。可作为哮喘的辅助治疗，特别是痰多气急，食欲不振，腹胀不适的病人。

芡实核桃粥

【组成】芡实 30 克，核桃仁 20 克，红枣 10 个，粳米 50 克。

【用法】以上各味与粳米同煮成粥，分次服食，也可常食。

【功效】补肾、纳气、定喘。适用于哮喘缓解期，属于肾虚不能纳气者，症见气短乏力，动则息促气急，畏寒肢冷，腰酸膝软，耳鸣，舌淡，苔白滑，脉沉细等。

参苓粥

【组成】党参 30 克，茯苓 30 克，生姜 5 克，粳米 120 克。

【用法】将党参、生姜切薄片，茯苓捣碎泡半小时，取药汁 2 次，用粳米同煮粥，一年四季常服。

【功效】补肺益气，固表止哮。适用于哮喘缓解期，肺气亏虚者。

虫草炖鸭

【组成】水鸭肉 250 克，冬虫夏草 10 克，红枣 4 个。

【用法】将冬虫夏草、红枣去核洗净。水鸭活杀，去毛、肠脏，取鸭肉洗净，斩块。把全部用料一起放入锅内，加开水适量，文火隔开水煮 3 小时。调味即可。随量饮汤食肉。

【功效】补肾益精，养肺止咳。适用于支气管哮喘属于肺肾两虚者，症见咳喘日久，体弱形瘦，食欲不振等。

丝瓜凤衣粳米粥

【组成】丝瓜 10 片，鸡蛋膜 2 张，粳米 30 克。

【用法】用鸡蛋膜煎水取汁，煮粳米粥 1 碗，加入丝瓜再煮熟，加盐、味精、麻油少许调味。每日 1 次，趁温热服完。

【功效】清热化痰，止咳平喘，调和脾胃。适用于热性哮喘病人，见呼吸急促，喉中有哮鸣声，咳嗽阵作，痰黄黏稠，心烦口渴，舌红、苔黄腻、脉滑数等。

杏仁猪肺粥

【组成】杏仁 10 克，猪肺 90 克，粳米 60 克。

【用法】将杏仁去皮尖，洗净。猪肺洗净，切块，放入锅内出水后，再用清水漂洗净。将洗净的粳米与杏仁、猪肺一起放入锅内，加清水适量，文火煮成稀粥，调味即可。随量食用。

【功效】宣肺降气，化痰止咳。哮喘属于痰饮内盛者，症见咳嗽，痰多，呼吸不顺，甚则气喘，喉中哮鸣，胸脯满闷，脉滑等。

冰糖杏仁糊

【组成】冰糖 50 克，杏仁 50 克。

【用法】冰糖、杏仁，加水适量同煎，文火煨，至药液黏稠呈糊状，去药渣，早晚 2 次分服。

【分析】冰糖性平，味甘，入肺、脾经，和胃润肺，止咳嗽，化痰涎。杏仁，既有发散风寒，又有下气除喘之功。

【功效】润肺祛痰、止咳平喘、下气润肠。对平素易患感冒、哮喘者尤宜。

蔗汁淮山糊

【组成】淮山药 100 克，甘蔗汁半碗（约 100 毫升）。

【用法】将淮山药捣烂，加甘蔗汁半碗，放锅中隔水炖熟服食，每日 1 次。

【分析】甘蔗汁性微凉，味甘，入肺、胃经，能清热生津，下气润燥。淮山药，性平，味甘，入肺、肾、脾经，能健脾补肺，固精益肾。

【功效】润肺健脾，化痰止咳。

无花果饮

【组成】新鲜无花果 100 克。

【用法】新鲜无花果捣汁半杯，开水冲服，每日 1 次，以愈为度。

【分析】无花果性平，味甘，无毒，入肺、脾、胃经，清热润肺止喘。

【功效】清虚热，滋养肺阴。

五味肺

【组成】猪肺（或羊肺）1 只，五味子 50 克。

【用法】猪肺（或羊肺）与五味子同煮至极烂，去药渣，分数次食肺饮汤。

【分析】猪肺或羊肺，性温，味甘，入肺经，补肺虚。五味子性温，味酸、甘，收敛肺气，化痰止喘。五味子能缓解小白鼠支气管平滑肌痉挛，对过敏性豚鼠哮喘模型具有较好的保护作用。

【功效】补肺虚，化痰止喘。

葵花冲剂

【组成】向日葵 10 只。

【用法】将向日葵花盘（去子）同弯根一起取下，放室外风干，每次从发病季节开始，每天切碎一个花盘，水煎，当茶饮。

【分析】向日葵性平、微温，味甘，益肺化痰定喘。

【功效】保肺，化痰，定喘。连服数日可减轻哮喘发作。

鲫鱼粉

【组成】鲫鱼1条，约300克，姜半夏粉15克。

【用法】鲫鱼去肠杂，放瓦上焙干研末，姜半夏研粉混匀，每次8克，用米饮汤送服，每日早晚各1次。

【分析】鲫鱼性平，味甘，润肺化痰平喘；姜半夏性温，味辛，入肺、脾经，化痰止咳。

【功效】化痰镇咳，解痉平喘。

川芎生姜羊肉汤

【组成】川芎50克，生姜30克，羊肉500克，八角茴香、黄酒适量。

【用法】将川芎、生姜、羊肉，混合加少量盐及黄酒，同煮约2小时，后入八角茴香，炖透去药渣，饮汤食肉，每晚1次，冬季尤佳，适量为度。

【分析】川芎性温，味辛、甘，行气活血，止咳平喘，有降低肺动脉高压的功能。羊肉性温，味甘，壮阳益精，强筋骨，配合生姜、八角茴香，辟浊散寒，

兼有温肾宽胸之功。

【功效】温肾壮阳，活血化瘀，对老年性哮喘患者伴有肺气肿、肺心病者尤佳。

双红南瓜糊

【组成】南瓜1只（约550克），红枣去核15~20枚，红糖100克。

【用法】将南瓜削去皮，红枣去核，放入红糖，加水煮烂服食。

【分析】南瓜性温，味甘，入肺、脾经，补益肺脾之气；红枣性温，味甘，补脾益气，暖胃养血；红糖性平，味甘，益气养血。

【功效】补脾益气，收敛肺气。

白及炖燕窝

【组成】白及9克，燕窝6~9克。

【用法】将白及、燕窝放瓦盅内加清水适量，隔水炖至极烂，过滤去渣，用红糖适量调味，再炖15~30分钟，每日服1~2次。

【分析】白及性凉，味甘，入肺经，能补肺止血。燕窝性平，味甘，入胃、肺经，养阴润燥，益气健脾。

【功效】补脾健中，兼养肺阴，止咳化痰，止血。

丝瓜饮

【组成】鲜丝瓜藤1000克，丝瓜藤

叶 200 克。

【用法】用丝瓜藤叶 200 克，捣烂，过滤去渣，取汁服下，每日 3 次。哮喘缓解期，取鲜丝瓜藤 1000 克，捣汁去渣，每天服 1 匙，连服 3 天。

【分析】丝瓜藤、叶，性温，味甘，无毒，能补中益气，镇咳平喘。

【功效】健脾化痰，镇咳止渴，无论在哮喘发作期和缓解期均可食用。

五、百日咳

鱼腥草苏叶绿豆粥

【组成】鱼腥草（鲜品）50 克，苏叶 15 克，绿豆 60 克，粳米 60 克，冰糖 30 克。

【用法】将鱼腥草、苏叶水煎 20 分钟取汁，再煎 30 分钟共取浓汁 300 毫升，加适量清水和绿豆，粳米煮粥，熟时加冰糖溶化调匀服食，每日 1~2 次。

【功效】治疗百日咳。

麻杏代赭汤

【组成】炙麻黄 6 克，杏仁 6 克，旋覆花 8 克，代赭石 6 克，法半夏 8 克，云茯苓 8 克，前胡 10 克，枇杷叶 10 克，百部 8 克，鹅不食草 8 克，甘草 4 克。

【用法】水煎。每日 1 剂。

【功效】降肺和胃，化痰散邪。主

治百日咳。

旋磁百部汤

【组成】旋覆花（包）4~8 克，灵磁石（先煎）10~15 克，白芍 6~9 克，百部 6~9 克，鹅不食草 6~9 克，蝉衣（杵）3~5 克，黄芩 5 克，大贝母 4~6 克，枇杷叶（蜜炙）4~6 克。

【用法】水煎。每日 1 剂。

【功效】镇（清）肝解痉，化痰止咳。主治小儿百日咳。

甘遂大戟芫花丸

【组成】甘遂 31 克，大戟 31 克，芫花 31 克，面粉 62 克。

【用法】前 3 味分别用醋炒至焦黄，共研极细末，面粉炒黄，加适量水熬成糊，用前 3 味制成丸，如梧桐子大。1~2 岁每次 1 丸，3~4 岁每次 2 丸，5~7 岁每次 3 丸，7~10 岁每次 4 丸，每日清晨 1 次服下，重证可服 2 次。服药后大便稀臭若涕。

【功效】化痰消食积。主治百日咳。

花生茶

【组成】花生米、西瓜籽各 5 克，红花 1.5 克，冰糖 30 克，茶叶适量。

【用法】西瓜籽捣碎，连同花生米、红花、冰糖、茶叶加水煮半小时，随时饮用，花生米一并食之。每日 1 剂。

【功效】宣肺活血。化痰镇咳，适

用于百日咳。

薄荷鲜萝卜汁

【组成】鲜萝卜汁50毫升，薄荷霜0.04克。

【用法】取鲜萝卜（青、红皮皆可，以辣为宜）切片榨汁，再将薄荷霜研为细末投入汁内，搅匀即可。早、晚各1次，每次50毫升，凉服。

【功效】消食导滞，宣肺化痰，镇痉止咳。主治百日咳。

沙参百部糖浆

【组成】沙参10克，百部（蒸）5克，天冬5克，枇杷叶（去毛蜜炙）1.5克，制半夏4克，橘红1.5克，冬花（蜜炙）5克，冰糖末15克。

【用法】上药除冰糖外共煎，加水400毫升，煎至200毫升，过滤。滤渣再加水200毫升，煎至100毫升。两次滤液合并，再温热入冰糖溶化为浆即可。每次服5毫升左右，间隙时间不限。咳嗽频作者频服。3~5岁小儿，剂量可频服1~2天，一般1剂即愈；病重者2~3剂必愈。

【功效】润肺化痰止咳。主治小儿百日咳。

采福茶

【组成】莱菔子15克，绿茶2克。白糖适量。

【用法】莱菔子焙干研粉，与茶叶一起用开水冲饮，可加入适量白糖。

【分析】莱菔，即为萝卜。莱菔子味辛、甘，性平，无毒。研汁服，治因风邪引起的风痰症发作。同醋研细后服，可消肿毒。它能下气定喘治痰，消食胀利大小便，止气痛，治腹泻粪便杂有未消化食物残渣。

【功效】下气定喘，消食化痰用于百日咳，慢性支气管炎。

蛇胆川贝散

【组成】蛇胆川贝散1~2支，米醋适量。

【用法】调匀如糊状，敷于双手心及肚脐处，敷料包扎，胶布固定。每日1次，连续用5~7天。

【功效】可清热解毒、宣肺止咳。

六、肺气肿

三子汤

【组成】紫苏子、白芥子、莱菔子各10克，山药60克，玄参30克。

【用法】水煎。每日1剂，每日服2次。

【功效】扶正祛邪，标本兼顾。肺气肿（痰涎壅盛型）。

红参半夏汤

【组成】红参、清半夏、冬虫夏草

各9克，麦冬、核桃肉各12克，五味子、厚朴各4.5克，炙甘草、炒苏子各3克，杏仁、桂枝各6克，生姜2片。

【用法】水煎。每日1剂。

【功效】补气敛肺，降气纳气。主治肺气肿。

玉屏风散加苏叶

【组成】黄芪、白术各15克，防风12克，生姜6克，苏叶10克。

【用法】每日1剂，水煎分3次服。

【功效】适用于肺卫气虚之感冒：已患风寒感冒，症见鼻塞，头昏头痛，恶风寒，疲倦乏力，舌苔薄白，脉浮无力。

萝卜子粳米粥

【组成】萝卜子20克，粳米50克。

【用法】将萝卜子水研，过滤取汁约100毫升，与淘洗干净的粳米一同加400毫升水，煮成稀粥。每日服2次，温热食用。

【功效】化痰平喘，行气消食。主治肺气肿。

鳖甲阿胶汤

【组成】鳖甲26克，阿胶15克，芦根40克。

【用法】水煎内服。每日1剂，每日服3次。

【功效】养阴润肺、化痰止咳、平喘。主治肺气肿。

保元汤

【组成】党参9克，黄芪15克，肉桂6克，生姜、炙甘草各3克。

【用法】每日1剂，水煎分3次服。

【功效】补气温肾。适用于肺气虚兼肾阳不足型肺气肿，症见形寒而畏冷，清涕不收，小便频数，余沥不禁，舌质淡，脉迟。

杏仁陈皮汤

【组成】杏仁15克，紫石英12克，紫苏子、瓜蒌仁、法半夏、茯苓、桑白皮各10克，陈皮、当归、麻黄、甘草各6克。

【用法】水煎服，每日1剂。

【功效】主治肺气肿。

三子煎山药

【组成】紫苏子15克，白芥子15克，莱菔子15克，山药100克，玄参30克。

【用法】水煎服，每日1剂，分2次温服。

【功效】降气化痰，止咳平喘；治老年慢性支气管炎伴肺气肿；痰湿壅盛，咳嗽气喘，呼吸困难，痰多而黏，色白有泡，胸满不适，舌红少津，脉细数等。

杏仁粥

【组成】杏仁60克（去皮尖）研末，

粳米 80 克。

【用法】加水煮成粥，每日分 2~3 次服下，连服 20 天。

【功效】适用于痰浊阻肺症。

核桃糖

【组成】核桃仁 30 克，萝卜子 6 克（研粉）。

【用法】先将冰糖熬化，再加入上药拌匀，制成糖块，每日时时含化。

【功效】适用于久咳气逆，上盛下虚者。

水菖蒲根药枕

【组成】水菖蒲根 700 克，洋金花子 20 克，生姜 250 克，酒、醋适量。

【用法】上药共粉碎，掺入麦麸 1500 克，用酒、醋各半拌至潮湿，放入锅内炒熟，分装于两个 25 厘米 × 35 厘米的布袋内，分别敷于胸腹部膻中至中脘穴区和背部肺俞至胃俞穴区，外用塑料薄膜敷盖，再包以棉被保暖，每晚湿热敷 1 小时，敷时注意保暖，防止受凉，敷后要将皮肤擦干，30 次为 1 个疗程。

【功效】用于慢性阻塞性肺气肿病的治疗。

猕猴桃浸膏方

【组成】新鲜猕猴桃全果。

【用法】新鲜猕猴桃全果，水煎制成浸膏片。每片 0.3 克，相当于生药 2.2 克，每日 2~3 次，每次 4 片。

【功效】扶正固本，镇咳化痰。主治阻塞性肺气肿。

黄芪茯苓炖乳鸽

【组成】黄芪 30 克，白术 20 克，茯苓 30 克，乳鸽 1 只。

【用法】将乳鸽（未换毛的幼鸽）浸入水中淹死，去毛和内脏，放入炖盅内，加适量水，再入黄芪、白术、茯苓（洗净），置于蒸锅内，隔水炖熟，加少许食盐、味精。在正餐时食用，每天 1 次。

【功效】本方益肺止喘，适用于肺虚所致的肺气肿。此种肺气肿的特点为喘促，气短不足以息，语气乏力，苔白滑或腻，脉细软。

陈皮煮大枣

【组成】党参 10 克，黄芪 9 克，白术 12 克，茯苓 10 克，甘草、半夏各 6 克，陈皮 12 克，苏子、莱菔子各 9 克，白芥子 12 克，大枣 10 枚。

【用法】将大枣、陈皮除外，其余各药熬汤，除药渣，将其汤煮大枣和陈皮开锅 10 分钟后，吃大枣，喝汤，去陈皮。

【功效】本方健脾益气，化痰平喘，适用于脾虚所致的肺气肿。此种肺气肿的主要特点为喘促，气短不足以息，语言无力，痰多质稀，四肢倦怠，食少腹胀，大便稀溏，舌淡，苔白滑或薄腻，脉细软。

七、肺炎

鲜蚌银菊汤

【组成】鲜蚌 5~7 只，金银花、菊花各 20 克。

【用法】取金银花、菊花用水煎煮。鲜蚌以壳薄色黄、肥大者为佳，将其置炭火上，蚌壳微张开而其液体未流出时，即将液体从蚌体内倒出，与金银花、菊花煎剂混合，待凉服用。每日 1 剂，每日服 2 次。

【功效】清热止咳。用本方治疗流行性感冒、支气管肺炎、上呼吸道感染等疾病，均能收到良好效果。不少患者服下此药后，有甘泉凉彻肺腑之感。

蜜膏

【组成】秋梨 20 个，红枣 1000 克，鲜藕 1500 克，鲜生姜 300 克，冰糖、蜂蜜各适量。

【用法】先将梨、枣、藕、姜捣烂取汁，加热熬膏，入冰糖溶化后，再用蜜收膏。可每日早、晚随意服用。

【功效】清热生津、健脾益肺。本方能有效防治肺炎。

牛蒡地骷髅汤

【组成】牛蒡根 30 克，地骷髅（老萝卜头）60 克。

【用法】加水煎汤。适量饮用。

【功效】清肺热，地骷髅化痰利气，且均可利水。本方以牛蒡根用于肺炎，肺热咳嗽，痰黄而稠，面目水肿，舌红苔黄。

女贞叶饮

【组成】女贞叶 500 克（用鲜品）。

【用法】用新鲜女贞叶 500 克，加水 500 毫升，浓煎至 200 毫升。每次 5~10 毫升，每日 3~4 次。

【功效】用于肺炎恢复期。

萝卜牛肺二冬汤

【组成】白萝卜、牛肺各 500 克，麦冬 30 克，天冬 20 克，甜杏仁 15 克，生姜适量。

【用法】将牛肺、萝卜切块，同放砂锅中，武火煮沸后，转文火炖至烂熟，调味服食。

【功效】滋阴润肺，化痰止咳。

金银连翘水

【组成】金银花 30 克，连翘 18 克，生石膏 15 克，前胡、玄参各 10 克。

【用法】每日 1 剂，水煎分 3 次服。

【功效】清热止咳。用于风热犯肺

型肺炎，症见起病急，发热恶寒，头痛，咳嗽微喘，痰黏，色白或黄，量少，口干或微渴，喉中痰鸣，胸闷或有隐痛，舌质红，苔薄白或薄黄，脉浮数。

苇茎汤

【组成】苇茎60克，薏苡仁30克，瓜瓣20克，桃仁9克。

【用法】水煎2次作2次服，一日服2剂。

【功效】清肺化痰，祛瘀排脓。主治肺痈。证见发热，咳吐腥臭痰或脓血，胸中隐隐作痛，咳时尤甚，舌质红，苔黄腻，脉滑数。

银翘散

【组成】银花15克，连翘15克，荆芥10克，薄荷6克（后下），芦根12克，黄芩12克，牛蒡子6克，桑叶6克。

【用法】水煎服，每日1剂，分3次服。

【功效】宣肺化痰，疏风清热。此法用于风热袭肺证，症见咽喉肿痛，口渴引饮，咳嗽痰稠，鼻塞流涕，发热，微恶风寒，气喘息粗，咳引胸痛。

前胡汤

【组成】前胡12克，桑叶12克，知母12克，麦冬9克，黄芩10克，金银花12克，杏仁6克。

【用法】水煎服，每日3次，饭后服。

【功效】主治大叶肺炎。

旋覆花配代赭石

【组成】旋复花9克，人参6克代赭石12克，甘草9克（炙），半夏9克（洗）生姜10克，大枣12枚（擘）。

【用法】上七味，用水1升，煮取600毫升，去滓，再煎取300毫升，分2次温服。

【分析】旋覆花入肺、肝、胃经，苦辛而咸，下气消痰，降气行水。代赭石重镇降逆，《长沙药解》谓之"驱浊下冲，降摄肺胃之逆气"。二者相伍，对肺气不降、痰浊、水饮蓄积、胸膈滞塞、气机不畅所致的咳嗽、痰多黏稠、气逆作喘之症常可以配伍桑白皮、杏仁、苏子等有效。

【功效】降逆化痰，益气和胃。治胃气虚弱，痰浊内阻，心下痞硬，噫气不除者。

钩藤配薄荷

【组成】钩藤20克，薄荷10克。

【用法】沸水冲后代茶频饮。

【分析】钩藤甘寒，入肝、心包经，熄风解痉而轻清透热；薄荷辛凉，入肺、肝经，清热透表而芳香疏风，二药相伍，清肺平肝，疏风清热，利咽止咳，且用沸水冲饮取其轻扬之性，适用于肺肝风热，咽痒喉干，久咳不愈之证。

【功效】主治久咳不愈。

地铁合剂

【组成】钩藤 15 克，地锦草 15 克，铁苋菜 15 克，板蓝根 15 克。

【用法】水煎至 20 毫升，每次服 10 毫升，每日 2 次。

【分析】心阳虚衰加党参 18 克、附子 6 克、牡蛎 60 克；心阴虚衰加党参 15 克、麦冬 9 克、五味子 3 克；重症或细菌性肺炎加用野菊花、鱼腥草、白毛夏枯草、大蒜、穿心莲等针剂静脉注射。肺部啰音不易吸收加活血油膏外敷（内含肉桂、丁香、川乌、草乌、乳香、没药、红花、当归、川芎、赤芍、透骨草）；体质差及重症病儿酌加生晒参或别直参。

本方中钩藤具有清热平肝、熄风镇痉的作用；地锦草、铁苋菜、板蓝根均有清热解毒的作用，以上 4 药实验研究资料证实，对多种呼吸道病毒有抑制作用，此外，鱼腥草、野菊花、穿心莲对呼吸道病毒有不同程度的抑制作用，夏枯草、穿心莲对肺炎双球菌有抑制作用。

【功效】清热解毒。主治小儿各型肺炎。

金黛方

【组成】麻黄 1.5 克、杏仁 6 克、生石膏 18 克，甘草 6 克，金银花 9 克，黛蛤散 9 克，连翘 9 克。

【用法】水煎，每日 1 剂，浓煎 2 次，混匀，共 90 毫升。每次口服 30 毫升，每日服 3 次。

【分析】便干加大黄 3 克，喘重加苏子 6 克、葶苈子 6 克；痰多加瓜蒌 15~30 克；无汗加薄荷 5 克，热重、苔黄加黄芩 9 克。肺部大片阴影或有融合病变者加红花、赤芍、丹参。

【功效】清热解毒，宣肺化痰。主治小儿腺病毒肺炎。

八、支气管炎

白萝卜胡椒汤

【组成】白萝卜 1 个，白胡椒 5 粒，生姜 4 片，陈皮 1 片。

【用法】加清水 500 毫升，煎煮 30 分钟后，去渣留液，再加入水 250 毫升煎煮 15 分钟，摇匀后分别装在 2 个碗中，备用。每天饮用 2 次，每次 1 碗，早晚各 1 次。

【功效】适用于抑郁胸痞（情志不畅、痰多以及痰黏难以咳出）者。

杏仁粒大米茶

【组成】杏仁 120 克，大米 30 克，白糖 150 克。

【用法】把杏仁用开水浸泡 15 分钟，去掉外衣，洗净，切成小粒状，再用冷水浸泡；大米洗净，用冷水浸泡 30 分钟；然后将杏仁粒和大米搅匀磨烂后，加入清水 600 毫升，过滤去渣，倒入砂锅中，将砂锅置于火上，加水 500 毫升，加入白糖，把杏仁浆慢慢倒入砂锅中，边煮边搅，直至煮成浓汁，盖上锅盖，熄火闷 5 分钟即可。可随意饮用。

【功效】适用于内伤咳嗽（咳嗽、痰白以及纳呆）之久咳者。

蜂蜜白萝卜汁

【组成】白皮大萝卜 1 个，蜂蜜 100 克。

【用法】把萝卜洗净后，挖空中心，放入蜂蜜，放入大碗内，加清水蒸煮 20 分钟，熟透即可食用。每天早晚各 1 次，适量服用。

【功效】适用于急性支气管炎之痰多、黏稠以及咳痰不爽者。

金荞麦瘦肉汤

【组成】猪瘦肉 250 克，金荞麦 100 克，冬瓜子 30 克，桔梗 15 克，生姜 3 片，红枣 5 枚。

【用法】将猪肉洗净切块，沸水过水；金荞麦、冬瓜子、桔梗、红枣（去核）洗净，放入炖盅内，加入温开水盖好，小火隔水炖 3 小时即可。可佐餐食用，每天 1~3 次，每次 150~250 毫升。

【功效】适用于内有热毒（发热、咳嗽、痰多）者。

枇杷叶粳米粥

【组成】枇杷叶 5~10 克，粳米 100 克，冰糖 50 克。

【用法】将枇杷叶洗净，用干净纱布包好，加清水 200 毫升，煎至 100 毫升左右，去渣后加入粳米，再加清水 600 毫升，猛火煮沸后改用小火熬成稀粥。早晚各 1 次，趁温服用，3~5 天为 1 个疗程。

【功效】适用于痰热内蕴（咳嗽、痰黄或兼有发热）之咳嗽者。

蜜枣甘草汤

【组成】蜜枣 8 枚，生甘草 6 克。

【用法】将蜜枣、生甘草加清水 2 碗，煎至 1 碗，去渣即成。饮服，每日 2 次。

【功效】补中益气，润肺止咳。适用于慢性支气管炎咳嗽，咽干喉痛，肺结核咳嗽等症。

萝卜丝蛋汤

【组成】白萝卜 250 克，鸡蛋 2 个，蒜 3 瓣，麻油及调料适量。

【用法】萝卜切丝。鸡蛋打入碗内，搅匀。蒜拍破，剁成蓉。植物油烧热，爆香蒜蓉，入萝卜丝略炒，加水煮沸5分钟，再入蛋液，调入精盐、味精，勾薄芡，淋入麻油，撒上葱末即成。

【功效】降气化痰，润肺补虚。适用于老年肺虚咳嗽及急、慢性支气管炎等。

【注意】忌同时服用首乌、地黄等药物。

白菜干腐皮红枣汤

【组成】白菜干100克，腐皮50克，红枣10个。

【用法】将以上原料同置锅内，加水适量煮汤，加油、盐调味，佐餐服食。

【功效】清肺润燥，滋阴养胃。用于老年慢性支气管炎干咳、秋冬肺燥咳嗽及胃热肠燥、大便干结等。

苏子粥

【组成】苏子30克（捣成泥），陈皮10克（切碎），粳米50克，红糖适量。

【用法】加水煮成粥。早晚温服。

【功效】适用于急性加重期及慢性迁延期咳嗽气喘、痰多纳呆、便秘的病人。

海蜇芦根汤

【组成】海蜇100克，鲜芦根60克。

【用法】洗净共煎喝汤。

【功效】适用于急性加重期及慢性迁延期咳嗽痰黄、胸闷气急、口干便秘患者。

黄芪党参粥

【组成】黄芪40克，党参30克，山药30克，半夏10克，白糖10克，粳米150克。

【用法】黄芪、党参、半夏煎汁去渣代水，与山药、粳米同煮为粥，加入适量白糖，连服数月。

【功效】有补益脾肺之功。适用于支气管炎稳定期肺脾气虚者。

百合麦冬粥

【组成】鲜百合30克，麦门冬9克，粳米50克。

【用法】加水煮成粥，食时加适量冰糖。

【功效】适用于支气管炎稳定期肺肾阴虚者。

双草煎

【组成】鱼腥草30克，奶浆草（又名三十六针）、薄荷各6克，东风橘15克。

【用法】水煎服。每日1剂，每日服2次。

【功效】用于治疗急性支气管炎。

苏叶桔梗汤

【组成】苏叶、桔梗、麻黄各6克，杏仁、前胡、法半夏、枳壳、陈皮各10克，甘草3克，生姜3片。

【用法】每日1剂，水煎服，每次

100~150毫升，每日3次。小儿酌减。

【功效】疏风散寒，宣肺止咳。适用于风寒束肺型恶寒发热，咳嗽咯白稀痰。

桑叶菊花汤

【组成】桑叶、菊花、桔梗、杏仁、黄芩各10克，连翘15克，薄荷、甘草各6克。

【用法】每日1剂，水煎服，每日3次，每次100~150毫升。

【功效】疏风清热、肃肺化痰。适用于风热犯肺型发热，微恶风寒。

桑叶杏仁汤

【组成】用桑叶、杏仁、黄芩、象贝母、炒沙参各10克，茅根、芦根各15克，甘草3克。

【用法】每日1剂，水煎服，每日3次，每次100~150毫升。

【功效】疏风清热、润肺止咳。适用于燥热伤肺型干咳少痰，有痰不易咯出，或有形寒身热等表证。

车前草煎剂

【组成】车前草30克，鲜品加倍。

【用法】先用冷水浸泡30分钟，用旺火煎煮分2次服用，每日1剂，连用3~5天即可减轻症状或痊愈。

【功效】适用于慢性支气管炎肺热咳喘。

柿饼山药汤

【组成】山药100克，牛蒡子15克，柿饼20克。

【用法】先煮山药、牛蒡子，15分钟后再加入柿饼，待沸即可，早晚分食。

【功效】预防秋冬支气管疾病的发作。

枇杷饮

【组成】梨子1个，枇杷5个，冰糖适量，柠檬半个。

【用法】梨子削皮弃核，切丁；枇杷剥皮、弃核后，加入冰糖、柠檬、水一起入果汁机内打汁即可饮用。

【分析】梨子生津、润燥，清热化痰，解酒毒，治肺热咳嗽、咯血等，还能消痰润肺，清火解毒。李时珍云："梨品甚多，俱为上品，可以治病，能润肺凉心，消痰降火，解疮毒酒毒。"柠檬化痰，生津止渴，美白肌肤，抗衰老，防癌抗癌，又酸又甜的特殊口感，喝起来十分爽口；枇杷生津止渴，清肺止咳，和胃除逆。

【功效】适应于支气管肺炎，高血压等患者饮用。

萝卜粥

【组成】鲜百合、萝卜各50克，粳米25克。

【用法】百合、萝卜洗净切丁，粳

米洗净。锅内加水适量，放入上料煮稠，调入冰糖和匀即可食用。

【分析】百合有润肺止咳、养阴清热的功效；萝卜清热化痰，防癌抗癌，下气宽中，有解毒、消食积、化积滞等作用。

【功效】适用于支气管肺炎后期，气虚咳喘无力，痰稀量少，无力咳出者。

冬瓜汤

【组成】冬瓜 150 克，排骨 20 克。

【用法】冬瓜、排骨烧熟，调入味精、盐、葱花即可佐餐。

【分析】冬瓜有清热解毒、祛湿除烦、化痰止咳、利水消肿等功效；排骨具有补中益气，生津润肠，滋肾养肝等功效。

【功效】适于急、慢性支气管肺炎咳喘无力、自汗等患者佐餐。

九、肺癌

透骨汤

【组成】生黄芪 30 克，北沙参 30 克，黄精 30 克，川牛膝 30 克，透骨草 30 克，鸡血藤 30 克，白术 9 克，女贞子 15 克，山茱萸 15 克，骨碎补 15 克，地龙 15 克，蜈蚣 2 条，七叶一枝花 15 克。

【用法】水煎。每日 1 剂，分 2 次服。

【功效】益气养阴，通络解毒。适用于肺癌骨转移，证属肺肾两亏，瘀毒阻络者。

紫牛散

【组成】紫草 60 克，人工牛黄 10 克，七叶一枝花 60 克，前胡 30 克，鱼腥草 30 克。

【用法】将紫草、七叶一枝花、鱼腥草、前胡制成浸膏，干燥后粉碎，加入人工牛黄和匀。每次 15 克，每日服 3 次。

【功效】清热解毒。适用于早期发热患者。

双仁炖猪肺

【组成】生薏苡仁 60 克，甜杏仁 20 克，猪肺 200 克。

【用法】猪肺洗净、加水煮熟后捞出，切成厚片待用。将生薏苡仁、杏仁分别拣杂，洗净，同放入砂锅加足量水煨煮 30 分钟，加入猪肺、料酒，继续用小火煨煮至猪肺酥烂，加调味品拌均匀，再煨煮至沸即成。佐餐，随意服食。

【分析】现代医学研究发现，薏苡仁对肉瘤有抑制作用。动物体内实验证明，杏仁具有抗癌作用，杏仁的热水提取物对癌细胞株抑制率为 50%~70%。上两味配伍，其抗癌功效加强，与猪肺共煨炖，对中老年肺癌患者不仅滋润适口，而且可增加食欲，明显改善临床症状，发挥辅助治疗作用。

【功效】补虚健脾，止咳抗癌。

黄土二冬汤

【组成】生地 12 克，熟地 12 克，天冬 12 克，麦冬 12 克，元参 12 克，生黄芪 15 克，党参 15 克，漏芦 30 克，土茯苓 30 克，鱼腥草 30 克，升麻 30 克。

【用法】水煎服。

【分析】口干甚者加知母 12 克、天花粉 30 克、制首乌 12 克；脾虚加茯苓 15 克、淮山药 12 克、黄精 12 克；咳嗽痰盛者加蒸百部 15 克、射干 15 克、佛耳草 30 克；热盛血痰加白花蛇舌草 30 克、七叶一枝花 30 克、花蕊石 30 克；气滞血瘀加八月扎 12 克、延朗索 15 克、露蜂房 30 克。

【功效】益气养阴、清热解毒。主治原发性肺癌。

第二章

妇科

中华传统养生智慧

一、痛经

养血安神方

【组成】当归 30 克，川芎、赤芍、桂枝、熟附子、生姜各 15 克。

【用法】煎煮 40 分钟后沐足。

【功效】温阳通阳，养血活血。适用于女性睡眠不佳，伴血虚手足冷，睡觉时肢体易麻木，月经不调，痛经或行经有血块。

益母草玄胡煲乌鸡汤

【组成】益母草 30 克，玄胡 15 克，红枣 8 枚，乌鸡 1 只，瘦肉 100 克（2~3 人用量）。

【用法】将益母草、玄胡分别洗净，稍浸泡；瘦肉洗净，切小块；乌鸡去除内脏等后洗净，斩大块；先将乌鸡飞水去血水，后将所有材料放入，加适量水，武火先煮 15 分钟，后改文火煲 1 小时，加食盐调味，去药渣吃肉喝汤。

【功效】有效调理痛经。

【注意】需注意的是，益母草忌铁器，故煲此汤时不宜选用铁锅或铁碗盛放。

乌豆蛋酒汤

【组成】乌豆（黑豆）60 克，鸡蛋 2 个，黄酒或米酒 100 毫升。

【用法】将乌豆与鸡蛋加水同煮即可。

【功效】具有调中、下气、止痛功能。适用于妇女气血虚弱型痛经，并有和血润肤之功效。

姜艾薏苡仁粥

【组成】干姜、艾叶各 10 克，薏苡仁 30 克。

【用法】将前两味水煎取汁，将薏苡仁煮粥至八成熟，入药汁同煮至熟。

【功效】具有温经、化瘀、散寒、除湿及润肤功效。适用于寒湿凝滞型痛经。

姜枣花椒汤

【组成】生姜 25 克，大枣 30 克，花椒 100 克。

【用法】将生姜去皮、洗净、切片；大枣洗净、去核，与花椒一起放入瓦煲中，加水 1 碗半，用文火煎至大半碗，去渣取汁。每日 1 剂。

【功效】具有温中止痛的功效。

当归粥

【组成】当归 10 克，粳米 50 克，红糖适量。

【用法】先将当归煎汁去渣，然后加入粳米、红糖共煮成粥。经前 3~5 天开始服用。每日 1~2 次，温热服。

【功效】本品行气养血，活血止痛。适用于气血虚弱型痛经、经血量少、色淡质稀。

月枣汤

【组成】月季花 10 克，大枣 12 克。

【用法】水煎加适量蜂蜜调服。

【功效】对经期潮热有很好的食疗效果。

山楂羊肉粥

【组成】羊肉 0.25 千克（洗净切碎），山楂 50 克（布包），鲜怀山药 0.3 千克，糯米 0.1 千克。

【用法】前 3 味加水适量，煮至羊肉烂熟时，将山楂捞出，再加糯米和适量清水熬煮成粥，可分作 6~8 次服用，早晚各服 1 次。

【功效】适用于气血两虚型痛经，症见月经量少、易感疲劳、面色淡白等。

牡丹花粥

【组成】牡丹花 20 克（干品 6 克），粳米 50 克，红糖适量。

【用法】将牡丹花瓣漂洗干净，粳米淘洗干净。取锅放入清水、牡丹花，煮沸约 10 分钟，滤去花瓣，加入粳米，煮至粥成，再加入红糖调味后食用。

【功效】粥稠清香，具活血调经之效。

延胡索痛经包

【组成】香附 15 克，木香 18 克，白芷 12 克，延胡索 24 克。

【用法】共研为末分 6 包，每次 1 包，每日 2 次，早晚温开水送服。见经开始服用，连服 3 天。

【分析】元胡可去血中气滞，气中血凝，香附、木香疏肝解郁，理气止痛，加白芷共起"香能化浊"，调经止痛之效。

【功效】此方有明显的理气活血止痛作用，能有效缓解经期痛经。

橙子汤治痛经

【组成】橙子（连皮带肉）250 克，红枣 5 枚，蜂蜜适量。

【用法】将橙子肉切碎，用清水浸泡片刻，然后加水煎沸 3 分钟，候温，调入蜂蜜即成，每日 1 次。

【分析】陈皮具有理气健脾的作用。蜂蜜能够缓解疼痛，加入补血益气的红枣，可以缓解气滞型痛经。如果是偏寒型痛经，可以用祛寒的生姜、暖胃补血的红糖和红枣煎汤服用，效果更好。

【功效】对偏气滞型的痛经会有轻微的疗效。

参芪归鸡汤

【组成】党参 30 克，黄芪 30 克，当归 20 克，老母鸡 1 只（去毛、内脏）

洗净。

【用法】将党参、黄芪、当归纳入鸡腹内，武火煮沸后改文火炖，待熟时加盐、调味，食肉饮汤，每日2次。

【功效】适用气血虚弱型痛经，症见经期或经净后小腹绵绵作痛，按之痛减，经色淡、质清稀，面色苍白、精神倦怠，舌质淡红，苔薄白，脉虚细。

二、月经病

酥炸月季花

【组成】牛奶200克，小麦面粉400克，鸡蛋黄4个，白砂糖100克，盐、发酵粉少许。

【用法】加少量水调成面糊；4个蛋清打成糊调入面糊中；月季花100克用糖渍半小时，和入面浆，用勺舀面浆于五成热的油中炸酥，作早晚餐或点心食用。

【功效】有疏肝解郁、活血调经的作用，适用于月经不调、血瘀之经期延长者食用。

乌骨鸡汤

【组成】乌骨鸡1只，当归、黄芪、茯苓各15克。

【用法】将鸡洗净，去肠杂，把药放入鸡腹内用线缝合，放砂锅内煮熟，去药渣，加入调味品后食肉喝汤，分2~3次服完。月经前每天1剂，连服3~5次。

【功效】健脾养心，益气养血，适用于气血不足所致的月经过少，经色稀淡，头晕眼花，心悸怔忡，面色萎黄，少腹空坠，舌质淡红，脉细等。

八珍益母粥

【组成】当归、川芎、白芍、熟地、党参、茯苓、炙甘草、白术、益母草各10克，大米100克，白糖适量。

【用法】将诸药择净，放入药罐中，加清水适量，浸泡5~10分钟后，水煎取汁，加大米煮粥，待熟时调入白糖，再煮一二沸即成，每日2剂，7天为1个疗程，连续服用5~7个疗程。

【功效】可益气扶脾，养血调经。适用于月经后期量少而渐至停闭，面色苍白或萎黄，头晕目眩，心悸怔忡，气短懒言，神倦肢软，或纳少便溏，唇舌色淡，脉细弱或细缓无力。

调经活血粥

【组成】菟丝子、鸡血藤、泽兰、香附、丹参、当归、熟地黄、赤芍、红花、乌药、白术、木香、川芎、延胡索、吴茱萸各10克，大米100克，红糖适量。

【用法】将诸药择净，放入锅中，加清水适量，浸泡5~10分钟后，水煎取汁，加大米煮粥，待粥熟时下白糖，再煮一二沸即成，每日2剂，7天为1疗程，连续5~7个疗程。

【功效】可活血化瘀，理气行滞。适用于月经数月不行，精神抑郁，烦躁易怒，胸胁胀满，少腹胀痛或拒按，舌边紫暗或有瘀点，脉沉弦或沉涩。

蔷薇炖瘦肉

【组成】鲜蔷薇花20克，蔷薇根30克，猪瘦肉500克，葱、姜、绍酒、盐、味精、白糖各适量。

【用法】将蔷薇花洗净沥干，根洗净，劈开剁碎，与花同装入洁净纱布袋内，扎紧袋口。葱洗净，切段，姜洗净拍破。猪肉洗净，切成3厘米长、2厘米宽的肉块，放入锅内，加清水适量，放入药袋，并加绍酒、葱、姜、盐、白糖，旺火烧沸，撇去浮沫，转用中火炖熬至肉熟烂，捞去药袋不用。食肉喝汤，每日2次。

【功效】治月经过多。

玫瑰花茶

【组成】玫瑰花苞少许，柴胡5克。

【用法】把柴胡洗干净，放入煮锅内加入大半锅水放在武火上煮。水开后，改用文火煮20分钟左右。煮的同时可加入少许冰糖调味，若不担心汤色也可加入红糖。将煮好的柴胡汤倒入盛有玫瑰花苞的茶壶或茶杯内，即可饮用。

【功效】适合月经周期不准，且内分泌失调导致脸上长痘痘的女性饮用。玫瑰花茶本身就有缓解生理期各种不适症状的功效，添加柴胡后，可疏肝理气、活血。

当归桂圆茶

【组成】当归片5~10克，桂圆干3~6个。

【用法】当归片、桂圆干一并放入杯中，用热水冲泡10分钟左右即可饮用。

【分析】当归具有补血调经、活血止痛的功效，桂圆性温热，可补血。

【功效】可改善月经量骤减、女性脸色惨白等症状。

治月经色黄方

【组成】天花粉9克，黄芩、白芍、当归各5克，苍术、川芎各3克，甘草2克。

【用法】每日1剂，水煎，分3次服。

【功效】主治月经色黄如泥，中医辨证属脾热经燥型，症见面色萎黄，肌肉消瘦，手足心烦热。

二陈粥

【组成】苍术、白术、半夏、茯苓、滑石、香附、川芎、当归各10克，大米100克，白糖适量。

【用法】将诸药择洗干净，放入锅

中，加清水适量，浸泡 5~10 分钟后，水煎取汁，加大米煮为稀粥，待熟时，调入白砂糖，再煮一二沸即成，每日 1 剂，7 天为 1 个疗程，连续服用 5~7 疗程。

【功效】可燥湿祛痰，活血通经。适用于月经停闭，形体肥胖，胸胁满闷，呕恶痰多，神疲倦怠，带多色白，苔腻脉滑。

归附杞墨鱼

【组成】当归 3 克，枸杞 9 克，香附 3 克，墨鱼身半斤，韭菜 4 两，米酒 1 大匙，盐酌量，生姜数片，橄榄油 3 大匙。

【用法】先把香附、当归、枸杞等中药材放到锅里，然后加入 2 杯清水，用小火熬煮至剩约 1 杯后过滤备用。把墨鱼洗干净、两面用刀切花、切成小块状，然后把韭菜洗干净、切成小段状；热锅入油，放入生姜爆香后放入墨鱼，炒熟后加入韭菜、药汁、米酒，焖煮一段时间，熟后洒点盐，稍炒一下即可食用。

【功效】能补血通经，适合月经周期不规则的女性食用。

少腹逐瘀粥

【组成】小茴香、干姜各 5 克，延胡索、没药、当归、川芎、官桂、赤芍、蒲黄、五灵脂各 10 克，大米 100 克，白糖适量。

【用法】将诸药择洗干净，放入锅中，加清水适量，浸泡 5~10 分钟后，水煎取汁，加大米煮为稀粥，待熟时，调入白砂糖，再煮一二沸即成，每日 1 剂，7 天为 1 个疗程，连续服用 5~7 个疗程。

【功效】可活血化瘀，理气行滞。适用于气滞血瘀所致的闭经，烦躁易怒，胸胁胀满等。

参术止崩汤

【组成】党参 15 克，焦白术 30 克，黄芪 30 克，地榆炭 15 克，生地炭 30 克，炒酸枣仁 15 克，续断 20 克，当归 20 克，白芍 30 克（酒炒），炙甘草 10 克，艾叶炭 15 克，炮姜炭 15 克，海螵蛸 15 克。

【用法】5 剂，水煎服，每日 1 剂。

【分析】用党参、白术、黄芪、甘草益气健脾，补气摄血；生地、白芍、当归、枣仁养血安神，滋补肝肾心脾之阴；地榆清热凉血，续断益肾固冲，海螵蛸、艾叶温经收涩止血，炮姜止血，兼制它药寒凉之性。本方心脾肝肾同治，气血冲任同调，使调补气血、清热凉血、活血、止血同于一方。

【功效】益心健脾，滋补肝肾。主治崩漏，辨证为肝肾阴虚，心脾亏虚。症见经期长，量较多，血色红稍暗，伴有小腹坠痛，腰骶酸痛，头痛恶心。

补气血土鸡汤

【组成】党参9克，黄芪6克，白芍6克，川芎3克，当归6克，熟地9克，土鸡腿2只，生姜数片，盐适量。

【用法】先把当归、熟地、党参、黄芪、白芍、川芎等中药材放到锅里，加3杯清水，用大火烧开后转小火熬至剩1杯，过滤后取药汁备用。把鸡腿洗干净、切成块状、焯水后放入锅里，然后加入4杯清水、生姜、药汁，以淹过材料为准；加盖，放入电饭锅中蒸熟，熟后撒盐即可。

【功效】能调补气血，适合月经周期不规则的女性食用。

凉血饮料

【组成】生地30克，地骨皮20克，白薇10克，丹皮10克。

【用法】同入砂锅，加清水500毫升，煮沸后文火再煮20分钟，倒出药液约300毫升；再加清水200毫升，煎煮法如前，去药渣，取滤液约200毫升；合并2次药液，调入蜂蜜15克。日常当茶常饮。

【功效】清热凉血，对青少年或壮年女性月经提前，经量较多，血色红紫，心烦热，或夜间潮热者有良效。

当归羊肉汤

【组成】羊肉500克，当归20克，生姜50克，盐少许。

【用法】将羊肉洗净后，放入汤锅中，加水。先武火烧开，再转文火慢慢炖2个小时，待羊肉煮烂，加入调味盐将羊肉捞起后，把当归、生姜放入汤中，再煎1个小时后即可关火。吃肉喝汤，每天1次，连服5天。

【功效】补血调经，治月经后期（月经推迟）。对体质虚弱的女性，发生月经后期、伴头晕、心悸、经量少、经色淡、舌淡苔少、脉细无力者，有良效。

黄芪仔鸡

【组成】当归15克，仔鸡一只（约1000~1500克），葱10克，黄芪30克，料酒10毫升，盐、鸡精、味精、生姜、胡椒粉适量。

【用法】把当归润透，切薄片；黄芪润透，洗净，切薄片。鸡宰杀后，去毛、内脏和爪子，再把生姜拍松，切块，把葱切成段。然后把鸡、黄芪、料酒、生姜、葱共同放入锅里，加水6斤，大火烧沸，再用文火炖煮30分钟，最后加入盐、鸡精、味精、胡椒粉调味即可。

【功效】补气养血，调经止痛。适用于月经不调，血虚头疼，眩晕和气衰血虚等症。

三、阴道炎

双石膏治外阴溃疡

【组成】石膏、滑石各 10 克，黄柏、青黛各 5 克。

【用法】研末，香油调成糊状涂在患处，每日 3 次。

【分析】青黛清热泻火、凉血解毒；黄柏清热燥湿、泻火解毒；石膏、滑石清热利湿，生肌收敛。

【功效】主治药疹性外阴溃疡，创面边缘红肿，有脓性分泌物附着。

雄黄桃仁外敷治阴痒

【组成】雄黄 5 克，桃仁适量。

【用法】混合捣烂如泥，摊于纱布上，敷于外阴部固定。每日 1 换，每 3 日为 1 个疗程。

【分析】方中雄黄性温，味苦，有毒，入心、肝二经，可燥湿、祛风、杀虫、解毒；桃仁性味甘平，无毒，入肝、大肠二经，可破血行瘀，温润滑肠，治疗闭经、瘀血、热病蓄血。两药合用可破血散瘀，燥湿祛风，杀虫止痒。

【功效】主治外阴瘙痒。

栀柏地黄丸

【组成】白芍、山药、山萸肉各 20 克，黄柏、薏苡仁、干地黄、茯苓、丹皮各 15 克，泽泻、栀子各 10 克，金樱子、煅龙骨、煅牡蛎各 5 克。

【用法】水煎分 2 次服，每日 1 剂。

【功效】滋补肝肾，清热解毒。用于治疗肝肾阴虚型外阴溃疡，此型外阴溃疡患者起病较缓，但病情迁延难愈，溃疡时轻时重，溃疡面呈糜烂性改变，可伴有明显的疼痛（可在夜间加重），并可分泌有蛋清样或灰黑色的脓液。

复方滴虫粉

【组成】蛇床子粉 200 克，雄黄粉 100 克，葡萄糖 100 克，硼酸粉 100 克。

【用法】将上药混合即成。先行阴道冲洗，后用干棉球擦干，用压舌板取滴虫粉 1~2 克，置于阴道后穹隆处，将药粉向阴道壁涂抹，再塞入一带线棉球，嘱病人自己在当晚或翌晨取出。每日 1 次，3~5 次为 1 个疗程。

【功效】用于治疗滴虫性阴道炎。

女贞子龙胆草

【组成】女贞子 30 克，龙胆草 30 克，蛇床子 50 克，白藓皮 50 克，黄柏 15 克，荆芥 15 克，防风 15 克，薄荷 5 克。

【用法】用纱布包好诸药，放入砂锅内，加水煎至 1000 毫升，将药汁倒入盆中，趁热熏洗患处，每次 30 分钟，早晚各 1 次，10 天为 1 个疗程。

【功效】用于治疗妇女真菌性阴道炎。

五仁粥

【组成】桃仁、杏仁、郁李仁、柏仁各 10 克，核桃仁 30 克，香蕉 2 枚，粳米 100 克。

【用法】将前 5 味药和香蕉捣碎，加入粳米、水共煮成粥，放入蜂蜜适量搅匀，代晚餐服食。

【功效】用于治疗肠燥型阴吹，证属热结胃肠，腑气不通，胃气下泄，逼走前阴而致阴吹。症见阴吹较剧，连续不断，伴大便秘结，口渴烦热，脘腹胀满。

土茯苓易黄汤

【组成】土茯苓、黄芪各 30 克，金银花、连翘、当归、败酱草、冬瓜皮、薏苡仁、黄柏、红藤、苍术、椿根皮、白术各 15 克，甘草 5 克。

【用法】每日 1 剂，水煎服，早晚各服 1 次。

【功效】治疗妇人下焦湿热，阴道有豆腐渣样分泌物，兼有黄带，散发腥臭味，有可靠疗效。

燥湿止痒汤

【组成】土茯苓 30 克，槟榔 10 克，苦参、忍冬藤、车前草、地肤子、当归、白芍、黄柏、苍术、白鲜皮、土槿皮、川椒、百部各 15 克，甘草 10 克。

【用法】每日 1 剂，外洗阴部，或坐浴，早晚各 1 次，每次 15~30 分钟，时间越长效果越好。一般连用 5 剂，阴痒即可消除。

【分析】方中重用土茯苓，因其解毒利湿，善治疮毒也；用忍冬藤、车前草、地肤子、白芍清热利湿，用当归、苦参、黄柏、苍术清热燥湿，用槟榔、白鲜皮、土槿皮、川椒、百部杀虫止痒，故收效颇速。

【功效】用于治疗阴痒，症见外阴及阴道瘙痒，甚则痒痛难忍，坐卧不宁，或伴带下增多。

四、乳腺癌

天门冬绿茶

【组成】天门冬（即天冬，中药店有售）8 克，绿茶 2 克。

【用法】将天门冬捣碎后与绿茶同放入杯中，用沸水冲泡，加盖焖 15 分钟，即可饮用。一般每天 1 剂，可加水冲泡 3~5 次，饮至最后，将天门冬嚼食咽下。

【分析】可养阴清火，生津润燥，防癌抗癌。

【功效】现代研究发现，天门冬具

有抗肿瘤作用，能延长抗体存活时间，从而增强机体的免疫能力。有临床研究称，以天冬为主，采用中西医结合手段治疗多种癌症，总有效率为84%，其中对乳房肿瘤疗效最好。绿茶擅长清热解毒、生津润燥，且具有防癌抑癌功效。上二味配伍成茶饮用，尤其适宜于中老年乳腺癌、宫颈癌患者以及出现阴虚火旺者，坚持饮用有良好的辅助治疗效果。

二贝母汤

【组成】土贝母12克，浙贝母12克，山慈姑12克，瓜蒌皮15克，青皮12克，夏枯草15克，蒲公英15克，连翘15克，漏芦10克，路路通10克，甘草6克。

【用法】每日1剂，水煎服。

【分析】本方以土贝母化痰散结，解毒抗癌为君药，浙贝母、山慈姑、瓜蒌皮化痰散结解毒为臣药，增强君药的抗癌力量。青皮、夏枯草、蒲公英、连翘疏肝泻火，消疮散结为佐药，漏芦、路路通穿透力强，引药直达病所，甘草调和诸药，且能使诸药缓慢持久地发挥作用，均为使药。

【功效】化痰散结，解毒抗癌。主治乳腺癌、乳腺纤维瘤、乳腺增生症等痰毒交阻，正气不虚，以乳房肿块、胀痛难消为主证。

慈姑蟹蜜丸

【组成】山慈姑200克，蟹壳100克，蟹爪（带爪尖）100克。

【用法】共研细末，以蜜为丸，每丸重10克，每日3次，每次1~2丸，饭后服用。

【功效】功能解毒散结，适用于乳腺癌。

参芪猴头鸡汤

【组成】党参15克，黄芪30克，猴头菌100克，大枣10枚，母鸡肉250克，清汤适量。

【用法】猴头菌泡发切块，鸡肉切块，共放蒸锅内，加料酒、姜、葱，以保鲜纸封口，炖熟食用。

【功效】适用于乳癌手术后或化疗后神疲、气短、心悸等气血亏虚患者。

土贝母连翘饮

【组成】土贝母、核桃隔、金银花、连翘各15克。

【用法】每日1剂，酒水煎服。

【功效】清热解毒，适用于乳腺癌已溃。

五、乳房疾病

麦芽治经前乳房胀痛

【组成】生麦芽200克。

【用法】麦芽放入砂锅内，加水300毫升，煮沸后文火煎煮20分钟，滤出药液，再加水200毫升，沸后再煮10分钟，滤出的药液与第1次药液混合即可，早晚分服。每次经前3天连服3剂。共服3~5个月经周期即可治愈。

【分析】生麦芽有回乳、健脾消食、疏肝解郁的作用，故能治疗经前乳房胀痛。

【功效】适用于经前乳房胀痛，中医认为主要由于肝气郁结、疏泄失常所致，故宜疏肝解郁。

枸橘李粉方

【组成】枸橘李（即香橼）100克。

【用法】8~9月果实未成熟时采摘，日晒夜露，至全部干燥，即成枸橘李，研粉备用。每日2次，每次取枸橘李干粉5克，用适量黄酒加温水（调匀）送服。

【功效】本食疗方适用于肝郁气滞引起的乳房良性肿块。

肉苁蓉归芍蜜饮

【组成】肉苁蓉15克，当归、赤芍、金橘叶、半夏各10克，柴胡5克。

【用法】分别拣去杂质，洗净，晾干或切碎，同放入砂锅，加适量水，浸泡片刻，煎煮30分钟，用洁净纱布过滤，取汁放入容器，待其温热时，加入蜂蜜30毫升，拌和均匀即成，分2次服。

【功效】本方调理冲任，活血散结，适于乳腺小叶增生，证属冲任失调者。

青皮山楂粥

【组成】青皮10克，生山楂30克。

【用法】分别洗净、切碎后一起放入砂锅，加适量水，浓煎40分钟，用洁净纱布过滤，取汁待用。将粳米100克淘洗干净，放入砂锅，加适量水，用小火煨煮成稠粥，粥将成时，加入青皮、山楂浓煎汁，拌匀，继续煨煮至沸，即成，早、晚分食。

【功效】本方能疏肝理气、解郁散结，适用于乳腺小叶增生证属肝郁气滞者。

加味瓜蒌汤

【组成】当归12克，瓜蒌30克，乳香3克，没药3克，甘草3克，橘核15克，荔核15克。

【用法】水煎服，每日1剂，每日服2次。

【功效】疏肝理气，活血化瘀，软坚散结。

牡蛎水煎治乳腺增生

【组成】牡蛎40克，柴胡6克，夏枯草、荔枝核、皂角刺、旋覆花（布包）、白术、白芍各15克，茜草、当归各12克，炙甘草、茯苓各10克。

【用法】5剂，每日1剂，水煎服。

【分析】牡蛎，咸、涩、微寒。入肝、胆、肾经，有软坚散结之功效。牡蛎软坚散结之效，在历代本草书中皆有记载。《本草纲目》："化痰软坚……消积块、瘿病结核。"故治疗乳腺增生有很好的效果。

【功效】疏肝解郁，理气散结。用于治疗因情志不舒、肝气郁滞、痰瘀凝结所致乳腺增生。

硼砂蜂蜜糊

【组成】硼砂 30 克，甘草 5 克，蜂蜜（槐花）40 克。

【用法】先将硼砂、甘草研细，再加入蜂蜜调和成糊状备用。使用前先用热毛巾擦净乳头皲裂局部，再用无菌棉签蘸取硼砂蜂蜜糊，涂敷乳头皲裂处局部，厚约 4~5 毫米，外层盖无毒保鲜膜、无菌纱布、胶布敷贴固定。哺乳时擦净药糊，哺乳后再涂，每日换药 4~6 次。

【分析】中药硼砂具有清热、消痰、解毒防腐的功能，且无刺激性。蜂蜜对创面有收敛、营养和促进愈合的作用。甘草性味甘平，清热解毒，润肺止咳，调和诸药。此方外涂乳头皲裂处，可促进皲裂的乳头创面愈合，润肤生肌。

【功效】适用于治疗乳头皲裂。

六、妊娠病

麦地粥

【组成】鲜麦冬汁、鲜生地汁各 50 克，生姜 10 克，粳米 50~100 克。

【用法】先将粳米及生姜煮粥，再下麦冬汁与生地汁，调匀煮成稀粥。每日 2 次，空腹食。

【功效】安胎，降逆，止呕。适用于妊娠恶阻，呕吐不下食。

白术鲫鱼粥

【组成】白术 10 克，鲫鱼 30~60 克，粳米 30 克。

【用法】鲫鱼去鳞甲及内脏，白术洗净先煎汁 100 毫升，然后将鱼与粳米煮粥，粥成入药汁和匀，根据病人口味加入盐或糖。每日 1 次，连服 3~5 日。

【功效】健脾和胃，降逆止呕。适用于脾胃虚弱型恶阻，症见孕后 2~3 个月脘腹胀闷，呕恶不食，或食入即吐，浑身无力，倦怠思睡，舌质淡，苔白，脉缓滑。

鲜竹茹粥

【组成】鲜竹茹、糯米各 50 克。

【用法】先用鲜竹茹煎汁去渣，加入糯米煮成稀粥。每日 2~4 次，稍温服。

【功效】益气和中。适用于怀孕 2 个月后发生呕吐，服药不见效者。

黄芪白术水

【组成】黄芪 30 克，炒白术、车前子各 20 克。

【用法】水煎，分 3 次服。

【功效】用于治疗妊娠期间腹泻。

黄芪当归水

【组成】黄芪 30 克，当归 10 克，玄参 20 克。

【用法】水煎，分 3 次服。

【功效】适用于妊娠便秘，效果显著。

姜汁牛奶

【组成】鲜牛奶 200 克，生姜汁 10 克，白糖 20 克。

【用法】将鲜牛奶、生姜汁、白糖混匀，煮沸后即可。每日 2 次，温热服用。

【功效】此方具有益胃、降逆、止呕之功效，治妊娠呕吐疗效颇佳。

艾叶煮鸡蛋

【组成】鸡蛋 1 个，艾叶 1 把。

【用法】鸡蛋与艾叶同水煮（禁用铁锅），蛋熟后剥去皮，再煮 10 分钟。吃蛋不饮汤。妊娠后即开始食用，每日 1 次，连续吃 10 天。以后每月定期吃 1 次，每次改食 2 个鸡蛋，至妊娠足月为止。

【功效】理气、止血、安胎。用于治疗习惯性流产。

顺肝益气汤

【组成】党参 30 克，当归 30 克，焦术 9 克，炒白芍 9 克，麦冬 9 克，苏子 3 克，六神曲 3 克，砂仁 2 克，陈皮 2 克，熟地 15 克，云苓块 6 克。

【用法】水煎服 3 剂，每日 1 剂。

【分析】妇人妊娠后，血聚于肾养胎，肾属水，为人之真阴。妊娠期，肾水养胎，则无暇养肝，肝失养则怠，肝怠则大逆而动，以致呕吐频作。

南瓜蒂

【组成】南瓜蒂适量。

【用法】将南瓜蒂（把）放瓦上炙灰存性，研为细末。自受孕 2 月起，每月吃 1 个，拌入炒米粉内同食。或以南瓜蒂 1 个，莲蓬蒂 2 个，烧存性，研末，开水送服。

【功效】用于治疗妇女习惯性流产、胎动不安。

母鸡墨鱼粥

【组成】母鸡 1 只，墨斗鱼（乌贼）干 1 大条，糯米 150 克，盐少许。

【用法】将母鸡宰杀去毛，内脏洗净备用。锅内加水，将母鸡及其内脏同墨斗鱼共炖烂，取浓汤，放入洗净的糯米煮粥。熟时加盐调味。鸡肉、墨斗鱼佐粥。习惯性流产者提前 2~3 个月煮食，或自受孕后每月吃 1~2 次，连服更佳。

【功效】用于治疗习惯性流产或胎动不安。

姜丝煎蛋

【组成】鸡蛋 2 只，姜切丝约 2 汤匙或适量，盐少许。

【用法】油 1 汤匙，放入姜丝炒香铲起。烧热锅、下油 1 汤匙，打开鸡蛋放入锅中，慢火煎至半凝固时，放下半份姜丝，撒下少许盐，煎至两面黄色铲起上盘。余下鸡蛋 1 只与半份姜丝的做法同上。

【分析】姜有益脾胃、散风寒的功效；鸡蛋滋阴、润燥、养血。

【功效】祛风暖胃，含有蛋白质，食后可达进补目的。

七、产后病

麦芽甘草粳米粥

【组成】麦芽 30 克、甘草 9 克，粳米 150 克。

【用法】麦芽、甘草加水 200 毫升，煮至水剩余 100 毫升时，滤汁去渣。将滤汁、粳米一同入锅，加水同煮，米烂即成。

【分析】麦芽为禾本科植物大麦的果实经发芽干燥而成，生用或炒用均可，有

些人认为只有生麦芽才有回乳的作用，其实，两者都有回乳的作用，关键在于剂量要大。麦芽性平，味甘，具有消食和中、回乳的作用，当小剂量(10~15 克)应用时，具有消食和中的作用，而大剂量（ 30~120 克 ）应用时，才有回乳作用。现代药理研究证实，生麦芽中含有麦角类化合物，有抑制催乳素分泌的作用，炒麦芽同样具有回乳作用，但药力较生麦芽和缓。

甘草性味甘平，能和中缓急，调和诸药。粳米为"世间第一补人之物"。三物合用，是很好的催乳药膳。

【功效】用于产后催乳。

丝瓜鲫鱼汤

【组成】活鲫鱼 500 克，丝瓜 200 克。

【用法】洗净、背上剖十字花刀。两面略煎后，烹黄酒，加清水、姜、葱等，小火焖炖 20 分钟。丝瓜，洗净切片，投入鱼汤，旺火煮至汤呈乳白色后加盐，3 分钟后即可起锅。

【功效】具有益气健脾、清热解毒、通调乳汁之功效。如根据口味和习惯，将丝瓜换成豆芽或通草，效果亦相仿。

治产后尿潴留方

【组成】肉桂末（吞）1.2 克，车前子 15 克，生黄芪 12 克，冬葵子 9 克。

【用法】水煎服，每日 1 剂。

【功效】补气益肾，调整膀胱和三焦气化。适用于产后尿潴留。

黄芪治产后尿闭

【组成】黄芪 25 克，枸杞子、熟地各 15 克，当归 12 克，白术、陈皮、桔梗各 10 克，升麻、通草各 6 克。产道撕裂者加败酱草、蒲公英各 12 克。

【用法】水煎，分 3 次服，每日 1 剂。

【功效】用于治疗产后尿闭疗效显著。

桂皮狗肉砂锅

【组成】狗肉 250 克，桂皮 10 克，杜仲、橘皮各 15 克。

【用法】狗肉（黄色老狗肉尤佳）切块，投沸水中焯一下，撇去血沫，捞出洗净。炒锅置武火上，下熟猪油烧热，下狗肉、料酒、姜、葱煸炒片刻倒入砂锅中。砂锅置文火上，下狗肉、杜仲、橘皮、桂皮、盐、鸡汤，盖好锅盖，炖烂，弃二皮、杜仲、姜、葱，撒入胡椒粉、鸡精即可佐餐。

【功效】补益肝肾，散寒止痛。主治产后肾虚之身痛。

紫苏饮

【组成】紫苏 10 克，生姜 3 片。

【用法】水煎取汁，调入红砂糖，当茶饮。

【功效】疏风散寒止痛。主治产后外感风寒之身痛。

八、不孕症

寿胎丸

【组成】菟丝子适量。

【用法】压粉，炼蜜为丸，6 克重，每次服 1 丸，每日服 2~3 次。

【分析】《医学衷中参西录》中说："流产为妇人恒有之病，而方书所载保胎之方，未有用之必效者，诚以保胎之药，当注重于肾，以变化胎之性情气质，使之善吸其母之气化以自养，自无流产之虞。"故用以菟丝子为君的寿胎丸治之，每获卓效。菟丝子蔓延于草木之上，善吸它物之气以自养，大能补肾，《神农本草经》谓"主续绝伤，补不足，益气力，肥健人……"服后脾、胃、肾三经俱实，固摄有权，胎自安矣。

【功效】用于治疗习惯性流产有奇效。

枣生贵子汤

【组成】红枣 10 枚，花生 20~25 粒，桂圆 3~7 粒，莲子 20~25 粒。

【用法】先将莲子、花生入砂锅加水适量，煮 5 分钟后再放入桂圆、红枣，用大火烧开后改小火，炖至花生、莲子软糯，然后加入红糖或蜂蜜调服即可。

【功效】营养互补，相得益彰，服用对妊娠、产后均有裨益。

妇女肾虚不孕方

【组成】鹿角胶 20 克（烊服），红参 15 克，枸杞子 20 克，甘草 5 克，炮姜 5 克，肉桂 3 克，熟地 30 克，菟丝子 20 克，巴戟天 20 克，肉苁蓉 25 克，砂仁 5 克，白术 20 克。

【用法】水煎服，每日 1 剂，经来期间暂时停药。宜连服 3~5 个月观察疗效。

【功效】峻补肝肾，通调任督，治妇女肾虚不孕，症见身体修长，面色不华，尺脉沉涩无力，舌淡红有齿印，月经量少色淡，或 2~3 个月行经 1 次，妇检子宫发育不良等。

益母草炖母鸡

【组成】鲜益母草 30 克（干品 15 克），已下蛋黄雌鸡 1 只（重约 1000 克）。

【用法】宰鸡后去内脏洗净，将益母草洗净切好，加少许盐、姜和米酒调味，放入鸡腹内，然后将鸡放入有盖的大碗中，加少量清水，盖好盖，再放入大锅内用文火炖至鸡熟烂，晚上连鸡肉、药、汤一起吃，吃不完次日晚上再吃。

【功效】用于治疗肾阳不足、子宫虚寒型妇女不孕症，症见腰酸乏力，下腹部坠胀发凉，四肢欠温，舌质淡，苔薄白等。

温胞饮

【组成】巴戟天、补骨脂、菟丝子各 12 克，肉桂、附子各 5 克，杜仲、白术、山药、芡实、人参各 10 克。

【用法】水煎服，每日 1 剂。

【功效】温肾助阳，化湿固精。用于治疗肾阳虚型不孕，症见婚久不孕，月经后期，量少色淡，甚则闭经，平时白带量多，腰痛如折，腹冷肢寒，性欲淡漠，小便频数或失禁，面色晦暗。

女性体胖不孕方

【组成】苍术 20 克，香附 15 克，陈皮 15 克，茯苓 20 克，胆南星 10 克，桂枝 10 克，鹿角霜 50 克，紫石英 50 克，川牛膝 15 克。

【用法】水煎服，每日 1 剂，20 日为 1 个疗程。

【功效】化湿通络，补肾助手，治女性体胖不孕，纳呆泛恶，头晕心悸，口中淡腻，胸闷痰多，夜多梦魇，大便溏薄，小便清长，气短无方。

葛秦生

【组成】柴胡、赤芍、白芍、泽兰、益母草、刘寄奴、生蒲黄、牛膝、菟丝子、枸杞子、肉苁蓉、仙茅、淫羊藿各 9 克，鸡血藤、女贞子、覆盆子各 15 克。

【用法】每日 1 剂，水煎分服。无月经周期者服 3 剂，停 6 天，每月服 9 剂；有周期者经期服 3 剂，周期第 12~13 天再服 3 剂。

【功效】用于肾虚兼夹瘀血型之多囊卵巢综合征所致的不孕症。

补肾化痰汤

【组成】炒当归、赤白芍、淮山药、山萸肉各 10 克，熟地黄 12 克，牡丹皮、茯苓各 9 克，续断、菟丝子、广郁金各 10 克，贝母、广陈皮各 6 克，制苍术 12 克。

【用法】水煎分服，每日一剂。

【功效】适用肾虚痰湿型多囊卵巢综合征所致的不孕症。

九、乳腺炎

酢浆草

【组成】新鲜酢浆草全草适量。

【用法】洗净，捣烂，搓成黄豆大小药丸，塞入患乳对侧鼻孔，6 小时后取出，再换 1 丸，每天换药 2~4 次。1~2 天可愈。

【功效】主治急性乳腺炎。

川楝子

【组成】川楝子 20 克。

【用法】将川楝子连皮和仁捣碎晒干，炒微黄，研细末。每次取 9 克，加入红糖 60 克，用黄酒或开水 100~200 毫升冲服，每日 1~2 次，连服 2~5 次可愈。治疗期间停用其他药物。

【分析】急性乳腺炎，中医称为"乳痈"，常见于妇女产后。多为金黄色葡萄球菌感染所致。中药川楝子疏肝郁，清胃热，对金黄色葡萄球菌有抑制作用。川楝子配以红糖，可防川楝子之苦寒伤胃，又可缓解川楝子的毒性，还可温经通络。

【功效】用于治疗急性乳腺炎。

蒲公英汤

【组成】蒲公英 30 克，漏芦 20 克，橘核 20 克（或用荔枝核代替），银花 15 克，白芷 15 克，瓜蒌 15 克，连翘 15 克，青皮 12 克，当归 12 克，柴胡 12 克，甘草 6 克。

【用法】水煎服。

【分析】本方蒲公英、银花、连翘具清热消肿之功；柴胡、青皮疏肝理气；橘核、漏芦、瓜蒌、当归具软坚消块之功，配合白芷，更具发散消核之力。结合辨证加减可治疗各期之乳腺炎。

【功效】疏肝清热，理气通络。主治乳腺炎。

远志米酒

【组成】远志 25 克。

【用法】以淡米酒（低于 10 度的糯

米酒为佳）适量，浸过药面，再加300毫升水，文火煮沸3分钟即可，温服。每日1剂，21天为1个疗程。

【分析】远志是常用的安神益智中药，同时又有祛痰、行血、消肿之功效。宋代陈言在《三因方》中提到，远志"治一切痈疽，最合温通行血之义，而今之疡科，亦皆不知，辜负好方，大是可惜"。药理研究表明，远志含皂苷A、B和远志定碱等成分，具有明显抑制多种病菌生长、抗炎消肿、活血止痛的作用。故上方对治疗疮疡肿毒、乳房肿痛等皆有良效。

【功效】通血脉，止疼痛，退湿热。治急性乳腺炎，局部红肿热痛，影响哺乳，脉细数者。

四妙散

【组成】黄芪、当归、金银花各10克，生地12克，黄芩3克，甘草3克。

【用法】水煎服，每日1剂。

【功效】补气养血，扶正托毒。适用于溃破期乳腺炎，症见脓出不畅，肿痛不减，身热不退，属脓液波及其他乳络（腺叶），而成传囊之变。

金针猪蹄汤

【组成】干金针菜24克，猪蹄1只。

【用法】将金针菜泡发，撕成细丝，与猪蹄一起加水同煮，加盐和调料适量，煮熟后吃肉、喝汤。每日1次，连吃3~4次。

【功效】对促进乳腺炎痊愈、缓解乳腺疼痛有效。

蜂房银花汤

【组成】蜂房6克，银花藤（鲜品）60克，丝瓜络15克。

【用法】每天1剂，水煎2次，第1次煎液分3次内服，第2次煎液反复热敷，搓洗患处。

【分析】蜂房有毒性，用量不宜过大。个别患者服药后有恶心不适，可饮些姜糖水解之，如在方中能加些甘草，可减少副作用。在治疗中，停用患侧奶汁哺儿，可于热敷搓洗过程中，逐渐把奶汁挤出弃之，以减轻奶汁壅滞作胀，加速痊愈。

【功效】清热消肿，通络解毒。主治急性乳腺炎。

野葡萄外敷方

【组成】新鲜野葡萄根适量。

【用法】野葡萄根之内皮切碎，捣烂，加入适量食醋拌匀，外敷于局部，每日2次。

【分析】野葡萄，别名小葡萄，又名咽喉子。《本草纲目》果部即有载。野葡萄根捣烂外敷具有清热消肿之功效，对于急性乳腺炎早期尚未化脓之肿块，有显著的消散功能。

【功效】祛风湿，清湿热，消肿毒。主治乳痈、背痈。

瓜蒌牛蒡汤

【组成】金银花、连翘、瓜蒌、牛蒡子各 10 克，陈皮 5 克，天花粉 15 克，黄芩、栀子、皂角刺各 5 克。

【用法】水煎服，每日 1 剂。

【功效】疏肝清胃，通乳散结。适用于郁乳期乳腺炎，症见乳房肿痛，皮色发红或皮色不变，内有结块，排乳不畅或伴有恶寒发热，骨节酸痛，胸闷不舒。

鸡蛋白矾

【组成】鸡蛋清 1 个，白矾 6 克。

【用法】将白矾研末与蛋清调成糊状，涂于炎症处，随干随涂，保持湿润，一般 1 天可愈。

【功效】主治乳腺炎初起，局部红肿热痛。本方具有清热解毒，对多种细菌如链球菌、葡萄球菌及皮肤真菌等有强力的抑制作用。

健乳消炎汤

【组成】红赤葛 50 克，蒲公英 30 克，路路通 30 克，全瓜蒌 20 克。

【用法】水煎 2 次，每次煮沸半小时即可。两次煎取液混合，分 4 次温服，1 日内服完。

【功效】疏肝清热，解毒消痈。用治乳痈，症见乳汁不通，乳房肿胀疼痛，寒热往来。

瓜蒌蒲公英汤

【组成】全瓜蒌 25 克，蒲公英 25 克，银花 10 克，连翘 10 克，甲珠 10 克，丹皮 7 克，当归尾 7 克，白芷 7 克，甘草 3 克。

【用法】水煎服，每日 1 剂。

【功效】清热解毒，散结消痈。用治乳腺炎初起未成脓者。

葱白南星丸

【组成】葱白 1 根，生南星 1 克。

【用法】上 2 味药共捣烂为丸，用药棉包裹，浸冷开水后填塞患者鼻前庭。乳腺炎发于左侧塞其右鼻，发于右侧塞其左鼻。每天塞鼻 2 次，2 天为 1 个疗程。

【功效】治急性乳腺炎。

十、盆腔炎

小茴香治盆腔积液

【组成】小茴香 15 克。

【用法】水煎后一次服下，患者常常会接连放屁，多数患者一次即愈。

【功效】用于盆腔积液，症见妇女突发小腹胀满，B 超显示盆腔积液，伴有尿频症状，但检查尿常规正常。中医认为这是小腹受寒，下焦受寒邪所克，寒性收引，三焦水道不通所致。

慢性盆腔炎中药外治

【组成】艾叶、透骨草各 250 克，续断、当归、羌活、赤芍各 20 克，白芷、千年健、追地风、血竭、防风、乳香、没药、花椒、红花、独活、桑寄生、丹参、三棱、莪术各 10 克。腰酸困者，加杜仲 15 克；白带有异味者，加黄柏、鱼腥草各 15 克；腹冷痛喜按者，加肉桂、小茴香各 10 克；烦躁易怒、乳房胀痛者，加郁金、合欢皮各 10 克。

【用法】上药用白酒适量拌匀后，打包隔水蒸热，热敷下腹部，每日 1 次，10 天为 1 个疗程，经期停用，3 个疗程为 1 个月经周期。

【分析】女性生殖器官静脉血运丰富，盆腔器官相邻血管壁薄，采用局部热敷、熏蒸等方法使药物直接浸润渗透到子宫周围，达到治疗目的。

【功效】适用于治疗慢性盆腔炎，效果良好。

艾叶糕

【组成】艾叶 150 克，蒲黄 20 克，糯米粉 200 克，白糖 30 克。

【用法】艾叶切碎，与其他原料拌匀，揉成团，切成小块之后在锅中蒸熟即可食用。

【分析】蒲黄活血化瘀、止痛，艾叶疏肝解郁，其性温而能除寒，有温中止痛的功效。

【功效】活血化瘀止痛，温补机体的元气，有助于改善慢性盆腔炎的症状。

三黄虎杖汤

【组成】黄芩 15 克、黄柏 15 克、黄连 15 克、虎杖 30 克。

【用法】煎水 100 毫升，药液 38℃时行保留灌肠，每日 1 次，10 次为 1 个疗程。

【分析】方中黄芩、黄柏、黄连均清热燥湿，泻火解毒，黄芩清泻肺火，解肌热，清上焦之热，黄连泻胃火，清中焦之热，黄柏除下焦之热，三药相配清三焦之热。虎杖清热解毒，活血通络而止疼痛。四味药均有抑菌作用，对金黄色葡萄球菌、溶血性链球菌、大肠杆菌、变形杆菌等均有抑菌作用，故治疗盆腔结缔组织炎等有效。

【功效】清热解毒，活血消肿，止痛。主治盆腔结缔组织炎，子宫肌炎，子宫内膜炎，输卵管卵巢炎等。

盆腔解毒汤

【组成】红藤 30 克，败酱草 20 克，蒲公英 20 克，丹参 15 克，赤芍 15 克，薏苡仁 15 克，土茯苓 15 克，丹皮 10 克，金铃子 10 克，甘草 10 克。

【用法】水煎服。药渣用文火炒热后加醋 30 克拌匀，温敷下腹患处。

【分析】方中红藤、败酱草、蒲公英清热解毒，散瘀消肿；薏苡仁、土茯苓清热解毒，健脾利湿；丹参、丹皮、赤芍清热凉血，活血化瘀；金铃子泻肝理气止痛，杀虫抑菌，黄柏清热解毒，燥湿消肿；甘草调和诸药，解毒。

【功效】清热解毒，行气活血，消瘀散结，渗湿止痛。主治急性盆腔结缔组织炎，急性子宫内膜炎，急性子宫肌炎，急性输卵管卵巢炎等。

十一、卵巢疾病

莲肉白果粥

【组成】莲肉 30 克，白果 15 克，胡椒 5 克，糯米 100 克。

【用法】将莲肉、白果、胡椒捣碎，和糯米一同放入砂锅，加水适量，煮粥，空腹代替早餐。

【功效】适用于保养卵巢。

甲鱼汤

【组成】山药 50 克，桂圆 50 克，甲鱼 1 只（约 500 克），料酒、精盐、葱段、姜片各适量。

【用法】甲鱼杀死后用开水泡 2 分钟，洗净甲背上的黑沙和肚下薄衣，去内脏以及头、足，切块。山药切块，与甲鱼、桂圆一起入锅，加清水，放葱段、姜片、料酒，用猛火烧开，调小火焖煮 90 分钟，去掉葱姜加调味品即成。

【功效】用于预防卵巢功能早衰。

菱角薏米花胶粥

【组成】菱角 500 克，生薏米 100 克，花胶（鱼肚）150 克，陈皮半个，黏米适量，盐少许。

【用法】将各材料分别用清水洗净备用；菱角去壳取肉，花胶先用清水浸透发开并切块；瓦煲内加适量清水，猛火煲至水滚后放入材料，候水再滚起改用中火继续煲至黏米开花成稀粥，调味即可食用。

【功效】健脾祛湿、解毒散结、滋养肝肾。适用于卵巢囊肿，并见肥胖、带下量多、黏稠，色黄有异味，阴痒；舌淡红胎白腻，脉滑，症属脾虚湿盛者。

【注意】夜尿频或遗尿者不宜。

加味银耳粥

【组成】银耳 25 克，红枣 10 枚，枸杞、莲子、桂圆各 20 克，粳米 100 克。

【用法】银耳用温水泡发回软，择洗干净；大枣洗净，泡软去核；莲子、枸杞子、桂圆肉分别洗净，泡软备用；

粳米加水适量，然后将上述诸物一起放入煮至粥熟即可。待粥放温后，分次食用。

【功效】用于预防卵巢功能早衰。

四物汤

【组成】当归18克，生地15克，赤芍10克，川芎6克，香附6克，乌药6克，五灵脂6克，生蒲黄10克，丹皮9克，鳖甲12克，泽兰叶9克。

【用法】水煎服，每日1剂，分2服。

【功效】养血理气，化瘀散结，调复冲任。

双石方治卵巢癌

【组成】阳起石60克、云母石120克，三棱90克，莪术90克，土鳖虫90克，桃仁60克，红花60克，当归60克，赤芍60克，枳壳30克，大黄60克。

【用法】共研细末，饭糊为丸，每日3次，每次18克，吞服。

【分析】中重用阳起石、云母石温肾祛寒。《本草纲目》记载，云母石"治身痹死肌"，阳起石"破子脏中症瘕结气"。同时用三棱、莪术、桃仁、红花、土鳖虫等破血逐瘀，故可获良效。

【功效】温祛寒，破血逐瘀。主治卵巢黏液性囊腺瘤。

当归羊肉羹

【组成】山羊肉500克，黄芪、党参、当归各25克。

【用法】山羊肉切块，黄芪、党参、当归纱布袋装，同放砂锅内，加水1000毫升小火煨煮，至羊肉烂时加入生姜25克，食盐适量。吃肉喝汤，经常食用。

【功效】适用预防卵巢功能早衰。

十二、更年期综合征

黑豆甜粥

【组成】黑豆50克，粳米100克，红糖适量。

【用法】将黑豆浸泡后，放锅内煮熟，加粳米煮至粥成，调入红糖适量即成。

【分析】黑豆营养价值较高，既能补肾养肝、乌发壮骨，又能活血解毒、利水消肿。研究表明，黑豆是一种天然雌激素替代疗法药物，妇女能通过食用黑豆来补充体内雌激素，从而减轻绝经期症状。黑豆有降脂降压作用，又富含钙，能帮助妇女预防心脏病、骨质疏松和乳腺癌。但黑豆含粗纤维较多，食后不易消化吸收，易腹胀。食用量以每天30克为宜，最多不宜超过60克。

【功效】适用妇女更年期综合征。

双肉粥

【组成】山茱萸15克，莲子肉20克，糯米50克。

【用法】共煮粥，加红糖适量，每日晨起空腹食用。10日为1个疗程，休息1周后继续，连服2~3个疗程。

【功效】治女性更年期虚汗不止。

大枣甘草麦粥

【组成】大麦50克，大枣10克，甘草15克。

【用法】先水煎甘草，去渣，后入大麦及大枣，以文火熬煮为粥。每日2次，空腹服食。连服10天为1个疗程。

【功效】用于治疗妇女更年期虚汗不止。

松子豆腐煲

【组成】豆腐300克，松子仁50克，白糖30克，鸡汤500毫升，香菜末50克，调料适量。

【用法】将豆腐切成2立方厘米的小块，放入开水中煮至浮起，沥水，用牙签扎出浆水；锅中放入葱、姜，油烧至六成热，放入10克白糖，文火炒成枣红色，烹入料酒，加鸡汤、松子仁、精盐、白糖20克、豆腐、味精，文火炖；边炖边扎眼，使汤汁渗入豆腐丁；待汤收干，豆腐胀起后，迅速盛入盘内，撒上香菜末。佐餐食用。

【功效】适用于妇女更年期综合征。

葛根冲剂

【组成】葛根片适量。

【用法】磨成粉，每次6~9克，温开水冲服，每日1次，连服30天。

【分析】葛根中含有较多的葛根异黄酮，其化学结构为双酚，与人体分泌的雌激素在结构上十分相似。

葛根异黄酮对雌激素水平具有双向调节作用：当体内缺乏雌激素时，葛根异黄酮可起到补充雌激素的作用；当体内雌激素水平过高时，葛根异黄酮又会阻止雌激素的分泌，使雌激素水平保持平衡。因此常食用葛根不仅能改善心慌、烦躁、腰围变粗、皮肤变糙等女性更年期症状，还有助于预防乳腺癌、子宫癌等疾病。

【功效】适用于缓解更年期女性心慌、烦躁等症状。

当归粥

【组成】当归10克，大米100克。

【用法】将当归切碎，清水炖煮，再将100克大米蒸熟成干饭，把干饭放入当归水中慢熬半小时至汤稠米开即成当归粥。

【分析】当归能抑制酪氨酸酶的活性，进而抑制黑色素生成，可治雀斑、黄褐斑。

【功效】适用于妇女更年期综合征。

桑叶水

【组成】桑叶100克。

【用法】用清水洗净后入锅，加1

碗清水煎煮至剩余半碗的药液时，调入适量红糖即成，每天服1剂，分2~3次服完。

【分析】桑叶具有祛风清热、清肝明目的功效，在临床上常用于治疗外感风热、目赤、头痛等病症。同时，桑叶也是一味止汗的良药。桑叶味甘、性寒，具有养血、滋阴、泻热的功效；切中盗汗"阴虚火旺"的病机，因此可有效地治疗更年期盗汗。

【功效】用于更年期盗汗症状，效果良好。

补血鸡汤

【组成】土鸡腿2只，党参20克，黄芪、白芍、当归各5克，熟地10克，川芎3克，盐、生姜等适量。

【用法】先将党参、黄芪、当归、熟地、白芍、川芎等药材放入锅内，加水3杯，将水烧开后用小火熬至剩1杯，过滤后取药汁备用。将2只鸡腿洗干净

切块汆烫后，放入锅里，加入4杯水和药汁，最后将锅加盖放入电饭锅蒸熟后，加盐调味即可食用。

【功效】用于更年期综合征。

莲子百合粥

【组成】莲子40克，百合30克，粳米30克。

【用法】以上3味同煮粥后食用。

【分析】莲子养心益肾，补脾止泻。百合具有清心安神、养阴润肺的功效。

【功效】适用于更年期综合征的烦躁不宁、焦虑易怒以及脾胃虚弱症状的患者。

甘麦大枣汤

【组成】甘草10克，生小麦30克，大枣5枚。

【用法】上3味用水煎煮后可当茶饮。

【功效】适合更年期综合征以精神症状为主的患者。

第三章

男科

中华传统养生智慧

一、慢性前列腺炎

清利理化汤

【组成】川楝子 10 克，川牛膝 10 克，刘寄奴 10 克，桃仁 10 克，甘草 10 克，黄柏 10 克，小茴 10 克，薏苡仁 20 克，白芍 20 克，败酱草 30 克，熟附子 3 克，瞿麦 15 克，玄胡 15 克。

【用法】水煎服，每日 1 剂，日服 2 次。

【功效】清热利湿，理气化瘀。

加味完带汤

【组成】白术 30 克，山药 30 克，人参 6 克，白芍 15 克，车前子 9 克，苍术 10 克，甘草 3 克，陈皮 1.5 克，黑芥穗 1.5 克，柴胡 1.8 克。

【用法】水煎内服，每日 1 剂。

【功效】具有疏肝理气、燥湿健脾之功效，适用于慢性前列腺炎。

化瘀解毒汤

【组成】丹参 9 克，泽兰 9 克，乳香 9 克，赤芍 9 克，王不留行 9 克，川楝子 9 克，桃仁 6 克，败酱草 15 克，蒲公英 30 克。

【用法】水煎内服，每日 1 剂，1 月为 1 疗程。

【功效】活血化瘀、清热解毒、化湿利浊。

活血利湿汤

【组成】龙胆草 9 克，通草 6 克，丹皮 10 克，赤芍 10 克，败酱草 30 克，炒谷芽 30 克，萆薢 15 克，瞿麦 15 克，牛膝 15 克，玄胡 15 克。

【用法】水煎内服，每日 1 剂。煎 2 次后中药渣加水适量煎汤后坐浴。

【功效】活血行气、清热利湿。

自拟慢前康汤

【组成】萆薢 15 克，野菊花 15 克，生芡实 15 克，菟丝子 15 克，枸杞子 15 克，丹参 15 克，益智仁 10 克，王不留行 10 克，橘核 10 克，荔枝核 10 克，车前子 10 克，鱼腥草 30 克，乌药 6 克，三七粉 3 克(冲服)。

【用法】水煎内服，每日 1 剂，2 次分服，3 个月为 1 个疗程。

【功效】补肾、活血、祛瘀、清热、解毒。

三草安前汤

【组成】金钱草 30 克，败酱草 30 克，益母草 30 克，三棱 15 克，莪术 15 克，玄胡 15 克，蒲公英 20 克，薏苡仁 20 克，黄柏 10 克。

【用法】水煎内服，每日 1 剂。药渣煎水熏洗会阴部。

【功效】清热利湿、活血散结、化瘀止痛。

爵床红枣汤

【组成】爵床草 100 克（干者减半），红枣 30 克。

【用法】将爵床草 100 克（干者减半）洗净切碎，同红枣一起加水 1000 毫升，煎至 400 克左右。每日 2 次分服，饮药汁吃枣。

【功效】利水解毒。适用于前列腺炎。

白兰花猪肉汤

【组成】猪瘦肉 150~200 克，鲜白兰花 30 克（干品 10 克）。

【用法】将猪瘦肉洗净，切小块，与鲜白兰花加水煮汤，加食盐少许调味。饮汤食肉，每日 1 次。

【功效】补肾滋阴，行气化浊。适用于男子前列腺炎及女子白带过多等症。

白兰花粉

【组成】白兰花适量。

【用法】将白兰花研为粉末。每次取 10 克，温开水送服。每日 3 次。

【功效】适用于前列腺炎。

荸荠汁

【组成】荸荠 150 克（带皮）。

【用法】荸荠洗净去蒂，切碎捣烂，加温开水 250 毫升，充分拌匀，滤去渣皮，饮汁，每日 2 次。

【功效】适用慢性前列腺炎。

车前绿豆粱米粥

【组成】车前子 60 克、橘皮 15 克、通草 10 克、绿豆 50 克、高粱米 100 克。

【用法】将车前子、橘皮、通草用纱布包，煮汁去渣，入绿豆和高粱米煮粥。空腹服，连服数日。

【功效】适用于治疗老人前列腺炎、小便淋痛。

栗子炖乌鸡

【组成】乌鸡 1 只，栗子、海马适量，盐、姜少许。

【用法】将乌鸡去肠杂、毛，切块，与栗子仁、海马及盐、姜同放锅内，加水适量蒸熟。分 2~3 次吃完。

【功效】补益脾肾。适用于前列腺炎。

二、性欲低下

韭菜炒鸡蛋

【组成】新鲜韭菜 100 克，鸡蛋 3 只。

【用法】新鲜韭菜洗净切碎，鸡蛋 3 只（去壳），同切碎之韭菜捣匀，用素油、食盐同炒至熟佐食。在《本草纲目》中，韭菜的功效是："生汁主上气，喘息欲绝，解肉脯毒。煮汁饮，能止消咳盗汗。"

【分析】在中医里，韭菜有一个很响亮的名字叫"壮阳草"，还有人把韭菜称为"洗肠草"。

【功效】温中养血、温肾暖腰膝。

海参豆腐

【组成】海参 400 克，水豆腐 300 克，蛋清 6 个，牛奶 150 克，冬菇片 15 克，青菜心 3 棵，火腿片 20 克，熟鸡片 25 克，料酒、葱姜汁、味精、盐、肉汤、猪油、淀粉各适量。

【用法】豆腐加蛋清、牛奶、盐、味精拌匀，蒸 20 分钟；海参切片，沸水焯一下。锅内放入猪油，下海参、料酒、葱姜汁、盐、味精、肉汤烧开，焖入味后，加火腿片、冬菇片、熟鸡片、青菜心烧炖片刻，淀粉勾芡，起锅装盘，海参放在盘中间，再将芙蓉豆腐放在海参四周，即可佐餐食用。

【分析】豆腐和中，生津润燥，与其他食物配伍，可有补肾壮阳，养阴益血之功效，为滋补强壮之品。适用于身体虚羸，阳痿遗精，小便频数等症。

【功效】补肾壮阳，滋阴养血，丰肌。

醉虾

【组成】虾 600 克，绍酒适量。

【用法】将虾洗净，剪去头须，除净肚肠。再将虾与绍酒一同煮 2 分钟，根据自己喜好，适当加调味品。浸泡 1 小时后可以食用。

【分析】中医养生认为，虾味甘性温，有补肾壮阳的功能。现代营养学家一致认为，虾营养价值丰富，脂肪、微量元素（磷、锌、钙、铁等）和氨基酸含量较高，还含有荷尔蒙，有助于补肾壮阳。在西方，也有人用白兰地酒浸虾以壮阳。

【功效】主治肾虚、阳痿、性功能减退等症。

松花淡菜粥

【组成】皮蛋 1 个，淡菜 50 克，粳米、盐、味精各适量。

【用法】皮蛋、淡菜、粳米共煮粥，加盐、味精调味即可。

【分析】淡菜又名珠菜、壳菜。含有丰富的蛋白质、碘、B 族维生素、锌、铁、钙、磷等。中医认为淡菜补肝肾、益精血，可治疗各种虚劳之症。其味咸，性温，有温肾固精、益气补虚的功效。适用于男子性功能障碍、遗精、阳痿、房劳、消渴等症。男子常食可强壮身体，增强性功能。

【功效】补益肝肾，益精血，除烦，降火。

三、阳痿

淫羊藿酒

【组成】淫羊藿 100 克，白酒 500 克。

【用法】将淫羊藿用白酒约 500 克浸泡。每次饮 1 小杯。

【分析】淫羊藿，性温不寒，能益精气，真阳不足者宜之——《本草纲目》。

【功效】温肾壮阳。用于肾虚阳痿，腰膝酸软。

补骨脂粉

【组成】补骨脂50克，核桃仁、杜仲各30克。

【用法】共研细末，每服9克，每天2次。

【功效】温肾助阳。

狗鞭散

【组成】狗鞭1具。

【用法】锅内放砂加热，入狗鞭于锅内炒至松炮后，取出研磨，每服3克，每日2次，温开水送下。

【功效】用于肾阳虚阳痿、精冷。

炖狗肉

【组成】黄狗肉500~1000克。

【用法】黄狗肉洗净切块，加入八角、小茴、桂皮、草果、生姜和盐各适量，于锅内炖熟，食肉喝汤。

【分析】狗肉不仅蛋白质含量高，而且蛋白质质量极佳，尤以球蛋白比例大，对增强机体抗病力和细胞活力及器官功能有明显作用。食用狗肉可增强人的体魄，提高消化能力，促进血液循环，改善性功能。在中医上讲，狗肉有温补肾阳的作用，对于肾阳虚，患阳痿和早泄的病人有疗效。

【功效】用于脾肾阳虚阳痿。

虾仁煨羊肉

【组成】羊肉250克，虾仁25克，生姜5片，食盐、味精少许。

【用法】羊肉洗净切块，加清水微火煨炖，待七成熟时加虾仁，生姜片，食盐、味精少许，调味食用。

【功效】有补肾助阳的功效。用于老年人肾虚阳痿。

韭菜炒羊肝

【组成】韭菜100克，羊肝120。

【用法】韭菜洗净切段。羊肝切片。铁锅急火炒羊肝(适量食油、食盐、味精)，待羊肝炒至八成熟时，放入韭菜共炒，熟后食用。

【分析】韭菜还是一味传统的中药，自古以来广为应用。韭菜子为激性剂，有固精、助阳、补肾、治带、暖腰膝等作用，适用于阳痿、遗精、多尿等疾患。

【功效】有补肝肾、益精血的作用。用于肝肾不足，精血亏虚之阳痿。

药虾酱

【组成】取韭菜子30克，枸杞子、蛇床子各15克，菟丝子10克。

【用法】以水煎服，每日1剂。另将大鲜虾40克煎去头尾，略捣烂，加醋适量成30克虾酱，1次服完。

【分析】韭菜子研粉，开水送服，对治疗阳痿有效。虾味道鲜美，是补益和药用作用都较高的壮阳食物。中医学认为，其味甘、咸，性温，有壮阳益肾、补精、通乳之功。

【功效】用于肾阳亏虚之阳痿，该方温而不燥。

麻雀蛋

【组成】麻雀蛋6个。

【用法】将麻雀蛋蒸熟剥皮蘸盐末食用。每次吃3个，每日用2次，可连续吃3~5天。

【分析】麻雀蛋含有丰富优质蛋白质、卵磷脂、脑磷脂、维生素A、维生素D、维生素B_1、维生素B_2、铁、磷、钙等。中医认为：麻雀蛋味甘、咸，性温，具有滋补精血、壮阳固肾之功效。适用于精血不足、四肢不温、怕冷等症。有肾阳虚所致的阳痿，精血不足所致的闭经、头晕、面色不佳者，常吃麻雀蛋，具有健体、养颜、增强性功能等作用。

【功效】补肾，壮阳，强身。用于治疗肾虚阳痿不举、举而不坚及早泄。

菊花酒

【组成】甘菊花200克，枸杞子60克，生地黄100克，当归60克，米酒3000克。

【用法】将药物破碎，装入陶器内加水超过药面，用文火煮半小时后待冷，再将米酒和药汁一起倒入缸中，加盖密封。14天后饮用。每日2次，每次10~20克。

【功效】补肾填精，养肝明目，延年益寿，用于肝肾亏虚、精血不足引起的虚劳阳痿。

肉苁蓉炖羊肾

【组成】肉苁蓉5~10克，羊肾1对。

【用法】煮熟调味服食。

【分析】羊肾又名羊腰子。含有丰富的蛋白质、脂肪、维生素A、维生素E、维生素C、钙、铁、磷等。其味甘，性温。有生精益血、壮阳补肾之功效。羊肾补虚损，壮阳益肾。适用于肾虚阳痿者食用。

【功效】治命门火衰阳痿。

泥鳅枣汤

【组成】泥鳅400克，大枣6枚（去核），生姜2片。

【用法】泥鳅开膛洗净，加水与枣、姜共煮，以1碗水煎煮至剩一半即成。每日2次，连服多日。

【分析】泥鳅含优质蛋白质、脂肪、维生素A、维生素B_1、烟酸、铁、磷、钙等。

其味甘，性平，有补中益气、养肾生精之功效。对调节性功能有较好的作用。泥鳅中含一种特殊蛋白质，有促进精子形成的作用。成年男子常食泥鳅可滋补强身。

【功效】补中益气，滋养强身。用于治疗阳痿、遗精。

牛鞭杞子汤

【组成】牛鞭1具，枸杞子30克，盐少许。

【用法】牛鞭洗净切段同枸杞子共炖熟，加盐。吃饮，分2次吃完。

【分析】枸杞子味甘，性平，入肝、肾、肺经，有滋补肝肾、益精明目、和血润燥、泽肤悦颜、培元乌发等功效，是提高男女性功能的健康良药。可用于治疗肝肾阴虚、头晕目眩、视物昏花、遗精阳痿、面色暗黄、须发枯黄、腰膝酸软、阴虚劳嗽、老人消渴等症。枸杞子有兴奋性神经的作用，性欲亢进者不宜服用。

【功效】补肾壮阳，收敛精气。用于治疗体弱肾虚，症见腰膝酸软、遗精、阳痿、夜尿多。

四、遗精

玉锁丹

【组成】鸡头肉末、莲花蕊末、龙骨（别研）、乌梅肉（焙干取末）各1两。

【用法】上件煮山药糊为丸，如鸡头大。每服1粒，温酒、盐汤任下，空腹。

【功效】治梦遗漏精。

芡实山药汤

【组成】芡实、山药各30克，莲子15克，炒枣仁9克，党参3克。

【用法】用水适量，慢火煮，服汤，再用白糖15克拌入药渣中同服，每日如此。

【分析】芡实，味甘，涩，性平。

具有益肾固精，补脾止泻，祛湿止带的功能。生品性平，涩而不滞，补脾肾而兼能祛湿。常用于白浊，带下，遗精，小便不禁，兼湿浊者尤宜。

【功效】健脾、补肾、固精，适用于遗精。

苦瓜芡实泥

【组成】苦瓜1条，芡实粉10~15克，冰糖30克。

【用法】将苦瓜捣烂如泥，和芡实粉和加冰糖捣匀，1次或分2次服。

【功效】降火滋阴，涩精，适用于阴虚火旺所致的遗精。

胡桃炒韭菜

【组成】胡桃仁60克，韭菜150克。

【用法】用麻油炒熟，加适量盐、姜、葱、味精等调好味，佐餐食。

【功效】温肾固精，适用于因肾虚不藏之遗精。

锁精汤 1

【组成】山药、党参、黄芪各 10 克，茯苓、茯神各 8 克，远志、桔梗各 6 克，木香、甘草各 3 克，酸枣仁、莲须、芡实各 8 克，龙骨、牡蛎各 10 克。

【用法】水煎服，每日 1 剂，分 2 次服。

【功效】调补正脾，适用于因心脾气虚所致之遗精。

锁精汤 2

【组成】沙苑蒺藜 7 克，芡实 10 克，莲须 4 克，五味子 8 克，煅龙骨、银牡蛎、金樱子、菟丝子、补骨脂各 10 克，淫羊藿 15 克。

【用法】水煎服，每日 1 剂，分 2 次服。

【功效】本方温补肾阳，适用于因肾气不固所致遗精。

白果仁

【组成】白果仁 10 克。

【用法】炒后水煎，米醋 1 匙送服。

【功效】壮阳强腰、固精止带。治疗阳痿遗精。

沙果

【组成】沙果 500 克。

【用法】将沙果切成厚片，加水 800 毫升，烧开后，小火煮至沙果酥时，加入蜂蜜 250 克，继续煮至成胶状，取出放凉。每日嚼食 2~3 次，每次 2~3 片。

【分析】沙果，味辛，甘，性凉。药用部分为杜鹃花科植物红粉白珠的果。果实中的味酸涩而收敛，具有良好的涩精、止泻痢的作用，是泄泻下痢、遗精滑泄者的食疗良品。

【功效】生津止渴，涩精止泻。适用于遗精。

金樱子茶

【组成】金樱子 15 克，冰糖 20 克。

【用法】加水适量，放小碗内隔水炖 1 小时，去药渣饮汤，每日 1 次。

【分析】金樱子是一味治疗男性疾病的药食同源佳品。祖国医学认为，金樱子味酸、甘，无毒，具有固精涩肠、缩尿止泻的功效。

关于金樱子治疗男性疾病，历代医家著作均有记载。如《名医别录》中有关于金樱子"止遗泄"的记载，《蜀本草》记载其可"涩精气"，《本草从新》记载金樱子"酸、涩、平，固精秘气、洽滑精"。现代研究发现，金樱子含有 20 多种氨基酸，其中包括 8 种人体所必需的氨基酸。另外还有 18 种无机盐及丰富的微量元素，如铁、锌、硒等，其中的锌和硒，对男性生殖系统具有特定的保健作用。

金樱子鲫鱼汤

【组成】金樱子 15 克，约 250 克鲫鱼 1 条。

【用法】将金樱子用纱布包，鲫鱼去脏及鳞，加清水适量煲汤，用适量食盐调味，食鱼饮汤。

【功效】补肾固精，利尿消肿。适用于男子肾气不固而致遗精、滑精、泄泻、尿频、遗尿等。

金樱子膏

【组成】金樱子 500 克，蜂蜜 50 克。

【用法】加水煎 3 次，每次取药液 500 毫升，3 次取得的药液合并，再浓煎至 500 毫升，加蜂蜜收膏。每日临睡前服 1 匙，开水冲服。

【功效】适用于滑精、遗精、遗尿、小便频数等症。

五、不育症

首乌还精汤

【组成】黄芪 12 克，何首乌 12 克，黄精 12 克，菟丝子 12 克，淫羊藿 12 克，紫河车 12 克，枸杞子 12 克。

【用法】水煎服，每日 1 剂，分 3 次。

【功效】补肾生精、祛湿化瘀。

益肾生精汤

【组成】熟地 20 克，淮山药 18 克，枸杞子 18 克，茯苓 15 克，山萸肉 12 克，淫羊藿 12 克，丹皮 10 克，炙甘草 10 克，高丽参 6 克。

【用法】水煎服，每日 1 剂，分 3 次。

【功效】补肾生精、祛湿化瘀。

海参粥

【组成】海参适量，糯米 100 克。

【用法】先将海参浸透，剖洗干净，切片煮烂，后加入糯米，煮成稀粥，调味服食。

【功效】适用于肾精亏损者。

鹿茸酒

【组成】鹿茸 30 克，枸杞子 60 克，白酒 500 毫升。

【用法】将鹿茸和枸杞子放入密封瓶中，倒入白酒，加盖密封，置阴凉干燥处，隔日摇动数下，经 15 日后，即可取饮。每次 10 毫升，每日 1~2 次。

【功效】壮元阳，补气血，益精髓，强筋骨。

紫草治疗血精

【组成】紫草 200 克。

【用法】研为细末，每次 5 克，每日 3 次，温开水或淡盐开水送服，15 天为 1 个疗程。

【功效】清热凉血，治血精症，下腹不适，便秘尿黄，舌红苔少，脉细者。

鱼骨胎盘粉冲剂

【组成】醋炒鱼骨 50 克，胎盘粉 7 克，炒鸡蛋壳 18 克，白糖 25 克。

【用法】共研细末。每次口服 0.5 克，每日 3 次。

【功效】主治男子不育。

第四章

口腔科

中华传统养生智慧

一、口腔溃疡

苦瓜饮

【组成】鲜苦瓜 160 克（干品 80 克）。

【用法】取鲜苦瓜 160 克（干品 80 克），开水冲泡，代茶饮。每日 1 剂。一般连用 3~5 日可显效。

【分析】苦瓜，味苦、无毒，性寒，入心、肝、脾、肺经。药用部分为葫芦科植物苦瓜的果实。不仅具有清热祛暑、明目解毒、降压降糖、利尿凉血、解劳清心、益气壮阳之功效，还具有清凉解渴、清热解毒、清心明目、益气解乏、益肾利尿的作用。苦瓜中含有多种维生素、矿物质，含有清脂、减肥的特效成分，可以加速排毒。

去邪热、解劳乏、清心明目——《本草纲目》。

【功效】适用于口腔溃疡的治疗。

蜜月季花

【组成】带花萼的小月季花八九个，蜂蜜适量。

【用法】采八九个带花萼的小月季花，捣烂，加一小杯蜂蜜调成糊状，涂口疮患处，一般 3~5 次即愈。

【分析】月季花，性味甘、淡、微苦，平。归肝经。具有活血调经，疏肝解郁，消肿解毒的功效。主要用于治疗肝郁血滞，月经不调、痛经、闭经及胸胁胀痛；跌打损伤，瘀肿疼痛，痈疽肿毒，瘰疬等。

【功效】祛瘀、行气、止痛作用明显。

全脂奶粉

【组成】全脂奶粉若干。

【用法】每次 1 汤匙，加少许白糖，开水冲服，每日 2~3 次，晚间休息前冲服效果更佳。一般 2 天溃疡症状即可消失。

【分析】全脂奶粉中含有牛奶中的优质蛋白质、脂肪、多种维生素以及钙、磷、铁等矿物质，是适合每日饮用的营养佳品，可防止皮肤干燥及暗沉，使皮肤白皙，有光泽。其中由于浓缩而使维生素的含量增加，其中维生素 B_2 对口腔溃疡的作用尤为明显。

【功效】适用于口腔溃疡的治疗。

二锅头酒

【组成】二锅头酒 500 毫升。

【用法】在口中含一口二锅头酒，用气将酒顶向"口疮"的部位，两三分钟后，咽下或吐掉均可，每天 2~3 次，第 2 天疼痛消失，再治一两天口腔溃疡就会痊愈。

【分析】酒，味苦、甘、辛，气大热，有毒。无经不达，能引经药，势尤捷速，通行一身之表，高中下皆可至也。少饮有节，养脾扶肝，驻颜色，荣肌肤，通血脉——《本草新编》。

【功效】适用于口腔溃疡的治疗。

西瓜汁

【组成】西瓜半个。

【用法】取西瓜半个，挖出西瓜瓤，挤取汁液，瓜汁含于口中，约2~3分钟后咽下。再含新瓜汁，重复数次。西瓜中最具清热功效的是西瓜翠衣，就是红瓤和绿皮之间的部分，用此疗法时，要多吃一些翠衣。

【分析】西瓜是天然的中药"白虎汤"，具有清热解暑的良效。

【功效】适用于口腔溃疡的治疗。

双耳山楂汤

【组成】白木耳、黑木耳、山楂各10克。

【用法】取白木耳、黑木耳、山楂各10克，水煎，喝汤吃木耳，每天2次，坚持几天后就可以治愈口腔溃疡。

【功效】适用于口腔溃疡的治疗。

白菜根煮大枣

【组成】白菜根60克，蒜苗15克，大枣10个。

【用法】水煎服，每天1~2次。

【分析】白菜中含有丰富的维生素C

和维生素E，对口腔溃疡具有一定的疗效，有解热除烦、通利肠胃、养胃生津、除烦解渴、利尿通便、清热解毒的作用。

【功效】缓解口腔溃疡的症状。

生地青梅饮

【组成】生地15克，石斛10克，甘草2克，青梅30克。

【用法】将生地、石斛、甘草、青梅加水适量，同煮20分钟，去渣取汁。每日1剂，分2~3次饮服，可连用数日。

【功效】适用于口腔溃疡的治疗。

莲心栀子甘草茶

【组成】莲子心3克，栀子9克，甘草6克。

【用法】用莲子心，栀子，甘草，加入开水浸泡。每天1剂，代茶频饮，可连用3剂。

【分析】莲子心，性苦寒，味苦，药用部分为莲子中间青绿色的胚芽。是一味良药，中医认为它有清热、固精、安神、强心、止血、涩精之效。

芥菜籽疗法

【组成】白萝卜子30克，芥菜籽30克，葱白15克。

【用法】取白萝卜子、芥菜籽、葱白，放在一起捣烂，贴于足心，每日1次。

【功效】可治口腔溃疡。

苹果疗法

【组成】苹果1个。

【用法】取1个苹果（梨也可以）削成片放至容器内，加入冷水（没过要煮的苹果或梨）加热至沸，待其稍凉后同酒一起含在口中片刻再食用，连用几天即可治愈。

【功效】适用于口腔溃疡的治疗。

鸡蛋绿豆饮

【组成】鸡蛋2个，绿豆适量。

【用法】鸡蛋打入碗内拌成糊状，将绿豆适量放陶罐内冷水浸泡10分钟，放火上煮沸约1.5分钟（不宜久煮），这时绿豆未熟，取绿豆水冲鸡蛋花饮用，每日早晚各1次。

【功效】治疗口腔溃疡效果好。

二、口臭

大黄炭牙膏

【组成】大黄炭（黑大黄）100克，冰片10克。

【用法】将上药研为末装瓶备用。用时取药粉适量刷牙漱口，每日早晚各1次。

【分析】大黄本身就有清热解毒、抗炎的效果，黑成炭后药性尚存却多了止血的效果（中药的炭类多有止血效果），炭本身就有很强的吸附作用，加上炭微粒可以作为摩擦剂将黏附在牙周的牙石与污垢清除去。刷牙后炭微粒加上冰片可以存留少量在牙石脱落后的缺口，保持一定时间的抑菌效果和口气清新。

【功效】经用药3~7天后，口臭症状均消失。

藿香除气液

【组成】藿香（鲜品尤佳）15克，苍术10克，冰片1克。

【用法】取藿香（鲜品尤佳），苍术，加水煎取药液500毫升后，再放入冰片溶化。每天含漱3~4次。

【功效】适用于因消化不良、胃内腐败物增多、胃火过旺引起的口臭。

大黄擦牙粉

【组成】大黄10克，香薷、藿香、益智仁、砂仁、草果、山姜、高良姜、山柰、甘松、香附、桂皮各10克。

【用法】将上药共研细末，每日早晚各刷牙1次。

【功效】适用于因消化不良、胃内腐败物增多、胃火过旺引起的口臭。

芦苇汤

【组成】芦苇根（鲜、干均可）50克。

【用法】用芦苇根煎汤1碗，加冰糖适量内服。早晨空腹，连服1星期。

【功效】 清火解毒治内热胃火。适用于因消化不良、胃内腐败物增多、胃火过旺引起的口臭。

百合绿豆汤

【组成】 百合 50 克，绿豆 50 克。

【用法】 百合、绿豆加水煮汤，可加糖服用。

【功效】 对有慢性呼吸道疾病，如慢支、肺脓肿等引起的口臭者，可常服用。

山楂陈皮饮

【组成】 生山楂 10 克，陈皮 6 克，生甘草 4.5 克。

【用法】 生山楂、陈皮、生甘草混合，煎汤当茶喝。

【功效】 有消化系统的慢性病，如胃炎、口腔炎、食管炎、肠炎等同时伴有的口臭者可用。

菊花茶

【组成】 菊花 20 克。

【用法】 菊花，放 4 杯水煮成菊花茶，经常饮用。

【功效】 可除肝、胃疾病引起的口臭。

三、磨牙

生橘皮

【组成】 生橘皮若干。

【用法】 将橘皮洗净，放入白糖水中浸泡 5 天，每晚睡前吃 1 个橘子皮，连续 3~4 天即可见效。

【分析】 橘子皮，性温；辛、苦；归脾、肺经。橘子皮中含有大量的维生素 C 和香精油，橘子皮具有理气化痰、健胃除湿、降低血压等功能，主要用来治疗脾胃气滞之脘腹胀满或疼痛、消化不良。湿浊阻中之胸闷腹胀、纳呆便溏。痰湿壅肺之咳嗽气喘等。是一种很好的中药材。

【功效】 可治小儿及成人睡觉磨牙。

清胃散

【组成】 石膏 30 克，山栀子 10 克，升麻、丹皮、黄连各 9 克，当归、生地各 6 克，莲子心 3 克。

【用法】 水煎服，每日 1 副。

【功效】 清泄心胃之火。适用于心胃炽热型磨牙。

保和丸

【组成】 山楂、神曲、茯苓、麦芽各 15 克，连翘 12 克，白术 9 克，半夏、陈皮、莱菔子各 6 克。

【用法】 水煎服，每日 1 副。

【功效】 消食导滞和中。适用于饮食积滞型磨牙。

乌梅丸

【组成】 乌梅 20 克，附子片 15 克，党参 12 克，干姜、当归各 10 克，川椒、桂枝、黄连、黄柏各 3 克。

【用法】水煎服，每日 1 副。

【功效】驱虫健脾化湿。适用于蛔虫骚扰型磨牙。

四、牙周病

粟米鸡蛋粥

【组成】粟米 100 克，鸡蛋 1 枚。

【用法】粟米 100 克，洗净，文火煮粥，入鸡蛋 1 枚，每日食 1 小碗。

【分析】粟米，味甘、咸，性凉。药用部分为禾本科草本植物粟的种子，去壳即小米。能益脾胃，养肾气，除烦热，利小便。用于脾胃虚热，反胃呕吐或脾虚腹泻；烦热消渴，口干；热结膀胱，小便不利等。

粟米味咸淡，气寒下渗，肾之谷也，肾病宜食之，虚热消渴泻痢，皆肾病也，渗利小便，所以泄肾邪也，降胃火，故脾胃之病宜食之——《本草纲目》。

【功效】用于脾胃虚热型牙周病患者。

白酒鸡蛋方

【组成】白酒 100 毫升，鸡蛋 1 个。

【用法】将白酒 100 毫升倒入瓷碗内，用火点燃后，立即将鸡蛋打入酒中，不搅动，不放任何调料，待火熄蛋熟，

晾凉后 1 次服下，每日 2 次。

【功效】清热止痛。主治牙周炎。

滑石甘草散

【组成】滑石粉 18 克，甘草粉 6 克，朱砂面 3 克，雄黄、冰片各 1.5 克。

【用法】共研为细面，早、晚刷牙后撒患处；或以 25 克药面兑 60 克生蜜，调和后早、晚涂患处。

【功效】清热解毒，消肿止痛，化腐生肌，收敛止血。主治慢性牙周炎。

米醋方

【组成】米醋、凉开水各 50 毫升。

【用法】将上 2 味调匀，频频含漱。

【功效】解毒杀虫，散瘀消肿。用于牙周炎。

燕麦鹌鹑蛋粥

【组成】燕麦饼 100 克，鹌鹑蛋 4 只。

【用法】燕麦饼 100 克，文火煮粥，入鹌鹑蛋 4 只。每日食 2 小碗。

【功效】用于脾肾两虚型牙周病患者。

青鱼木耳汤

【组成】青鱼 1 段（250 克），黑木耳 15 克。

【用法】青鱼 1 段（250 克），油煎后，放水煮汤，并入黑木耳 15 克。食鱼喝汤。

【分析】青鱼肉性味甘、平，无毒，

有益气化湿、和中、截疟、养肝明目、养胃的功效；主治脚气湿痹、烦闷、疟疾、血淋等症。

【功效】用于脾肾两虚型牙周病患者。

马兰头煮鸡蛋

【组成】马兰头 30 克，鸡蛋 2 只。

【用法】马兰头 30 克，与煮熟之鸡蛋 2 只同煮，加食盐少许，煮 30 分钟后喝汤食蛋。

【分析】马兰头，味辛，性凉。归肺经；肝经；胃经；大肠经。药用部分为菊科植物马兰的全草或根。马兰头富含蛋白质、脂肪、维生素 C、有机酸。具有凉血止血、清热利湿、解毒消肿的功效。主要用于吐血鼻出血，急性肝炎，咽喉、扁桃体炎，腮腺炎和乳腺炎等化脓性炎症。

【功效】用于胃中积热的牙周病患者。

【注意】孕妇慎服马兰头。

鸭梨

【组成】鸭梨若干。

【用法】饭后吃些鲜梨，通过细嚼慢咽洗刷牙面、按摩牙龈，消除牙缝中的食物残渣。

【功效】防治牙龈充血、萎缩，改善口腔末梢血液循环。尤其对胃火上炎

引起的牙床红肿和风火牙痛有辅助治疗作用。

党参枸杞鸡肉汤

【组成】党参 30 克，枸杞子 30 克，圆肉 20 克，鸡肉 150 克。

【用法】上药同放入砂锅内煎汤，熟时加入少量酒、盐调味服食。每天 1~2 次。

【功效】适用于气血不足型牙周病。对牙龈色淡白萎缩，牙根宣露，齿松动，牙龈经常渗血，刷牙及吮吸易出血，口发酸、面色苍白、头眩、失眠多梦、舌质淡，苔薄白，脉沉细等症状有疗效。

枸杞子

【组成】枸杞子若干。

【用法】可内服枸杞子，每日 30 克，嚼碎后用温开水送服。

【分析】中医认为："肾衰则齿脱，肾固则齿坚"。枸杞子有补益肝肾之功，久服坚筋骨，故可补肾固齿。

【功效】对老年性牙周炎的防治效果甚佳。

生石膏

【组成】生石膏 15~30 克，知母 9 克，谷精草 18 克，金银花 12 克，蝉蜕 6 克，甘草 3 克。

【用法】水煎服，轻者日服 1 剂，

重则日服 2 剂。

【功效】治牙周炎（急性）及牙齿
疼痛。

芥菜秆

【组成】芥菜秆若干。

【用法】芥菜秆烧焦存性，研为细
末。涂抹患处。

【分析】芥菜，性味辛，温。入肺、
胃，兼入肾——《本草求真》。药用部
分为十字花科植物芥菜、油芥菜的嫩茎
和叶。具有利肺化痰，消肿散结的功效。
主寒饮咳嗽，痰滞气逆，胸膈满闷，砂淋，
石淋，牙龈肿烂，乳痈，痔肿，冻疮，漆疮。
治寒饮内盛，咳嗽痰滞，胸膈满闷。

主除肾邪气，利九窍，明耳目，安中，
久服温中——《别录》。

【功效】清热消肿，止痛。用治牙
龈发炎、红肿疼痛。

参芪猪脊骨汤

【组成】党参 30 克，黄芪 50 克，
猪脊骨 200 克。

【用法】同放入砂锅内文火煎煮 3
小时，饮汤食肉。

【功效】适用于气血不足型牙周病。
对牙龈色淡白萎缩，牙根宣露，齿松动，
牙龈经常渗血，刷牙及吮吸易出血，口
发酸、面色苍白、头眩、失眠多梦，舌
质淡，苔薄白，脉沉细等症状有疗效。

桃柳树皮

【组成】桃树皮 4 克，柳树皮 4 克，
白酒适量。

【用法】砂锅放入白酒，以文火煎
煮桃柳树皮，趁热含酒液漱口。当酒液
含在口中凉后即吐出，日漱数次。

【功效】清热止痛，祛风散肿。用
治风火牙痛和牙周发炎。

南瓜子柚子汁

【组成】南瓜子 20 克，柚子果肉
150 克。

【用法】将南瓜子（去皮）碾碎，
柚子果肉（加少许水）榨成汁，搅拌均
匀后饮用。

【分析】南瓜子富含磷、胡萝卜素
和维素 E 等多种营养素。这些物质能够
直接滋养牙龈，预防牙龈萎缩，尤其是
其中的磷，可预防牙槽骨萎缩，对牙齿
有保护作用。

柚子果肉中含有丰富的维生素 C，有
助于消除牙龈出血、牙龈炎等牙龈疾病，
避免牙龈因受到伤害而萎缩。

【功效】预防牙槽骨萎缩，对牙齿
有保护作用。

芪枣枸杞黄鳝汤

【组成】黄鳝 300 克，黄芪 30 克，

枸杞30克，大枣6枚（去核），生姜3片。

【用法】先将黄鳝洗净，用盐腌去黏液，并用沸水去血腥，切片备用。起油锅，将生姜爆香，加入少许米酒，片刻取出。然后将黄芪、枸杞、大枣、鳝肉等一齐放入砂锅中，加清水适量，武火煮沸后，改文火煮1小时，调味食用。

【功效】适用于气血不足型牙周病。对牙龈色淡白萎缩、牙根宣露、齿松动、牙龈经常渗血、刷牙及吮吸易出血、口发酸、面色苍白、头眩、失眠多梦、舌质淡、苔薄白、脉沉细等症状有疗效。

野泽兰五香藤饮

【组成】野泽兰30克，五香藤30克。

【用法】水煎服，每次40毫升，每日3次。

【功效】治牙周病。

五倍子干地龙末

【组成】五倍子、干地龙微炒，各15克。

【用法】共研细末，用时先用生姜揩牙根，后撒上药末。每晚1次，7日之内不咬硬物。

【功效】治牙齿松动。

骨碎补桑葚末

【组成】骨碎补30克，黑桑葚子15

克，食盐15克炒，胡桃24克去皮，煨去油。

【用法】上药共研细末。搽敷牙龈，每日早、晚各1次。

【功效】有益肾固齿、凉血泻火之效。治牙齿动摇、牙龈红肿疼痛。

乌贼骨粉

【组成】乌贼骨粉50克，槐花炭、地榆炭、儿茶各5克，薄荷脑0.6克。

【用法】以上5味药兑匀，装瓷瓶备用，每用时取少许刷牙，每日3次。

【功效】治牙周病。

地骨皮大黄水

【组成】地骨皮150克，大黄（炒炭）90克。

【用法】先加水1000毫升，浸泡2小时，加热至沸15分钟后取出药液，再加水500毫升，煮沸15分钟取药液，合并2次药液过滤去渣，再加食醋200毫升，混匀装瓶，每天含漱25~50毫升，漱后吐掉，每日3~5次，连续用完即可。

【功效】慢性牙龈出血，久治难愈者。

丹皮粥

【组成】丹皮9克，大米50克。

【用法】取丹皮9克，大米50克，丹皮用纱布包好，放入大米中煮粥，粥熟即可，去药包，每日空腹食用1次。

【功效】适用于胃火型牙龈出血。

五、牙痛

咸蛋蚝豉粥

【组成】咸鸭蛋2个，蚝豉（干牡蛎肉）100克，大米适量。

【用法】咸鸭蛋，蚝豉（干牡蛎肉），大米适量煲粥，连吃2~3天。

【功效】适宜虚火牙痛者食用。

胡椒绿豆方

【组成】胡椒、绿豆各10粒。

【用法】将胡椒、绿豆用布包扎，砸碎，以纱布包作一小球，痛牙咬定，涎水吐出。

【功效】清热，止痛。用治因炎症和龋齿所引起的牙痛。

黑豆煮酒

【组成】黑豆60克，黄酒200毫升。

【用法】将黑豆洗净后晾干，浸入黄酒内，12小时后一同置于砂锅，文火煮至豆烂，取汁频频漱口。

【功效】消肿止痛。主治实火牙痛。证见牙龈红肿，疼痛，得冷痛减，口渴喜饮，口臭，便秘及牙齿出血等。

皮蛋腐竹咸瘦肉粥

【组成】皮蛋2个，水发腐竹60克，咸瘦猪肉100克，大米（或小米）适量。

【用法】皮蛋，水发腐竹，咸瘦猪肉，大米（或小米）适量煲粥，连吃2~3天。

【功效】适宜虚火龋齿疼痛者食用。

花椒苍耳方

【组成】花椒、苍耳子各15克。

【用法】合捣入大碗内，用开水冲之，候温漱口。亦可单用苍耳子煎汤作漱剂。

【功效】用于风热牙痛和龋齿疼痛。

蚝豉皮蛋盐渍瘦猪肉粥

【组成】蚝豉100克，皮蛋2个，盐渍瘦猪肉100克，大米适量。

【用法】蚝豉，皮蛋，盐渍瘦猪肉，大米适量煲粥吃。

【功效】适宜阴虚牙齿肿痛、咽喉声嘶者食用。

牛膝生地黑豆粥

【组成】牛膝12克，生地黄、熟地黄各15克，黑豆60克，粳米100克。

【用法】将各物分别用水洗净，地黄切碎，加适量清水煮成粥，去牛膝、地黄的药渣，用少许盐调味随意食用。

【功效】适宜体虚正气弱的老年牙痛患者食用。

贻贝苁蓉黑豆汤

【组成】贻贝（淡菜，为海产品）、肉苁蓉各30克，黑豆150克。

【用法】洗去贻贝沙泥，黑豆洗净，肉苁蓉切片，共放锅里加清水适量熬煮1小时以上，然后取汁，1次服完。每日1剂，连服数天，牙痛痊愈为止。

【分析】贻贝入肾经，滋阴降火；黑豆补肾，除胸中热痹，散五脏积热。

【功效】适宜龋齿牙痛及虚火上炎的牙龈肿痛者食用。

绿豆荔枝

【组成】绿豆1把，干荔枝7个。

【用法】抓1把绿豆，放7粒去壳的干荔枝，加水煮，将绿豆煮熟，连荔枝、绿豆一并吃掉（将荔枝核吐掉）。

【功效】绿豆性凉，荔枝性温，可治风火牙痛。

六、咽喉炎

白糖腌海带

【组成】生海带250克，白糖100克。

【用法】取生海带250克，冷水泡开，洗净切丝，在开水中烫一烫，捞出，用100克白糖将海带丝拌匀，腌制3天后食用。每天空腹吃1次。每次1小碟，连续食用15天即可。

【功效】适用于慢性咽炎之痰热蕴结型，症见咽喉不适，咳嗽，咳痰黏稠，口渴喜饮，舌红，苔黄腻，脉滑数。

梨子粳米粥

【组成】梨3个，粳米100克，冰糖60克。

【用法】将梨洗净后去皮、核，切成块，粳米淘洗净，同冰糖一起下锅，加适量清水煮成粥，食梨肉粥。每日1~2次，连服3日可见效。

【功效】滋阴利咽。适用于声音嘶哑，咽痒作咳，或咽部有异物感等病症。

雪梨川贝汤

【组成】大雪梨1个，川贝末2~3克，冰糖15克。

【用法】将雪梨去皮，挖心，装入川贝末，加入冰糖一同放入锅内，加适量水煮，即可。食之。

【功效】养肺阴，清热化痰。适用于肺阴虚或阴亏引起的咽喉疾病。

檀香橄榄茶

【组成】绿茶100克，檀香橄榄150克，蜂蜜适量。

【用法】绿茶、檀香橄榄用开水冲泡15分钟，即可饮用。

【功效】滋养肝肾，清热利咽。适用于慢性咽喉炎，喉咙嗓子不适咳嗽等症状。

鲜藕绿豆粥

【组成】鲜藕50克，大米、绿豆各

30 克，白糖适量。

【用法】先煮绿豆至沸，加大米至半熟后，再放入藕片。待粥熟后调入白糖再煮沸即可。

【分析】此粥甘滑可口，有清热凉血、利咽除烦、生津止渴之功效。

【功效】凡肺胃热盛之急性咽喉炎及炎症后期热退伤阴者均可服用。

罗汉果饮

【组成】罗汉果半个，梨 1 个。

【用法】将梨切碎捣烂，同罗汉果一起煎水，代茶饮。

【功效】清肺利咽，生津润燥。适用于肺肾阴虚之咽炎。

葱白利咽汤

【组成】葱白 2 根，桔梗 6 克，甘草 3 克。

【用法】桔梗、甘草先煮沸 5~7 分钟，之后加入葱白，焖 1~2 分钟后趁热饮用。每日早晚各 1 次。

【功效】解毒散寒，清利咽喉。适用于风寒外袭之咽炎。

胖大海冰糖茶

【组成】胖大海 2~4 枚，冰糖适量。

【用法】将胖大海用开水泡发，加冰糖调服。

【功效】清肺化痰，利咽开音，润肠通便。

【注意】胖大海性寒凉，虚寒体质者不宜服用。

雪梨炖冰糖

【组成】雪梨 1~2 个，冰糖适量。

【用法】将雪梨洗净，去蒂切块。把切好的雪梨放入容器中，加入冰糖，上锅蒸 30 分钟。

【功效】润肺清燥，止咳化痰，养血生肌。

蜂蜜萝卜葡萄汁

【组成】白萝卜、葡萄适量，蜂蜜 10 毫升。

【用法】将白萝卜、葡萄洗净切碎并榨汁，加蜂蜜，温开水适量，调匀每日 3 次服用。

【功效】适用于咽燥喉痒或燥咳。

清利咽喉方

【组成】鲜薄荷叶 20 克，粳米 100 克，冰糖 5 克。

【用法】将鲜薄荷叶清水洗净，沥干水备用；粳米淘洗净，先用武火煮沸，改用文火慢煮，米烂粥稠时，倒入薄荷叶及冰糖，烧沸即成。

【功效】疏散风热，清利咽喉。主治夏季咽炎。

罗汉果水

【组成】罗汉果1个。

【用法】将罗汉果切碎，用沸水冲泡10分钟后，不拘时饮服。每日1~2次，每次1个。

【分析】罗汉果，性凉，味甘。归肺、大肠经。药用部分为葫芦科藤本植物罗汉果的果实。秋季果实成熟时采收，置地板上8~10天，使果皮由青绿转黄，刷去毛鲜用；或再经微火烘干用。具有清热润肺，止咳，利咽，滑肠通便的功效。常用于肺火燥咳，咽痛失音，肠燥便秘。

【功效】清肺化痰、止渴润喉。适用于慢性咽喉炎，肺阴虚、痰热互结而出现的咽喉干燥不适，喉痛失音，或咳嗽口干等。

橄榄海蜜茶

【组成】橄榄、绿茶各3克，胖大海3枚，蜂蜜1匙。

【用法】先将橄榄放入清水中煮片刻，然后冲泡胖大海及绿茶，焖盖片刻，入蜂蜜调匀，徐徐饮之。每日1~2剂。

【功效】清热解毒，利咽润喉。适用于慢性咽喉炎，咽喉干燥不舒，或声音嘶哑等属阴虚燥热证者。

双根大海茶

【组成】板蓝根15克，山豆根、甘草各10克，胖大海5克。

【用法】共置保温瓶中，用沸水冲泡，盖焖20分钟后即可当茶饮用。也可加水煎煮后，倒入保温瓶中分多次慢慢饮用，每天1剂。

【功效】有清热、解毒、利咽的功效，适用于慢性咽喉炎热毒型咽喉疼痛明显者。

清音茶

【组成】胖大海5克，蝉蜕3克，石斛15克。

【用法】水煎代茶饮。

【功效】养阴润喉，利咽解毒。适用于慢性咽喉炎伴有声音嘶哑者。

山楂利咽茶

【组成】生山楂20克，丹参20克，夏枯草15克。

【用法】上药加水煎30分钟后，滤取药汁，每日数次，当茶频饮。

【功效】活血散结，清热利咽。适用于慢性咽炎而咽部淋巴滤泡增生明显者。

大海生地茶

【组成】胖大海5枚，生地12克，冰糖30克，茶适量。

【用法】上药共置热水瓶中，沸水冲泡半瓶，盖焖15分钟左右，不拘次数，频频代茶饮。根据患者饮量，每日 2~3 剂。

【功效】清肺利咽，滋阴生津。用于慢性咽喉炎属肺阴亏虚者。肺阴不足、虚火夹实之慢性喉炎而兼大便燥结者，用之最宜。

二绿女贞茶

【组成】绿萼梅、绿茶、橘络各 3 克，女贞子 6 克。

【用法】将女贞子捣碎，与前 3 味共入杯内，沸水冲泡。每日 1 剂，不拘时饮服。

【功效】养阴利咽，行气化痰。对肝肾阴虚，虚火上浮，气郁痰结之咽痛不适，咽喉异物感，饮之有良益。

桑菊杏仁茶

【组成】桑叶 10 克，菊花 10 克，杏仁 10 克，冰糖适量。

【用法】杏仁捣碎后，与桑叶、菊花、冰糖共置保温瓶中，沸水冲泡，约盖焖 15 分钟，当茶饮，边饮边加开水，每天 1 剂。

【功效】清热疏风，化痰利咽。

玉屏风散

【组成】生黄芪 12 克，防风 3 克，白术、黄精、玄参各 10 克。

【用法】每日 1 剂，水煎 2 次后取汁混匀，分早晚 2 次温服。

【分析】配方中的黄芪是具有免疫调节作用的一味良药，能增强人体白细胞诱生干扰素的能力，对多种革兰氏阳性菌及杆菌有抑制作用，并可激活单核巨噬细胞系统的活性，促进淋巴的转化，还能改善末梢血液循环。白术能纠正 T 细胞亚群分布紊乱状态，起到增强免疫、调节免疫的作用。防风助黄芪益气固表。另外加黄精、玄参滋阴润嗓，清利咽喉。该方可调节患者免疫力，提升咽部对抗致病菌感染的能力，并具有一定消炎作用。

【功效】适用于气阴两虚的慢性咽炎，症见咽痒、咽痛，干咳，少痰或无痰，易感冒，伴乏力自汗者。

萝卜炖橄榄

【组成】橄榄 12 枚，白萝卜 200 克。

【用法】二者洗净后，把白萝卜切成丝，再用刀劈开橄榄。然后，在砂锅内放入适量的清水，待水沸后，倒入切好的白萝卜丝和橄榄。用小火慢煮 20 分钟后即可服用。咽喉炎患者可每日服用 1 次。

【分析】白萝卜性平、味辛，入胃、脾经，具有消积化滞、化痰止咳、下气宽中、解毒等功效。橄榄味甘、性凉，入肺、胃经，具有清肺利咽、生津止渴等功效。将二者合用，能起到等功效。

【功效】散热毒、滋咽喉、化痰顺气。对治疗顽固性咽喉炎有良效。

银菊芍药汤

【组成】金银花12克，野菊花15克，赤芍药10克。

【用法】用清水500毫升，小火煎5~10分钟。头二煎分2次服，每日1~2剂。

【功效】治咽喉肿痛，恶寒发热明显者。

蒲公英煎

【组成】蒲公英30克（鲜品量加倍）。

【用法】用清水450毫升，煎10~15分钟，去渣温服。二煎再作一次服，每日1~2次，同时淡盐汤漱喉，每日3~4次。

【功效】治咽肿如塞，恶寒发热较轻者。

鲜芝麻叶方

【组成】鲜芝麻叶适量。

【用法】洗净备用。每次6片，嚼细后缓咽下，每日3次。

【功效】急、慢性咽炎均可以用。

生梨脯

【组成】生鸭梨2只，食盐适量。

【用法】将梨洗净去核，不去皮，切成块状（如红枣大），两只梨加食盐3~4克，放置15分钟。每次将一块含于口中，嚼细慢吞咽，每日4~6次。

【功效】治咽喉肿胀，干痛不适者。

沙参凤蜜汤

【组成】北沙参、麦冬各10克，凤凰衣（鸡蛋内膜）5克，蜂蜜1匙。

【用法】将它们放入锅中，加适量清水隔水蒸熟（水开约20分钟）后，去渣稍冷后服用。多饮淡盐开水。连服10天后，喉炎症状可消失。

【分析】北沙参养阴清肺、祛痰止咳；麦冬养阴生津、益肺清心；凤凰衣滋阴、利咽、止咳，3药合用，共同发挥滋阴利咽、生津润燥之功效，因此，对于慢性喉炎阴虚肺燥者有一定疗效。

【功效】滋阴利咽、生津润燥。对于慢性喉炎阴虚肺燥者有一定疗效。

甘蔗萝卜饮

【组成】新鲜百合100克（干品减半），甘蔗、萝卜适量。

【用法】用榨汁机榨新鲜甘蔗汁、萝卜汁各半杯或百合干50克，将百合煮烂后混入甘蔗汁、萝卜汁，冰箱冷藏。每天临睡前服用1杯。

【功效】有滋阴降火的功效，适用于嗓音疲劳和慢性咽喉炎、虚火偏旺、喉干咽燥、面红、手足心热者。

七、腮腺炎

普济消毒饮

【组成】黄芩15克，黄连15克，陈皮6克，甘草6克，玄参6克，柴胡6克，桔梗6克，连翘3克，板蓝根3克，马勃3克，牛蒡子3克，薄荷3克，僵蚕2克，升麻2克。

【用法】水煎服。

【分析】方中重用黄连、黄芩清热泻火，祛上焦头面热毒为君。以牛蒡子、连翘、薄荷、僵蚕辛凉疏散头面风热为臣。玄参、马勃、板蓝根有加强清热解毒之功；配甘草、桔梗以清利咽喉；陈皮理气疏壅，以散邪热郁结，共为佐药。升麻、柴胡疏散风热，并引诸药上达头面，且寓"火郁发之"之意，功兼佐使之用。诸药配伍，共收清热解毒，疏散风热之功。

【功效】清热解毒，疏风散邪。

胡椒粉外敷

【组成】胡椒粉1克，面粉10克。

【用法】用温水共调成糊状，涂于纱布上，敷于患处，每日换药1次，2~3日即可痊愈。

【功效】主治腮腺炎。

败酱草外敷

【组成】黄花败酱草鲜叶适量，生石膏粉30克。

【用法】取黄花败酱草鲜叶适量，加生石膏粉30克共同捣烂，再用鸡蛋清1个调匀，敷贴患部。

【功效】流行性腮腺炎，大多敷药24小时能使肿痛消失。此方对疔肿疮痈及乳腺炎、淋巴管炎等也有一定疗效。

丝瓜外敷

【组成】鲜丝瓜1个。

【用法】将鲜丝瓜切碎捣成稀糊状，外敷患处，每日上、下午各换药1次，连敷2~3日。

【功效】主治腮腺炎。

大黄葱白外敷

【组成】葱白2根，生大黄30克。

【用法】葱白捣烂，生大黄研末，调膏状，涂于患处，每日1次。

【功效】本方有较强的解毒散结的作用，同时又可清热泻火。主治腮腺炎。

蚯白冰黛散

【组成】活蚯蚓1条，白糖、冰片、青黛适量。

【用法】将活蚯蚓与等量白糖、冰片、青黛搅拌调为糊状，再加入2倍剂量的凡士林，加热成软膏。外敷，每4小时1次。

【功效】本方适用于急性腮腺炎。

青花消腮膏

【组成】板蓝根、金银花、野菊花等量。

【用法】研细末，装瓶备用。再将药粉加适量米醋，调成药饼，外敷患处，纱布覆盖固定，每日 2 次。

【功效】主治腮腺炎。

蒲黄外敷法

【组成】鲜蒲公英 30 克，鸡蛋 1 个，雄黄、白糖少许。

【用法】鲜蒲公英捣烂，加鸡蛋 1 个，雄黄、白糖少许调成糊状，外敷患处。每日换药 1 次。

【功效】主治腮腺炎。

红皮鸡蛋外敷

【组成】红皮鸡蛋 1~3 个。

【用法】红皮鸡蛋，去蛋清，取蛋黄加入食盐 10~30 克共捣，捣至有一定的黏度，再加入冰片适量，搅拌均匀备用。患处用温盐水擦干后，将上药涂于纱布上外敷患处，每 24 小时换药 1 次，

【功效】主治腮腺炎。

蛇蜕外敷

【组成】蛇蜕 3 克，冰片适量。

【用法】取蛇蜕 3 克研末，加冰片少许，香油调匀，外敷患处，每日 2 次，（成人及 12 岁以上儿童用量加倍）

【功效】主治腮腺炎。

姜黄外敷

【组成】姜汁、大黄末适量。

【用法】上药和匀，遍擦腮部，只露一头，不日即愈。

【功效】本法对腮腺炎的治疗有较好的疗效，可以起到清热散结的作用。

仙人掌膏外敷

【组成】新鲜仙人掌 1~2 块，白矾 2~3 克。

【用法】将新鲜仙人掌在电炉上烘烤，去除针刺，放入研钵中混合、捣烂制成糊状。用温开水清洁双侧面颊部皮肤，将仙人掌糊均匀涂布于无菌纱布块上，涂布直径要大于腮腺肿大的范围，将涂布好中药的无菌纱布覆盖于肿大的腮腺上，胶布固定。对合并颌下腺肿大者，外敷面积要扩大至颌下；对于一侧腮腺肿大者，也给予双侧同时外敷，每日换药 3~4 次，也可根据病情增加外敷次数，直至腮腺恢复正常。

【分析】仙人掌性寒味苦，《岭南采药录》云其"性涩寒，无毒"，《本草求原》云"消诸疮初起，敷之"。仙人掌有清热解毒，消肿活血之功，为治腮腺炎之良药。

【功效】主治腮腺炎。

青黛仙人掌外敷

【组成】鲜仙人掌 200 克，青黛 50 克，生大黄、赤小豆各 100 克，冰片 5 克，食用米醋适量。

【用法】先将生大黄、赤小豆、冰片碾碎成细粉过筛，拌入青黛，再将鲜仙人掌捣成糊状，与上药拌匀放入适量米醋。根据腮腺肿胀范围大小，均匀涂抹一层药物，盖上纱布，用绷带固定，每隔 3 小时换 1 次药。

【功效】主治腮腺炎。

板蓝根外敷

【组成】板蓝根 30 克。

【用法】加水 500 毫升，煎成 400 毫升，共煮 2 次，总量约 700 毫升，分 2 天服，每日 3~4 次，连服 2 剂。

【功效】主治腮腺炎。

蒲公英外敷

【组成】鲜蒲公英 30 克（或干品 20 克）。

【用法】捣碎，加入 1 个鸡蛋清和匀，再加冰糖适量，捣成糊状，敷于患处，每日换药 1 次，一般用药 2~4 次治愈腮腺炎。

【功效】主治腮腺炎。

白头翁煮鸡蛋

【组成】鲜白头翁 20 克，鸡蛋 3 个。

【用法】先煎数沸后，再将 3 个鸡蛋打入药中，勿搅动，以免蛋散。待鸡蛋熟后，捞出鸡蛋，吃蛋喝汤；使患者微微汗出。腮腺炎一般 1 剂即愈；病重者，翌日可再服 1 剂。

【功效】主治腮腺炎。

八、牙龈炎

地骨皮大黄炭漱口水

【组成】地骨皮 150 克，大黄炭 90 克。

【用法】先加水 1000 毫升，浸泡 2 小时，加热至沸 15 分钟后取出药液；再加水 500 毫升，煮沸 15 分钟取药液，合并 2 次药液过滤去渣，再加食醋 200 毫升，混匀装瓶保存。每天含漱 3~5 次。

【功效】主治慢性牙龈出血，久治难愈者。

大蒜泥外敷治牙龈炎

【组成】大蒜适量。

【用法】大蒜洗净捣烂，加少许水调成糊状，敷在牙龈上，每次约 10 分钟。

【功效】既有杀菌消毒、保护牙龈、预防牙痛的作用，又能促进牙龈的再生。

丹皮粥

【组成】丹皮 9 克，大米 50 克。

【用法】丹皮用纱布包好，放入大

米中煮粥，粥熟即可，去药包，每日空腹食用1次。

【功效】适用上牙龈出血，症见血色鲜红、齿龈红肿疼痛、口臭、头痛等，一般起病较急。

枸杞茶

【组成】枸杞子6~9克。

【用法】开水冲泡，当茶饮用。每日1次。

【功效】适用下牙龈出血，症见血色淡红，常伴有自觉发热或五心烦热、齿摇不坚等，起病较缓，并迁延日久。

吊兰治牙龈炎

【组成】连茎带叶的鲜吊兰30~50克。

【用法】取连茎带叶的鲜吊兰水煎，用汁液漱口，若能喝下则效更佳，将药渣里面的茎叶切成小片贴于易出血前牙龈处。每天1次，1周可获良效。

【分析】因为牙龈出血多由火热瘀毒上攻所致，火热烧灼牙龈则疼痛，瘀血阻碍局部则血蔽外溢，毒留于牙龈不能根除则使出血反复发作。吊兰味酸、性凉，具有清热下火、去瘀、消肿、解毒的功效。

【功效】清热下火，对牙龈炎有效。

补骨脂治牙龈炎

【组成】补骨脂30克，牛膝5克。

【用法】水煎服，每日1~2剂。

【功效】补肾固齿，养血止血，治牙龈出血，局部淡白。夜间出血尤甚，色暗黑，伴头晕神差、纳呆无力、脉沉无力等。

当归失笑散

【组成】生蒲黄12克，五灵脂10克，丹参18克，鸡血藤18克，当归12克，生黄芪20克，山楂12克，白茅根20克。

【用法】水煎服。

【分析】血虚加熟地12克、白芍15克；气阴两虚加麦冬12克、太子参15克、生地15克、杞子12克；阳虚加炮姜10克、肉桂6克。根据本病出血牙龈之色紫暗为依据，重在活血化瘀，宣通经脉气血，同时又考虑到本病的病程较长，而活血化瘀药易耗气伤血，故合用当归等补气生血，以图祛邪而不伤正，扶正而不碍祛邪，并又佐入了凉血止血的白茅根加强止血之功。

【功效】功能活血化瘀止血。主治牙龈炎，顽固性牙龈出血。

牙疳散

【组成】煅月石20克，青黛10克，元明粉6克，制石膏10克，冰片5克，黄柏10克。

【用法】共研细末，装瓶备用。先

用生理盐水棉球清洁口腔，再根据溃疡面大小使用本方，每次约 0.5~1 克，每日 3~4 次。

【分析】本方以煅月石为主药，取其清热解毒、收敛生肌之效；佐青黛、制石膏、黄柏以助清热收敛生肌之力；伍元明粉、冰片以成清热消肿止痛之功。本方尤宜儿童溃疡性牙龈炎的局部治疗。

【功效】清热解毒，收敛生肌。主治溃疡性牙龈炎。

黄榆冰片方

【组成】黄连 9 克，地榆 12 克，冰片 12 克。

【用法】先将前 2 味药置于普通砂锅内加水 150 毫升以上，温火煎至 100 毫升左右，滤过加入冰片。涂药前先用 20% 过氧化氢或其他含漱剂清洗患部，然后以棉球蘸煎剂涂布，或以此剂浸泡之纱布湿敷患部，3~4 小时涂药 1 次。

【分析】如发热加服六神丸、黄连上清丹。

【功效】清热解毒，收敛止血，生肌止痛。主治文森氏龈炎。

槐花蛤壳粉冲剂

【组成】槐花 15 克，蛤壳粉 30 克。

【用法】槐花 15 克，炒焦研末，蛤壳粉 30 克，两者调匀。每次取 3 克，每日 3 次，温开水冲服，连服数剂。

【功效】主治牙龈炎。

鲜藕荸荠水

【组成】梨 2 个，鲜藕 250 克，生荸荠 125 克，生地 15 克，白糖适量。

【用法】梨、鲜藕、生荸荠、生地、白糖适量，共同煎水服，每日 1 剂，连服 4~5 剂。

【功效】主治牙龈炎。

第五章

神经科

中华传统养生智慧

一、神经衰弱

蚕蛹酒

【组成】蚕蛹100克, 米酒1000毫升。

【用法】将蚕蛹用凉开水洗净, 放入米酒中浸泡24小时, 然后同放砂锅内用小水煮沸, 煎取500毫升, 待冷瓶装密封备用。每次口服50毫升, 每日2次; 蚕蛹可食, 每次10克, 每日2次。

【分析】本药酒属食疗范围, 可以久服。

【功效】健脾和胃, 安神定志。主治神经衰弱, 症见失眠、心烦不宁, 属于脾胃虚弱, 气血不足者。

交泰饮

【组成】黄连、肉桂各6克, 玄参10克。

【用法】水煎。每日1剂, 每日服3次。

【功效】滋阴降火、交通心肾。

加味半夏汤

【组成】法半夏12克, 秫米(高粱米)、百合各30克, 夏枯草、紫苏叶各10克。

【用法】水煎。每日1剂, 每日服2次。

【功效】引阳入阴、交通阴阳。主治神经衰弱(阴阳失调型)。

枣仁莲心汤

【组成】酸枣仁10克, 莲子心5克。

【用法】将上药放入杯中, 沸水冲泡, 盖紧杯盖, 10分钟后即可饮用。每日1剂, 代茶饮用。

【功效】清心安神。

桑葚安神汤

【组成】桑葚、熟地黄、白芍各15克。

【用法】水煎。每日1剂, 每日服2次。或为粗末, 放入杯中, 冲入沸水, 加盖闷15~20分钟即可代茶饮用。

【功效】滋阴安神。

红曲蜂蜜

【组成】红曲500克, 蜂蜜5000毫升。

【用法】在蜂蜜中加入深井水1000毫升, 再放入红曲, 混匀装入干净的小口瓷坛中, 外用牛皮纸封口, 经过45日发酵, 即可过滤使用。每次口服30毫升, 每日3次。

【分析】本药酒属食疗范围, 可以久服。

【功效】补益气血, 养颜安神。主治神经衰弱, 症见失眠乏力、眩晕气喘、性功能减退, 属于气血虚衰者。

桑葚水

【组成】鲜桑葚100克(或干品15克), 冰糖10克。

【用法】取鲜桑葚100克(或干品

15克），加水煮沸，加入冰糖10克，调服，每日1剂。

【功效】滋肝肾、补阴血、熄虚风、清虚火。治疗神经衰弱导致的失眠有良效。

桂花莲子冰糖汤

【组成】桂花15克，莲子30克，银耳25克，冰糖15克。

【用法】莲子（无心）用冷水泡胀，上屉蒸30分钟出锅备用；银耳用温水泡发，除去杂质洗净，蒸熟备用；锅中加适量开水，放入冰糖、桂花，烧开后放入蒸熟的银耳和莲子略煮，出锅即可食用。

【功效】滋阴润肺、补脾安神，适用于各种慢性病损伤心肺所致的神经衰弱，表现为失眠、心烦、干咳、咽喉干燥、食欲缺乏等。

枣仁黄花

【组成】枣仁10克，干黄花菜20根。

【用法】将枣仁、黄花菜炒至半熟，捣碎研成细末，睡前1次服完。

【功效】疏肝健脾，宁心安神。适用于肝气郁结所致神经衰弱。

木槿茶

【组成】木槿根及树皮2~3克。

【用法】煎成汤剂，每日3~4次煎服。

【功效】适用于神经衰弱，症见紧张性头痛或肌肉痛。睡眠障碍，入睡困难，易惊醒、多梦、易醒，醒后仍不解困乏甚至更难受。

沙参玉竹粥

【组成】沙参、玉竹各15克，粳米60克。

【用法】将沙参、玉竹用布包好煎汤，去渣、入粳米煮粥食，每天1次，连服数天。

【功效】滋阴清热，宁心安神，适用于阴虚火旺所致的神经衰弱。

枸杞大枣蛋

【组成】枸杞30克，大枣10枚，鸡蛋2个。

【用法】上药放砂锅内加水适量同煮，蛋熟后去壳再共煎片刻，吃蛋喝汤，每天1次，连服数天。

【功效】滋肾养肝，适用于肝肾阴虚所致的神经衰弱。

龙眼莲子枣仁醋

【组成】龙眼肉、莲子、枣仁各30克，米醋30毫升。

【用法】将前3味加水500毫升煮熟，然后倒入米醋再煮3~5分钟。每晚服用1次，经常服用有效。

【功效】安神催眠。适用于神经衰弱，心悸、失眠。

鲜花生叶

【组成】鲜花生叶 40 克。

【用法】洗净手加水 2 大碗，煎至 1 大碗。早晚 2 次分服，连服 3 日。

【功效】镇静安神。适用于神经衰弱所致的头痛、头昏、多梦、失眠、记忆力减退。对脑震荡后遗症引起的上述症状，亦有较理想的疗效。

猪心莲子圆肉汤

【组成】猪心 250 克、莲子 50 克、桂圆肉 10 克。

【用法】猪心、莲子（去心）、桂圆肉洗净，放入砂锅中，加水 500 毫升，用猛火煮沸后，再改用小火炖熟，出锅加食盐、味精调味，佐餐食用。

【功效】补心健脾、安心养神，适用于心脾不足、脾虚气弱所致的失眠、精神不佳、神疲肢倦。

蜂蜜

【组成】蜂蜜 50 克。

【用法】温开水 1 杯加蜂蜜调和。睡前顿服。

【功效】养心安神。主治心阴不足所致的失眠多梦。

柴胡茯苓汤

【组成】柴胡 10 克，黄芩 10 克，半夏 10 克，党参 10 克，紫苏 6 克，厚朴 6 克，陈皮 10 克，茯苓 20 克，炙甘草 6 克，生姜 3 片，大枣 3 枚。

【用法】上药加水煎煮，煮沸 30 分钟，滤取药液；药渣加水再煎，煮沸 40 分钟，滤取药液。合并 2 次药液，分早、晚 2 次温服，每日 1 剂。

【功效】解郁清热，化痰健脾。主治神经衰弱，症见精神抑郁、情志不遂、久思妄想、胸腹胀满、口苦咽干、头晕目眩、烦躁易怒、喜哭善悲或喉中如絮、咳之不出、咽之不下，属于痰涎凝聚者。

杞子山药粥

【组成】枸杞子 25 克、山药 50 克、粳米 100 克。

【用法】山药、枸杞子洗净，粳米淘洗干净。以上食材同入锅中，加清水 600 毫升，大火煮开后换小火煮熟。早晚 2 次分服，连服 3~7 天。

【功效】有补肝肾、安神益智的功效，适用于糖尿病肝肾阴虚所致的神经衰弱、耳鸣、健忘、头晕头痛、五心烦热、烦躁易怒、腰膝酸软等的辅助治疗。

百合蛋汤

【组成】百合 50 克，鸡蛋 2 个。

【用法】取百合 50 克（干品提前浸泡好），加水 500 毫升，煮沸后，取鸡蛋 2 个，搅匀，倒入汤内，煮沸 10 分钟，加冰糖 10 克，同日内分 2 次服完。

【功效】改善患者心神不宁，心烦少寐，头晕目眩，手足心热，耳鸣腰酸背痛等症状。

龙眼姜枣汤

【组成】龙眼肉 10 克，生姜 5 片，大枣 15 枚。

【用法】选用肉厚、片大、质细软、油润、色棕黄、半透明、味道浓甜的龙眼肉，鲜生姜洗净刮去外皮，切片，大枣洗净备用。把龙眼肉、生姜片、大枣一同放入锅中，加水 2 碗，煎煮成 1 小碗即可。弃去药渣饮汤，此为 1 日量，分 2 次饮用。

【功效】补血益气，养血安神，适用于中老年人心血不足、失眠、健忘、神经衰弱、贫血等症。

枸杞鸡肝饮

【组成】枸杞子 15 克，母鸡肉 250 克，鸡肝 50 克，料酒、葱、姜、盐各适量。

【用法】将母鸡肉、鸡肝、枸杞子洗净；葱切段，姜切片。放入锅内，加水适量，放入料酒、盐。置武火上烧开，用文火炖熬 1.5 小时，停火，稍凉，过滤（也可不过滤）即成。每日 1 次。

【功效】滋补肝肾。适用于男女肾虚、神经衰弱等症。

阿胶鸡子黄

【组成】阿胶 9 克，鸡蛋 1 个，白糖 20 克。

【用法】阿胶烊化；鸡蛋去白留黄，放入碗中。用沸水把阿胶、鸡子黄冲散，加入白糖煮沸即成。每日 1 次，单服，吃完。

【功效】补血和血，滋阴润肺。用于神经衰弱阴虚不足、烦躁不宁患者食用。

阿胶牛奶粥

【组成】阿胶 10 克，牛奶 200 毫升，粳米 50 克，白糖 20 克。

【用法】粳米淘洗干净，阿胶烊化（用水和阿胶共放碗内蒸化，水 30 毫升）；牛奶烧沸。粳米放入铝锅内，加水 800 毫升，置武火上烧沸，再用文火煮 40 分钟，加入牛奶、阿胶、白糖搅匀即成。每日 1 次，服完。

【功效】滋阴润肺，补血和血，生津止渴。用于神经衰弱、烦渴、心悸、失眠患者食用。

天麻红枣煮淡菜

【组成】天麻 10 克，红枣 6 颗，淡菜 150 克，西芹 100 克，姜 5 克，葱 10 克，盐 4 克，植物油 30 毫升。

【用法】天麻润透切片，红枣去核

切片，淡菜洗净切两半，西芹洗净切3厘米长的段，姜切片，葱切段。植物油放锅里烧热，加热至六成热时，下入姜葱爆香，再下入西芹、淡菜、天麻、红枣，加盐，加水300毫升，用文火煲35分钟即成。每日1次，每次吃淡菜30~50克。

【功效】补气血，宁心神。用于神经衰弱头晕出冷汗，手指发麻患者食用。

红枣麦米粥

【组成】小麦10克，粳米20克，大枣5枚。

【用法】上药加水共煮成粥，趁温1次服完，每日1~2次，连续服用20~30日。

【功效】益心健脾，养阴安神。主治神经衰弱，症见心悸失眠、精神恍惚，属于气阴不足，心脾亏虚者。

百合猪肉汤

【组成】百合50克，瘦猪肉200克，盐少许。

【用法】瘦猪肉切成小块，与百合加盐共煮烂熟，顿服。

【功效】清热润肺，养血安神。用治神经衰弱之失眠，肺结核之低热、干咳、气促等。

虾壳枣仁汤

【组成】虾壳25克，酸枣仁15克，远志15克。

【用法】共煎汤。每日服1剂。

【功效】安神镇静。用治神经衰弱。

糯米薏苡仁粥

【组成】糯米（捣半碎）100克，薏苡仁50克，红枣10个。

【用法】按常法煮作粥。每日1次。

【功效】补中，益气，安神。用于治疗神经衰弱。

蝗虫粉

【组成】蝗虫10克。

【用法】蝗虫去足、翅，焙燥研粉。分2或3次饭后服。

【功效】用于治疗神经衰弱、肺结核、咳喘等。

葱白蜂蜜煮阿胶

【组成】阿胶、葱白各10克，蜂蜜15毫升。

【用法】葱白洗净切段和蜂蜜共放炖锅内加水200毫升。阿胶放入碗内加水20毫升，蒸化待用。炖锅置武火烧沸再用文火煮15分钟后加入炖化之阿胶拌匀即成。每日1次，每次1杯，吃饭前服用。

【功效】滋阴补血，润肠通便。用于神经衰弱阴血亏虚便秘患者食用。

阿胶胡萝卜煮猪瘦肉

【组成】阿胶10丸，胡萝卜、猪瘦

肉各 150 克，盐 5 克，姜 10 克，葱 15 克。

【用法】胡萝卜洗净切 3 厘米见方的块，猪瘦肉洗净切 4 厘米见方的块，姜切片，葱切段。猪肉、胡萝卜、阿胶、姜、葱、盐同放炖锅内，加水 500 毫升。炖锅置武火上烧沸再用文火煮 45 分钟即成。每日 2 次，佐餐食用，每次吃肉 25 克，随意吃胡萝卜喝汤。

【功效】养血行气。用于神经衰弱症阴血不足者食用。

天麻枣仁煮猪舌

【组成】天麻 30 克，酸枣仁、红枣各 15 克，猪舌 150 克，姜 10 克，葱 15 克，盐 5 克，植物油 30 毫升。

【用法】酸枣仁烘干打成细粉；天麻润透切片，红枣洗净去核、切片，猪舌洗净切片，姜切片，葱切段。炒锅置武火上烧热，加入植物油六成热时，把姜、葱放入爆香，加入猪舌、酸枣仁、红枣、天麻，加入水 300 毫升，文火煲 30 分钟，加盐调味即成。每日 1 次，每次吃猪舌 50 克。

【功效】补心脾，宁心神。用于神经衰弱、夜不能眠、多梦、易醒、神疲乏力、记忆力减退者食用。

猪肉怀山药汤

【组成】瘦猪肉 50 克，怀山药 10 克，枸杞 10 克。

【用法】共煮。饮汤，每日服 1 次。

【功效】养血安神。用于治疗神经衰弱。

二仁汤

【组成】柏子仁 10 克，酸枣仁 15 克，粳米 250 克。

【用法】酸枣仁、柏子仁装入纱布袋内；放入炖锅内，加水 50 毫升。用文火煮 25 分钟除去药袋留药汁待用。粳米淘洗干净，放入电饭煲内，加水 800 毫升，放入药液，如常规煲粥煲熟即成。每日 1 次，早餐食用，每次食粥 50 克。

【功效】养肝，宁心，敛汗。用于神经衰弱者失眠、梦多、烦渴等症。

二茯粥

【组成】茯苓、茯神各 10 克，粳米 250 克。

【用法】茯苓打成细粉，同茯神用 50 毫升水煎煮 20 分钟去渣待用。粳米淘洗干净，装入电饭煲内，加水 500 毫升，放入茯苓粉和茯神药液。如常规煲粥煲热即成。每日 1 次，每次吃 50 克粥。

【功效】补脑，健脾，宁心，安神。用于神经衰弱患者小便不利、眩晕健忘等症。

菖蒲红枣炖海带

【组成】石菖蒲 10 克，红枣 6 颗，海带 200 克，猪肉 100 克，盐 5 克。

【用法】石菖蒲洗净，润透拍松；红枣去核，海带洗净切丝；猪肉洗净切 4 厘米见方块。把海带、猪肉、石菖蒲、红枣、盐，同放炖锅内，加水 500 毫升。把炖锅置武火烧沸，再用文火炖煮 40 分钟即成。每日 1 次，食海带 50 克。

【功效】消痰软坚，宁心安神。用于神经衰弱者。

二、失眠

黄花百合粥

【组成】黄花菜干品 30 克，干百合 15 克，大米 100 克，冰糖适量。

【用法】将黄花菜和百合提前浸泡、洗净后，黄花菜切段，百合切成小块，与大米同放入砂锅，加水适量，以武火熬煮至米烂汤稠时加入冰糖搅匀即可食用。

【分析】黄花菜，又叫忘忧草、金针菜，自古以来就是一种药食两用的珍品。其之所以能让人"忘忧"，是因为它可以养心、安神、定志，对"主神志"的心起到调节作用，可以治疗失眠、多梦、烦躁、心悸等病症。据《本草图经》载："黄花菜安五脏，利心志，明目疗愁。"

【功效】有宁心安神之功效。

黄花合欢饮

【组成】黄花菜干品 30 克（提前泡好），合欢皮、夜交藤各 10 克。

【用法】将以上 3 味同煎半小时，取汁饮用，1 日数次。

【功效】具有安神、除烦、宁心之功效。

莲子青芯

【组成】莲子青芯 2 克。

【用法】用开水浸泡。当茶饮。

【功效】清心开胃。主治心烦失眠、食欲差。

白芍莲心茶

【组成】白芍 10 克，首乌藤 15 克，莲心、竹茹各 5 克，白糖 30 克。

【用法】莲心、白芍片、首乌藤、竹茹洗净放入炖锅内加水 250 毫升。炖锅置武火上烧沸，再用文火煮 25 分钟，除去药渣，在汁液内加入白糖即成。代茶饮用。

【功效】宁心安神，用于神经衰弱受到刺激后，失眠、梦多、神志不安患者饮用。

阿胶黄连汤

【组成】阿胶（烊化）4.5 克，黄连、黄芩各 3 克，鸡子黄（即鸡蛋黄）1 枚，白芍 6 克，生地 18 克。

【用法】水煎，去渣代茶饮。

【分析】方中阿胶、生地滋肾水而凉心血。白芍、黄连酸苦泻肝火，白芍和生地酸甘化阴以滋血，鸡子黄通心气滋心阴。合而言之，可以养阴清热。

【功效】滋肾水，降心火，适用于心肾不交导致的失眠。

合欢花粥

【组成】干合欢花 30 克（新鲜的需 50 克），粳米 100 克，糖适量。

【用法】在锅中加清水 500 克，将米与合欢花等材料一起放入水中，开火熬至粥稠。睡前趁热喝。

【功效】治疗失眠效果显著。对孕妇还有强身、镇静、安神的功效。

黄连阿胶煎剂

【组成】黄连 15 克，阿胶 10 克，朱砂 1.5 克。

【用法】将黄连、阿胶水煎，冲入研成末之朱砂，即可服用。每日 2 次。

【分析】黄连，性味苦、寒，无毒。归心、脾、胃、肝、胆、大肠经。药用部分为毛茛科植物黄连、三角叶黄连和云连的干燥根茎。秋季采挖，除去须根及泥沙，干燥，剪去残留须根。具有清热燥湿，泻火解毒的功效。用于寒热互结，湿热中阻，痞满呕吐。

【功效】此方适于兼见头晕耳鸣、腰酸梦遗、五心烦热、心悸不安症状之失眠者。

参麦茶

【组成】麦冬 5 克，西洋参片 2 克，大枣 2 枚。

【用法】放入茶杯中，加沸水泡 10 分钟，即可饮服。服完加水再泡。每天 1 剂。

【功效】适用于老人过度疲劳所致的阴虚失眠。

陈小麦甘草水

【组成】陈小麦 60 克，大枣 15 枚，甘草 30 克。

【用法】加水 4 碗煎成 1 碗，临睡前服。

【功效】特别适于更年期妇女及失眠多汗虚弱者。

莲子百合冰糖水

【组成】莲子 30 克，百合 15 克，冰糖适量。

【用法】将莲子、百合共煮成汤，加冰糖调味，临睡前服。

【分析】莲子，归脾、肾、心经，有养心安神的作用，对虚烦惊悸、失眠不寐等症尤其有效。现代研究证明，莲子除含有多种维生素、微量元素外，还含有荷叶碱、金丝草甙等物质，对神经衰弱症状有很好的改善作用。

【功效】适用于虚热烦躁失眠者。

柏子仁粳米粥

【组成】柏子仁 10~15 克，粳米 50~100 克，蜂蜜适量。

【用法】先将柏子仁去尽皮壳杂质，捣烂，同粳米煮粥，待粥成时，兑入蜂蜜，稍煮 1~2 沸即可。每日服食 2 次，2~3 日为 1 个疗程。

【分析】柏子仁，性味甘，平。归心、肾、大肠经。药用部分为柏科植物侧柏的干燥成熟种仁。秋、冬二季采收成熟种子，晒干，除去种皮，收集种仁。柏子仁性平味甘，具有养心安神、润肠通便的功效。治惊悸、失眠、遗精、盗汗、便秘等症。

柏实，味甘平，主惊悸，安五脏，益气，除风湿痹，久服令人润泽，美色，耳目聪明——《神农本草经》。

养心气，润肾燥，安魂定魄，益智宁神。柏子仁性平而不寒不燥，味甘而补，辛而能润，其气清香，能透心肾，益脾胃——《本草纲目》。

【功效】特别适用于失眠健忘、长期便秘的老年患者。

酸枣仁粥

【组成】炒酸枣仁 60 克，大米 200 克。

【用法】将炒酸枣仁加水煎熬，取汁去渣，再加入大米熬粥，每次适量食用。

【分析】酸枣仁含有丰富的植物油、有机酸和维生素，具有镇静和催眠作用。

【功效】适合于各种失眠患者。

双仁鱼头汤

【组成】鲢鱼头 1 个，甜玉米 1 只，胡萝卜 1 段，大白菜 200 克，菜豆 50 克，金针菇 50 克，柏子仁 8 克，酸枣仁 8 克，盐适量。

【用法】甜玉米洗净切段；胡萝卜削皮洗净，切片；菜豆洗净；大白菜洗净剥大片；金针菇去根洗净。鲢鱼头洗净拭干，放入油锅中以中小火炸至两面酥黄，捞起。柏子仁、酸枣仁放入纱布袋绑紧。鱼头、全部材料、药袋放入砂锅中，加水没过材料，以中火煮沸，转小火煮约 20 分钟，加盐调味即成。

【功效】安心养神、镇静催眠。

交泰丸

【组成】黄连、肉桂各 20 克。

【用法】研为细末，蜜调为丸，每丸重 1 克。每次取药丸 1 粒，填脐内，用纱布覆盖，脱敏胶布固定。每晚换药 1 次。

【功效】本方适用于心肾不交型

失眠。

五味子酒

【组成】五味子 15 克，白酒 300 毫升（38 度左右白酒即可）。

【用法】将五味子洗净，装入玻璃瓶中，加入酒浸泡，瓶口密封，浸泡期间，每日振摇 1 次，浸泡半个月后即可饮用。每次饮 5~15 毫升，每日 2~3 次。

【分析】五味子，性味温；酸、甘；归肺、心、肾经。具有收敛固涩，益气生津，补肾宁心的功效。用于久咳虚喘，梦遗滑精，遗尿尿频，久泻不止，自汗，盗汗，津伤口渴，短气脉虚，内热消渴，心悸失眠。五味子含有丰富的有机酸、维生素、类黄酮、植物固醇及有强效复原作用的木酚素（例如五味子醇甲、五味子乙素或五味子脂素），它也是兼具精、气、神三大补益的少数药材之一，能益气强肝，增进细胞排除废物的效率，供应更多氧气，营造和运用能量，提高记忆力及性持久力。

【功效】主治神经衰弱、失眠、头晕、心悸、健忘、烦躁等症。

龙骨汤

【组成】生龙骨 30 克，百合 15 克。

【用法】加足水量先煎龙骨 60 分钟后，再放入百合煮 30 分钟，滤取药液约

400 毫升。每日 1 剂，分 2 次饮。

【功效】适用于老年人失眠、心烦，并伴有盗汗者。

阿胶佛手羹

【组成】阿胶 5 克，佛手 10 克，柏子仁 15 克，冰糖 20 克。

【用法】将柏子仁放入锅内炒香，取出研成粉末；阿胶捣碎，加水烊化；冰糖、佛手加水后煮开；倒入已烊化的阿胶中，加入柏子仁粉，搅均匀即可食用。

【功效】具有补血养血、安神除烦之功，尤其适用于血虚肝郁型失眠、彻夜难眠或多梦易惊醒者。

莲子百合猪肉粥

【组成】莲子、百合各 30 克，瘦猪肉 250 克，调料适量。

【用法】将猪肉洗净，切成小块，莲子、百合洗净，共置锅内，加水炖熟，调味食用。温热服食。

【功效】滋阴清热，益肾养心，安神。适用于失眠、心烦、头晕、耳鸣、健忘等症。

大枣葱白粥

【组成】大枣 14 枚，葱白 50 克，大米 30 克，蜂蜜 30 毫升。

【用法】大枣洗净，去核；葱白洗净，切成碎末；大米淘洗干净，备用。锅内

加水适量，放入大枣、大米煮粥，五成熟时加入葱白末，再煮至粥熟，调入蜂蜜即成。温热服食。

【分析】大枣有补脾养胃，养血安神之功效；葱白有通阳开窍，祛风活络，清肺健脾等功效。

【功效】适用于烦躁不安、失眠。

三、癫痫

双砂粉

【组成】硼砂30克，朱砂3克。

【用法】上药共研极细粉末，每日早、晚各服1克，温开水送服，1个月为1个疗程，连服3个疗程。

【功效】主治原发或继发性癫痫。

人参橘皮汤

【组成】生晒参、橘皮各10克，白糖适量。

【用法】人参、橘皮先煎，去渣取汁，加入白糖，代茶饮。每天数次。

【功效】补脾肾、益气血、祛痰定痫。适用于气血不足型癫痫。

青果郁金饮

【组成】鲜青果500克，打碎；郁金250克。

【用法】上药入砂锅加水1000毫升，煮1小时取汁；再加水500毫升煎汁，

两次汁混合用文火浓缩至500毫升，加蜂蜜适量，每次服10毫升，开水送下。

【功效】补脾肾、益气血、祛痰定痫。

怀山枸杞煲瘦肉

【组成】怀山30克，枸杞15克，猪瘦肉100克。

【用法】同放煲内，加清水适量，煲熟后加油、盐调味，分次服食。每日2次，早晚服食。

【功效】适用于气血不足型癫痫。症见气血不足、神疲乏力、失眠健忘、纳呆食少、腰膝酸软、面色苍白、舌淡苔白。

五苓散

【组成】茯苓、猪苓、桂枝、白术各18克，泽泻、钻地风、千年健、钩藤各30克，防风21克。

【用法】水煎，每日1剂，分3次服下。

【功效】化气行水，祛风止痉。仅适用于水饮型癫痫，且疗效甚佳。

白矾蝉衣散

【组成】雄黄20克，白矾12克，蝉衣30克，蜈蚣20条。

【用法】将上药共研细末，成人每次2克，每日服2次，开水送服。儿童每次1克，每日服2次。

【功效】清热化痰，祛风利窍，清心镇惊，安神止痛。用于治疗痫病。

珍珠母

【组成】珍珠母6克，生代赭石9克。

【用法】研细末，每服3克，每日2次，开水送。

【功效】治疗癫痫。

附子外敷

【组成】熟附子9克。

【用法】研细末，用白面粉少许，和面做饼。把饼放在丹田穴上，用艾绒团灸数次。

【功效】治疗癫痫。

吴茱萸敷肚脐

【组成】吴茱萸适量。

【用法】将吴茱萸研为细末，撒入脐窝内，外用膏药固定，7~10天换1次。

【功效】治疗癫痫。

蚯蚓煨黄豆止痉挛

【组成】蚯蚓干60克，黄豆500克，白胡椒30克。

【用法】将上物放入锅内，加清水2000毫升，以文火煨至水干，取出黄豆晒干，存于瓶内。每次吃黄豆30粒，每日2次。

【功效】祛风，镇静，止痉。可用于癫痫病的辅助治疗。

山药膏黛粉

【组成】山药2克，青黛0.3克，硼砂1克。

【用法】将山药晒干，与青黛、硼砂共研成末。每服3克，每日服3次。

【分析】青黛，性寒味咸，归肝经。药用部分为爵床科植物马蓝、蓼科植物蓼蓝或十字花科植物菘蓝的叶或茎叶经加工制得的干燥粉末、团块或颗粒。具有清热解毒，凉血消斑，泻火定惊的功效。用于温毒发斑，血热吐衄，胸痛咯血，口疮，痄腮，喉痹，小儿惊痫的治疗。

【功效】清热化痰。用治癫痫。

酒精烧鸡蛋

【组成】酒精100克，鸡蛋2个。

【用法】将上2味放入大铁碗内，燃酒烧蛋，不时翻动鸡蛋，使蛋熟匀，待酒干后去蛋壳。每早空腹食用，连吃50个。

【功效】补虚损，理气血。用治羊痫风。

四、面神经麻痹

白术人参天麻粉

【组成】白术20克，人参、天麻各10克，乌药15克，沉香、青皮、紫苏叶、白芷、木瓜、炙甘草各5克。

【用法】共为细末，每日60克，

纱布包，加水 200 毫升，煮沸 10 分钟。每日 1 剂，早晚 2 次分服，10 日为 1 个疗程。

【功效】本方用于面部神经麻痹日久者（2 年以内）。

杨树皮雾蒸

【组成】鲜杨树皮 60~100 克。

【用法】将树皮加水 1000 毫升，煎沸后乘热熏患侧面颊部，器皿下煮小炉，文火缓缓加温，使热气持续而均匀，每次 40~60 分钟。

【功效】适用于面瘫。

小红参酒

【组成】小红参，女金芦，泽兰各 150 克，白酒 2500 毫升。

【用法】先浸泡半日后使用。每次 20~40 毫升，每日服 1 次。

【功效】本方祛风除湿，补血活血，主治颜面神经麻痹。

桃仁承气汤

【组成】桃仁 9 克，大黄 12 克，桂枝 6 克，炙甘草 6 克，芒硝 6 克，全蝎 6 克，白附子 6 克，白僵蚕 6 克。

【用法】水煎，分 3 次服，每日 1 剂。

【分析】方中桃仁活血化瘀，通利血脉；桂枝通经散瘀，助桃仁破血祛瘀；大黄荡涤实热，通下瘀热；芒硝软坚散结，

善于消瘀；白附子祛风化痰，善治面风之游走；全蝎通络止痉，助白附子祛风解痉；白僵蚕祛风通络止痉；以酒调服，宣通脉络，并引药入经；炙甘草益气帅血，以助祛瘀，兼防攻伐药损伤正气。

【功效】活血化瘀，清热止痉。适用于瘀热生风型面神经麻痹，症见口眼歪斜，口角流涎，面肌抽搐，口渴，闭口鼓气漏气，或额纹消失，或面部发热，或面肌近耳处疼痛。

黄芪桂枝五物汤

【组成】黄芪 9 克，白芍 9 克，桂枝 9 克，生姜 18 克，大枣 12 枚，知母 18 克，石膏 48 克，炙甘草 6 克，粳米 18 克，全蝎 6 克，白附子 6 克，白僵蚕 6 克。

【用法】水煎，分 3 次服，每日 1 剂。

【分析】方中黄芪、粳米、大枣，益气固表，补益卫气；桂枝温阳助卫，通利血脉，与黄芪相配伍，助卫和营，以温肌肉、充皮肤、肥腠理；白芍养血补血，敛阴和营，与桂枝相配伍，以调和营卫，与黄芪相配伍，以滋补气血；生姜温阳散寒，与桂枝相配伍，以疏散外邪；知母、石膏，清热泻火，生津养阴；炙甘草补中益气，并制约苦寒药伤胃气。

【功效】益气固表，清热化痰，熄

风止痉。适用于卫气虚弱，痰热生风，面神经麻痹，症见口角流水，面肌抽搐，恶风汗出，因寒加重，闭口鼓气漏气。

面瘫散

【组成】白附子 10 克，川芎 10 克，当归 10 克，钩藤 10 克，浙贝母 10 克，防风 10 克，全蝎 6 克，羌活 6 克，蝉蜕 6 克，甘草 6 克，地龙 6 克，僵蚕 6 克，天麻 12 克，蜈蚣 5 条。

【用法】将上药研成细末，每次 5 克，每日 3 次，开水冲服。

【功效】通经活络，祛风散寒，益气养血。主治面神经麻痹。

天牛虫川芎

【组成】天牛虫 200 克，川芎、当归各 500 克，黄连 600 克，黄丹 360 克。

【用法】将天牛虫研细过 120 目筛备用。再将川芎、当归、黄连与食用植物油 2500 毫升，同置锅内煎枯，除渣滤过，熬至滴水成珠，另取黄丹，加入油内搅匀，收膏。取膏用文火熔化后，加入天牛虫粉搅匀，分摊于纸上即得。每张膏药重 2 克，含天牛虫粉 0.2 克，料可制 1450 张。同时取患侧听宫、下关、翳风为主穴，选定穴位后，将膏药加湿熔化，每个主穴贴 1 张，每 5 天更换 1 次，为 1 个疗程。总疗程不超过 15 天。

【功效】疏风活血，通经活络。

五、三叉神经痛

酒炒百合

【组成】白芍（酒炒）30 克，甘草（蜜炙）12 克。

【用法】每日 1 剂，水煎分 3 次服。

【功效】主治三叉神经痛，症见面颊阵发性剧痛，多为单侧，每因吞咽或说话而引起剧痛，数秒钟至数分钟不等，头晕目眩，食少。

白芷麦冬生地甲鱼汤

【组成】白芷、麦冬各 15 克，生地 20 克，甲鱼 1 只，姜 10 克，葱 15 克，盐 4 克。

【用法】白芷洗净，润透切片；生地切片，麦冬洗净去心；甲鱼宰杀后，去头尾、内脏及爪；留鳖甲，姜切片，葱切段。甲鱼放入蒸盆，抹上盐，放入姜、葱、白芷、生地、麦冬，加水 200 毫升。蒸盆置武火大气蒸笼内，蒸 30 分钟即成。每日 1 次，吃鱼喝汤，每次吃甲鱼 30~50 克。

【功效】滋阴和血，熄风镇痛。用于三叉神经痛患者食用。

木瓜白芍鳝鱼汤

【组成】白芍 10 克，炙甘草 6 克，酸枣仁 10 克，木瓜 30 克，鳝鱼 250 克，料酒 15 毫升，姜 10 克，葱 15 克，盐 4 克，植物油 30 毫升。

【用法】 木瓜洗净切薄片，白芍润透切片，炙甘草洗净切片，酸枣仁洗净，将以上药物装炖锅内，加水 200 毫升，煎煮 25 分钟，去渣，留汁液，待用。鳝鱼去骨、内脏，切丝；姜切片，葱切段。把炒锅置武火上烧热，加入植物油，烧至六成热时，下入姜葱，加入鳝鱼、料酒、药液和盐，炒匀加入水 300 毫升，用文火煲 30 分钟即成。每日 1 次，每次吃鳝鱼 50 克。

【功效】 养血敛阴，柔肝止痛，宁心安神。用于三叉神经痛，头痛眩晕患者食用。

三叉汤

【组成】 生石膏 24 克，葛根 18 克，赤芍 12 克，钩藤 12 克，苍耳子 12 克，柴胡 12 克，蔓荆子 12 克，黄芩 9 克，荆芥 9 克，薄荷 9 克，甘草 9 克，全蝎 6 克，蜈蚣 3 条。

【用法】 水煎服，每日 1 剂，每日服 2 次。

【功效】 清热泻火，平肝止痉。

温经止痛方

【组成】 当归 12 克，夏枯草 12 克，白芷 10 克，细辛 3 克，钩藤 15 克，升麻 6 克。

【用法】 水煎服。10 天为 1 个疗程。

【分析】 伴高血压者可重用夏枯草、钩藤；失眠者可钩藤加倍；症状减轻者上方加黄芪、党参。

【功效】 平肝熄风，温经止痛。主治三叉神经痛。

川芎炖猪肉

【组成】 猪瘦肉 150 克，丹参、川芎各 15 克。

【用法】 共放砂锅中，加水适量炖煮。调味服食，每日 1 次。可连服 10~15 天。

【功效】 适用于瘀血阻之三叉神经痛。

灵芝白芍猪瘦肉

【组成】 菌灵芝、白芍各 10 克，猪瘦肉 300 克，姜 10 克，葱 15 克，盐 5 克。

【用法】 菌灵芝润透切片；白芍洗净，润透切片；猪瘦肉洗净，切 4 厘米见方的块；姜拍松，葱切段。猪瘦肉、菌灵芝、白芍、姜、葱、盐同放炖锅内加水 600 毫升。炖锅置武火上烧沸，再用文火炖煮 50 分钟即成。每日 1 次，佐餐食用。每次吃猪肉 30~50 克，随意喝汤。

【功效】 平抑肝阳，解热镇痛，益心安神。用于三叉神经痛患者食用。

川芎叶粳米粥

【组成】鲜川芎叶 60 克，粳米 250 克。

【用法】川芎叶（嫩叶）洗净，沥干水分，粳米淘洗干净。粳米放锅内，加水 600 毫升，用武火烧沸，再用文火煮 30 分钟；加入川芎嫩叶再煮 5 分钟即成。早餐食用。

【功效】生津止渴，祛风止痛。用于三叉神经痛患者主食食用。

防风汤

【组成】防风 30~60 克，生白芍 30~120 克，白蒺藜 30~60 克，蔓荆子 30 克，钩藤 30~60 克，露蜂房 30 克，全虫 15 克，当归 20 克，丹参 60 克。

【用法】水煎服。10 天为 1 个疗程。

【功效】祛风活血，镇痉止痛。主治三叉神经痛。

六、头痛

龙胆泻肝汤

【组成】柴胡、黄芩、栀子、龙胆草、天麻各 10 克，泽泻、钩藤、夏枯草各 15 克，生地、紫贝齿 18 克（打碎，先煎）。

【用法】水煎服，每日 1 剂，每日 2 次。

【分析】方中柴胡、黄芩、龙胆草、栀子、夏枯草清肝泻火为主，辅以天麻、钩藤，息风定眩止头痛，生地、泽泻滋阴利水，紫贝齿潜阳息风。

【功效】清肝泻火，息风潜阳。

白芷粉

【组成】白芷 200 克。

【用法】白芷研为细末，每次 6 克，每日 3 次，温开水冲服，连用 7~10 天。

【功效】白芷芳香解表，祛风止痛，对治疗偏头痛效果较好。

通窍活血膏

【组成】生黄芪 300 克，沙苑子、刺蒺藜、茯苓、茯神、白术各 120 克，红花、天麻各 60 克，泽泻、车前子、生蒲黄、赤芍、川芎、桃仁、半夏、白芷、羌活、郁金、石菖蒲、远志、鳖甲胶、龟板胶、鹿角胶各 90 克，冰糖 250 克。

【用法】将诸药择净，研细，水煎 3 次，3 液合并，文火浓缩，加入鳖甲胶、龟板胶、鹿角胶、冰糖，煮沸收膏即成。每次 20 毫升，每日 2 次，温开水适量送服。

【功效】可活血化瘀，涤痰通窍。适用于头痛，眩晕，健忘，夜寐不安，多梦或精神异常。

塞鼻方

【组成】丁香、荜茇、细辛、升麻、薄荷各 10 克，白芷 30 克，川芎 15 克，冰片 8 克。

【用法】共研为极细末，储瓶备用。使用时取药棉蘸药粉少许塞鼻，并深吸气。塞患侧鼻孔，两侧痛同时塞两个鼻孔。一般用药 5~10 分钟即可止痛。

【功效】适用于顽固性头痛。

当归四逆汤

【组成】桂枝、当归、白芍各 12 克，羌活、川芎各 10 克，生姜 5 片，红枣 5 枚，细辛 5 克，炙甘草 6 克。

【用法】水煎，每日 1 剂，每日 3 次。

【分析】方中主以桂枝、羌活、细辛，温经散寒、祛风止痛；辅以当归、芍药、川芎，养血祛风，活血止痛；生姜、大枣、炙甘草，调和营卫，温中散寒，共为佐使。

【功效】祛风散寒，温经活血。

柴葛解肌汤

【组成】柴胡、羌活、白芷、川芎、菊花各 10 克，葛根、黄芩各 15 克，生石膏 30 克，甘草 6 克。

【用法】水煎口服，每日 3 次。

【分析】方中主以羌活、柴胡、葛根，分别疏解太阳、少阳、阳明诸经之风邪；辅以石膏、黄芩清热泻火，白芷、川芎祛风止痛；佐以菊花散风热、利头目，使以甘草调和诸药。

【功效】祛风清热。适用于风热型头痛，症见发热或微恶风寒，面红或目赤，口干喜饮，大便秘结，小便短赤，舌红苔黄，脉浮数。

羌活胜湿汤

【组成】羌活、独活、防风各 10 克，川芎、藁本、蔓荆子、炙甘草各 6 克。

【用法】水煎口服，每日 1 剂。

【分析】方中主以羌活、独活、防风，祛风胜湿；辅以川芎、藁本、蔓荆子，皆为祛风治头痛的要药，其中川芎善治两侧头痛，藁本长于治疗头顶疼痛，蔓荆子则以疏散风热、清利头目为专长。

【功效】祛风胜湿。适用于风湿型头痛，症见头痛如裹，身体困重，胸闷纳呆，小便不畅，大便溏薄，舌苔白腻，脉濡。

三石头痛汤

【组成】首乌藤 30 克，旋覆花 10 克，生赭石 15 克，生石膏 30 克，钩藤 15 克，生地 10 克，白芍 30 克，当归、川芎、香附、木瓜、佩兰各 10 克，藕节、牛膝、石斛各 15 克。

【用法】水煎服，每日 1 剂，每日服 3 次。

【分析】方中用生石膏于内伤头痛，旨在有热可清，无热可平，与生地、川芎、当归、白芍配伍相反相成。香附、木瓜等诸药合用缓中有通，通中有充，体现了"若欲通之，必先充之"的治疗特点。

诸药合用,共奏养血平肝、熄风止痛之功,故用之多效。

【功效】养血平肝,熄风止痛。主治顽固性头痛、神经性头痛。

加味选奇汤

【组成】防风、羌活、黄芩各9克,甘草6克,白芍、白蒺藜各12克,菊花9克。

【用法】每日1剂,水煎服,每日服2次。

【功效】祛风热,止痛。主治头痛,偏头痛,眉棱骨痛,三叉神经痛。

头痛汤

【组成】连翘、菊花、霜桑叶、黄芩各9克,苏薄荷3克,苦丁茶6克,夏枯草12克,藁本、白芷各3克,荷叶边半张,鲜白茅根12克。

【用法】每日1剂,水煎温服,每日2次。

【分析】……中连翘轻浮,为解热清气分之妙品;菊花、薄荷消散上焦风热,清利头目;桑叶搜肝络之风邪;黄芩除中上焦之火邪;苦丁茶祛头部之热邪;夏枯草解散结热;荷叶边舒散邪热;鲜茅根消除痰热,更使以白芷通窍散发表邪,引以藁本上升直达头顶。共成祛风散热之方,以治风热上攻的偏正头痛,效果颇佳。

【功效】祛风散热,通窍止痛。主治风热上攻引起的偏正头痛。

止痛散

【组成】瓜蒌根(即天花粉)、柴胡、甘草各10克,生地12克,黄芩10克,生姜2片,大枣5枚。

【用法】每日1剂,水煎服,每日服2次。

【分析】方用柴胡疏肝解郁,配合黄芩能清肝火而止痛;生地、天花粉滋阴生津润燥;大枣和脾健中;生姜散寒止痛,诸药配伍,共奏疏肝清热,滋阴润燥,生津止痛之功效。

【功效】疏肝清热,滋阴润燥,生津止痛。凡因肝郁气滞,久而化火,伤阴生燥;或肝火上炎,而犯清窍所致的头额部痛,眼胀痛,或目赤疼痛之虹膜睫状体炎,巩膜炎等症者均可用之。

柔肝熄风方

【组成】生地、熟地、天冬各9克,玉竹15克,黑芝麻12克,钩藤9克,白菊花6克,鲜莲叶20克,羚羊角0.5克(研细,分2次冲服),苦丁茶9克。

【用法】每日1剂,水煎服,每日服2次。

【分析】方用鲜莲叶、菊花、羚羊角、钩藤、苦丁茶清肝热,熄肝风;地黄、天冬、玉竹、黑芝麻滋肝益肾。此养肝体佐以清肝用法，阴虚火浮之头痛最宜。即偏正头风亦可治。

【功效】清热息风，滋阴益血。主治阴虚火浮之头痛，偏正头风。可用于阴虚阳亢，血压上升引起的头痛。

头痛方

【组成】黄芩（酒炒）8克，白芍、菊花各10克，蔓荆子6克，生地黄15克，当归10克，川芎5克，甘草6克。

【用法】水煎服，每日1剂，每日服3次。

【分析】方中黄芩、白芍清降少阳、厥阴的热邪，为本方的主药；辅以菊花、蔓荆子的清宣风热以治标；生地黄、当归的滋阴活血以治本；以川芎的辛散以治风，甘草的甘缓治上，以充任本方的佐使。诸药配伍，组合成方，共奏滋阴降火、清热祛风的效用。

【功效】滋阴降火，清热祛风。主治风热头痛。特别是对长期头痛、久治不愈的患者有较好疗效。

头痛舒煎剂

【组成】细辛4克，吴茱萸3克，炙全蝎5克，白僵蚕10克，制南星4克，白附子6克，石决明15克，天麻9克，生石膏20克，红花10克，川芎5克，苦丁茶、生甘草各3克。

【用法】每日1剂，水煎2次，早、晚分服。

【功效】平肝潜阳，清化痰热，活血化瘀，通络止痛。主治血管性头痛。

七、头晕

四君子汤

【组成】夏枯草25克，生白芍15克，生杜仲25克，黄芩10克。

【用法】先煎前3味药，放入3茶盅水，熬30分钟，从火上拿下来，稍停再加入黄芩，煎5分钟即成，每天早、晚各服1次。

【功效】服后即能感觉头轻眼亮，没有其他副作用。

敷涌泉法

【组成】吴茱萸20克，肉桂2克。

【用法】共研细末，米醋调匀，捏成饼状，于睡前贴敷于双足心涌泉穴，次晨取下，连续3~5次。

【功效】引热下行，适用于眩晕耳鸣，烦躁多梦，颜面潮红。

足浴疗法

【组成】夏枯草30克，钩藤、桑叶、菊花各20克。

【用法】水煎取药液泡脚，每日1~2次，每次15~30分钟，连续5~7天。

【功效】适用于肝阳上亢型眩晕。

猪脑汤

【组成】小麦30克，红枣10个，猪脑适量。

【用法】放入砂锅内加水、黄酒，隔水炖1小时，分2次食完。

【功效】对心烦焦躁、失眠、多汗的老年眩晕者有辅助疗效，常食可补脑除烦，养心和血。

篱栏蛋粥

【组成】药篱栏25克，带壳鸡蛋1个，大米50克。

【用法】药篱栏，带壳鸡蛋和大米，煮成稀粥，可加适量油、盐、味精调味。煮熟后，去篱栏渣和蛋壳，一天分2次食用药粥和鸡蛋，一般连续食用3天，头晕、头痛症状即有明显好转。

【功效】治疗头晕、头痛，还具有辅助降压作用。

滋补鱼头

【组成】鳙鱼头2个（1000克左右），山药100克，豆腐100克，枸杞、当归、党参各10克。盐，高汤，猪油适量。

【用法】山药切块，豆腐切块，氽沸水，鱼头一劈为二，用猪油稍煎后与山药、豆腐、枸杞、当归、党参、高汤共炖至汤白肉烂，调盐即可。

【分析】中医药评价鳙鱼有暖胃，去头眩，益脑髓之效，老人痰喘宜之。

【功效】补虚暖胃，健脑益神。

温胆汤

【组成】法半夏、钩藤、川芎各12克，藕节、天麻、茯苓各15克，枳实、陈皮、竹茹、僵蚕、白术各10克，生甘苹3克，薏苡仁25克，石菖蒲6克。

【用法】用药7剂，每日1剂，水煎分3次服。

【功效】适用于头晕。

滋阴潜阳方

【组成】石决明25克，天麻10克，生牡蛎20克，夏枯草10克，女贞子25克，杜仲25克，山萸肉15克，熟地25克，桑寄生20克。

【用法】水煎服。

【功效】滋阴潜阳。主治眩晕。

平肝化痰方

【组成】生代赭石45克，法半夏18克，车前草18克，夏枯草18克。

【用法】水煎服。

【功效】平肝潜阳，化痰消肿。主治内耳眩晕症。

当归圆酒

【组成】当归100克，桂圆300克，杭菊100克，枸杞子150克，高粱3000克，酒曲适量。

【用法】当归切片，桂圆去壳去核。当归、杭菊加水煎成汁；高粱去杂洗干净，沥干，蒸熟候冷，置于容器中，入药汁、酒曲（研细末）、桂圆、枸杞子，搅匀密封，置保温处令发酵，5 日后即可饮用。每日 2 次，每次 50~100 毫升。

【功效】该药酒可补虚益损，养血安神，适用于头晕目眩，心悸不安，血虚，乏力等症。

填脐疗法

【组成】黄芪、五味子各 10 克。

【用法】研为细末，加清水适量调为稀糊状，外敷于肚脐孔处，敷料包扎，胶布固定，每日换药 1 次，连续 3~5 天。

【功效】可健脾益气，适用于气血亏虚所致的眩晕。

塞耳疗法

【组成】灵磁石 10 克。

【用法】研为细末，分成 2 份，用纱布包裹，塞于双耳中，每日 1~2 次，每次 1 小时，连续 5~7 天。

【分析】灵磁石，性味辛寒，入肝、肾二经。为等轴晶系矿物磁铁矿，主含四氧化三铁，另外磁石中常含一定量的砷，使用时需注意。用于肝肾阴虚，肝阳上亢引起的耳鸣、耳聋、头痛、头晕

和肾不纳气之虚喘。

【功效】可平肝潜阳，适用于肾虚眩晕。

菊花枕

【组成】野菊花、油柑子叶、绿豆壳或通草丝适量。

【用法】将野菊花加入油柑子叶、绿豆壳或通草丝，晒干待冷装入枕袋内，再缝密即可。

【分析】菊花能降血压、明目解毒、治头晕、头痛、耳鸣目眩，能使小便清长。

【功效】对妇女肝阳火盛所致头晕、晚间烦躁不能成眠者有帮助。

降压清火茶

【组成】桑叶 10 克，天麻、绞股蓝、菊花各 6 克。

【用法】加水 2000 毫升煮茶喝。

【功效】适用于高血压及熬夜肝火大患者的眩晕症。

三七胶囊

【组成】三七 50 克。

【用法】研细末，装入 0.5 克胶囊；每次 2 粒（即 1 克），每日 3 次，饭后温开水送服，15 天为 1 个疗程。

【功效】活血化瘀，补气生血，调理血脉，对老年眩晕症，头晕眼花，如心悸多梦，少气懒言，尤其是动脉硬化，

导致大脑供血不足者效果较好。

八、抑郁症

梅花粥

【组成】绿萼梅 3 克，粳米 30~60 克。

【用法】将粳米淘净，加水煮成稀粥，加入绿萼梅，稍煮片刻即可。1 次食完。

【功效】主治精神抑郁，头昏脑胀，疲倦乏力，女性月经不调等。

佛手丹核汤

【组成】佛手片 6 克，丹参 15 克，核桃 5 个，白糖 50 克。

【用法】将丹参、佛手加水煎汤，去渣取汁；核桃仁入白糖捣烂成泥，加入丹参、佛手汤中，用小火煮 10 分钟。每日 2 次，连服数天。

【功效】主治肝气郁结症，精神抑郁，胸胁胀痛，夜寐不安，食少等。

夜交藤粥

【组成】夜交藤 60 克，粳米 50 克，大枣 2 枚。

【用法】夜交藤用温水浸泡片刻，加清水 500 毫升，煎取药汁约 300 毫升，加粳米、大枣，再加水 200 毫升至粥稠，盖紧盖焖 5 分钟。每晚睡前 1 小时趁热服食，连服 10 天为 1 个疗程。

【功效】主治心血不足，失眠多梦等。

安神酒

【组成】龙眼肉 500 克，桂花 120 克，白糖 100 克，白酒 1500 毫升。

【用法】将龙眼肉、桂花、白糖浸入白酒中，半个月即可饮用。每次服 20~30 毫升，每晚服 1 次。

【功效】主治心脾两虚，失眠，心悸，头痛，健忘等。

莲子芡实瘦肉汤

【组成】莲子肉、芡实各 50 克，猪瘦肉 200 克。

【用法】将莲子肉、芡实分别洗净切块，三者一起放锅内，加水煲汤，至猪肉熟烂为度，用食盐调味即可。

【功效】主治失眠、心烦、心悸，体倦乏力等，效果显著。

逍遥散

【组成】柴胡 15 克，当归 15 克，白芍 15 克，白术 15 克，茯苓 15 克，生姜 15 克，薄荷 6 克，炙甘草 6 克。

【用法】水煎服，每日 1 剂，分 3 次服用。

【功效】疏肝解郁、健脾和营，对于抑郁症患者有较好的疗效。

柴胡龙骨牡蛎汤

【组成】柴胡 12 克，龙骨 4.5 克，黄芩 4.5 克，生姜 4.5 克，铅丹 4.5 克，人参4.5克，桂枝4.5克，茯苓4.5克，半夏6克，大黄6克，牡蛎4.5克，大枣6枚。

【用法】除大黄外，其他药物一同放入锅中，加入800毫升水，煮至水剩400毫升时，加入大黄，再煮一二沸后去除渣滓取其汁液，每次温服100毫升。

【功效】和解清热、镇静安神之功效，对抑郁症患者有较好疗效。

四逆散

【组成】炙甘草、炙枳实、柴胡、白芍药各3克。

【用法】上药粉碎为末，白开水调服，每天1剂，分3次服下。

【分析】方中柴胡散热解表，疏肝解郁；白芍药平肝潜阳，养血敛阴，缓急止痛；枳实破气消积，消痰除痞，可泄脾气之壅气而调中焦之运化；甘草补中益气，清热解毒，缓急止痛，又可调和诸药。此方能收透解郁热和疏肝理气之功效。

【功效】疏肝理气。适用于肝气郁结型抑郁症，症见精神抑郁，胸闷胁痛，腹胀嗳气，不思饮食，脉多弦细。

莲子白果炒鸡蛋

【组成】莲子、白果各20克，鸡蛋3个，盐3克，味精2克，植物油35毫升。

【用法】莲子、白果去心，烘干，研成细粉；鸡蛋打入碗中。将莲子、白果粉同放鸡蛋碗中，加入盐、味精搅匀。炒锅置武火上烧热，加入植物油，烧六成热时下入鸡蛋，两面煎成金黄色时即成。每日1次，佐餐食用。

【功效】养心安神。适用于抑郁症患者食用。

珍珠烧萝卜

【组成】水溶珍珠粉10克，白萝卜、胡萝卜各200克，姜5克，料酒、葱各适量，盐4克，味精2克，植物油35毫升。

【用法】白萝卜、胡萝卜去皮，洗净，切3厘米长的块；姜切片；葱切段。将炒锅置武火上烧热，加入植物油，烧六成热时，下入姜、葱爆香，随即下入胡萝卜、白萝卜、水溶珍珠粉、料酒、水适量，烧煮熟，加入盐、味精即成。每日1次，佐餐食用。

【功效】镇心安神，消积化食。适用于抑郁症患者食用。

珍珠蒸鹅蛋

【组成】水溶珍珠粉6克，鹅蛋2个，白糖15克。

【用法】将鹅蛋煮熟，去壳。水溶珍珠粉、白糖放在鹅蛋上，盛装在容器里，置蒸笼内武火蒸5分钟，取出，装盘、装饰上桌即成。每日1次，每次吃鹅蛋 2 个。

【分析】珍珠粉可安神定惊，平肝明目，可配伍用于抑郁症的食疗。

【功效】润燥养血，镇心安神。适用于抑郁者食用。

百合炒青笋

【组成】百合 30 克，青笋 200 克，红椒 25 克，姜 5 克，料酒 10 毫升，葱 10 克，盐 3 克，味精 2 克，植物油 35 毫升。

【用法】将百合用水浸泡 3 小时，洗净；青笋去皮，切菱形片；姜切片，葱切段；红椒洗净，切菱形。将炒锅置武火上烧热，加入植物油，烧六成热时，下入姜、葱爆香，随即加入青笋、百合、红椒，炒熟，加入料酒、盐、味精即成。每日 1 次，佐餐食用。

【功效】清心安神。适用于抑郁症患者食用。

香蕉薄饼

【组成】香蕉 1 根，面粉 300 克，鸡蛋 1 个，白醋 10 克，白糖 5 克，盐 4 克，味精 1 克。

【用法】鸡蛋打匀，放入捣成泥的香蕉，加水加面粉调成面糊；放入葱花、盐、味精搅匀；锅烧热，放入少许油，将面糊倒入锅内，摊薄，两面煎至金黄色即可。

【分析】香蕉含有一种能帮助大脑产生羟色胺的物质，不但能促使人的心情变得快活和安宁，甚至可以减轻疼痛，还能使引起人们情绪不佳的激素大大减少。

【功效】适用于秋季抑郁症。

香蕉奶冻

【组成】新鲜香蕉 1000 克（8 至 10 只），白糖 200 克，椰丝 50 克，牛奶 500 克。

【用法】带皮煮 20 分钟，捞出后剥去外皮。将香蕉切成薄片，置于陶瓷或不锈钢容器中，加入白糖，加入捣烂的椰丝 50 克和牛奶 500 克，一同搅拌。另取一碗，加适量水，放入琼脂适量，上笼蒸至溶化，加入香蕉拌匀后倒入平盘，待凝固后入冰箱，食时取之。

【功效】适用于秋季抑郁症。

银莲汤

【组成】水发银耳 100 克，莲子 15 克，冰糖适量。

【用法】用温水浸泡莲子至发软；洗净银耳，将其择成小朵，放入砂锅加水煮 20~35 分钟，酌加冰糖（糖尿病患者可不加）调味即可。每日 1 剂，分 2 次食用。

【功效】安神宁心，滋阴除烦。是中医常用的治疗焦虑症验方，对坐卧不宁，激动哭泣，口干，胸闷，心悸，失眠，出汗、双手震颤、便秘等症有效。

男更汤

【组成】淫羊藿 15 克，仙茅 9 克，当归 9 克，巴戟天 9 克，黄柏 9 克，肥知母 9 克。

【用法】水煎服。

【功效】温补肾阳，补肾精，泻相火。主治男性更年期综合征引起的抑郁。

益神宁

【组成】柴胡 6 克，龙骨 30 克，牡蛎 30 克，生大黄 9 克，黄芪 9 克，川桂枝 9 克，制半夏 9 克，炙甘草 3 克，酸枣仁 9 克，夜交藤 30 克。

【用法】水煎服。

【功效】疏肝理气，清热化痰，潜阳，安络安神。主治更年期综合征。

解郁清心汤

【组成】柴胡 10 克，制香附 10 克，龙骨 20 克，牡蛎 20 克，石菖蒲 20 克，广郁金 15 克，大生地 15 克，黄连 8 克，淡竹叶 6 克，朱砂 2 克。

【用法】水煎服。

【分析】脏躁属情志之病，多由忧思过度而心阴受损，脏阴不足，神不守舍所致，故治疗当以清养阴、疏肝理气、和中缓急为主。朱砂重能镇祛，寒能胜热，

甘以生津，抑明火之浮游，以养上焦之元气，为安神之第一品。本方又配以黄连之苦寒泻心火也。

【功效】疏肝理气，解郁，清心安神。主治更年期忧郁症。

九、精神分裂

豆腐木耳汤

【组成】黑木耳 30 克，豆腐 300 克，核桃 7 个（去皮）。

【用法】黑木耳用水浸泡发开，加豆腐、核桃 7 个（去皮），用水炖熟，连汤服食。

【功效】适用于精神分裂症形瘦面红、五心烦热、大便干结者。

大黄汤

【组成】生大黄 30~60 克。

【用法】先用冷水浸泡，煎煮 2 次，2 次汤液混合，分早、晚服用，半个月为 1 个疗程，一般 1~2 个疗程即可好转或痊愈。

【分析】大黄性味苦，寒。归胃、大肠、肝、脾经，药用部分为蓼科植物掌叶大黄、唐古特大黄或药用大黄的干燥根及根茎。生大黄（又名：生军）原药拣净杂质，大小分档，焖润至内外湿度均匀，切片或切成小块，晒干。具有攻积滞、清湿

热、泻火、凉血、祛瘀、解毒的功效，主治实热便秘；热结胸痞；湿热泻痢。

【功效】本方对火热亢盛的精神分裂症伴大便秘结者疗效良好。幻觉妄想及打人骂人等症随着大便的通下逐渐消失。

地龙饮

【组成】新鲜地龙适量，白糖适量。

【用法】地龙放清水中游动2小时，排出腹中泥土，洗净后每500克地龙加白糖90~120克，放24小时，使其自然溶化，再加冷开水，连同地龙一同过滤，共得滤液1000毫升，放阴凉处备用。夏天可加防腐剂，并放置在冰箱内。每次饮服100毫升，每日2次，1个月为1个疗程，一般1~2个疗程好转或痊愈。

【分析】地龙，性味咸寒。具有清热、镇痉、利尿、解毒的功效。主治热病惊狂、小儿惊风、咳喘、头痛目赤、咽喉肿痛、小便不通、风湿关节疼痛、半身不遂等症。中医认为地龙清热息风，可用来主治壮热惊痫，动风抽搐。

【功效】本方特别适用于面红目赤不安、兴奋叫喊、幻觉妄想的精神分裂症患者。

苦参酸枣煎

【组成】苦参30~60克，酸枣仁30克。

【用法】加水100毫升，煎至20毫升，睡前20分钟冲服，半个月为1个疗程，一般1~2个疗程即可好转或痊愈。

【功效】本方对精神分裂症失眠明显，伴火热亢盛的患者疗效满意。

豆浆韭菜汁

【组成】豆浆1碗，韭菜汁半碗。

【用法】二者调匀后，空腹喝下，疗效甚佳。

【功效】适用于精神分裂症气血不足者。

醒癫汤

【组成】丹参100克，乌药100克。

【用法】上药加水3碗，煎至1碗，温服。每日1剂，晚上服。

【分析】乌药性味辛，温；入胃、肾经，药用部分为樟科植物乌药的块根。全年均可采挖，除去细根，洗净，趁鲜切片，晒干。生用或麸炒用。具有舒气、温中、散寒、止痛的功效。

"乌药，气雄性温，故快气宣通，疏散凝滞，甚于香附。外解表而理肌，内宽中而顺气。以之散寒气，则客寒冷痛自除；驱邪气则天行疫瘴即却；开郁气，中恶腹痛，胸膈胀满，顿然可减；疏经气，中风四肢不遂，初产血气凝滞，渐次能通，皆藉其气雄之功也。"——《药品化义》。

【功效】本方治疗气滞血瘀型精神分裂。

礞石琥朱汤

【组成】礞石30克，琥珀粉4克（分冲），朱砂粉1克（分冲），黄芩10克，磁石30克，大黄10克，沉香6克。

【用法】水煎服，每日1剂。分2次冲服琥珀粉、朱砂粉。

【功效】清热通腑，祛痰安神。本方适用于各种精神分裂症。

远志枣茯汤

【组成】炒远志100克，炒枣仁80克，茯神120克，朱砂粉12克。

【用法】将上药研末混匀，蜂蜜为丸，每次6克，每日2次。

【功效】本方适用于精神分裂症精神恍惚、如痴如呆、语无伦次者。

清神镇静汤

【组成】法半夏12克，茯苓15克，炙甘草10克，石决明30克，石菖蒲10克，郁金10克，大黄10克（后下），黄连6克，制南星10克。

【用法】水煎服，每日1剂，分3次服用。

【功效】本方适用于各种精神分裂症狂躁者。

养心安神酒

【组成】枸杞子45克，酸枣仁30克，五味子25克，香橼20克，何首乌18克，红枣15颗，白酒1000毫升。

【用法】将前6味弄碎，入布袋，置容器中，加入白酒，密封。浸泡7天后，过滤去渣，即成。适量饮用。

【功效】养心和血，养肝安神。适用于失眠多梦、头晕目眩等症。

养血安神酒

【组成】丹参、酸枣仁各50克，五味子30克，白酒1000毫升。

【用法】将前3味捣碎，置容器中，加入白酒，密封。浸泡7天后，过滤去渣，即成。适量饮用。

【功效】养血安神。适用于失眠、多梦、心悸等症。

百合炒生菜

【组成】百合30克，生菜300克，料酒10毫升，姜、盐各3克，葱5克，味精2克，植物油35毫升。

【用法】将百合浸泡一夜，去杂质，洗净，沥干水分；生菜去黄叶，洗净；姜切片；葱切段。将炒锅置武火烧热，加入植物油，烧六成热时，下入姜、葱爆香，放入百合、生菜、料酒、盐、味精炒熟即成。每日1次，佐餐食用。

【功效】润肺止咳，清心安神。适用于阴虚久咳，痰中带血及失眠、精神分裂、虚烦惊悸等。

白术酸枣仁饮

【组成】白术、酸枣仁、党参各10克，朱砂1克，红枣3颗，麸皮适量，冰糖20克。

【用法】将白术切片，用麸皮炒至淡黄色；酸枣仁炒焦；红枣去皮、核；党参用米炒黄；冰糖打碎成屑。将白术、酸枣仁、红枣、党参、朱砂同放锅内，加水400毫升，置武火上烧沸，文火煮25分钟，加入冰糖屑即成。每日1次。

【功效】补中益气，宁心安神，适用于头痛头晕，心悸失眠，健忘，多梦及精神分裂症。

茯苓粟米冰糖粥

【组成】茯苓30克，粟米120克，冰糖适量。

【用法】将茯苓研粉；粟米淘洗干净；冰糖打碎成屑。将粟米放入锅内，加水600毫升，置武火上烧沸，再用文火煮30分钟，加入茯苓粉、冰糖屑即成。作主食。

【功效】滋养肾气，宁心安神。适用于胃虚失眠、精神分裂、妇女黄白带等。

十、老年痴呆

醒脑启智方

【组成】山萸肉15克，熟地黄15克，怀山药15克，茯苓10克，丹皮10克，泽泻10克，石菖蒲10克，郁金10克，川芎15克，橘络10克，地龙10克，鸡血藤30克，桑寄生30克，怀牛膝15克，杜仲15克，枸杞子15克。

【用法】共14剂，每日1剂，水煎服，分早、晚饭后两小时温服。

【分析】方中枸杞子具有滋补肝肾，填精益智的功效，现代药理研究表明，枸杞子具有调节机体免疫功能和抗衰老的作用；石菖蒲可化痰开窍，醒神健脑，聪耳益智，现代药理研究表明，石菖蒲挥发油有抑制大鼠神经细胞凋亡的作用，可降低小鼠脑组织兴奋性氨基酸的含量，对痴呆大鼠学习记忆具有显著改善作用；川芎为血中之气药，活血行气；山萸肉、熟地黄、怀山药、茯苓、丹皮、泽泻滋补肝肾，补而不滞，是补泻合一、扶正祛邪的良方；橘络功擅活血通络，行气化痰。诸药相伍，标本兼治，共奏补益肝肾、祛瘀通络、化痰开窍之功效。

【功效】补肾填精，祛瘀通络，化痰开窍。主治血管性老年痴呆。

【注意】清淡饮食，调节情志，加强肢体康复锻炼。

洋葱红酒

【组成】洋葱1个，红葡萄酒400毫升。

【用法】将洋葱洗净、去皮，切成八等份的半月形，装入玻璃瓶内，加入红葡萄酒，盖好盖，在阴凉处放置6~8天。将玻璃瓶内的洋葱用滤网过滤后，洋葱和汁分装入瓶中，放进冰箱冷藏。每天喝汁50毫升，年纪大的人每天喝20毫升左右，每天1次。浸过的洋葱片一起食用更好。不喝酒的人可用2倍左右的开水稀释饮用或将酒加热4~5分钟蒸发酒精后饮用，喜欢甜味的人可再加点蜂蜜。

【功效】对老年痴呆的治疗有很好的效果。

地黄饮子加味

【组成】人参、山茱萸、杜仲、益智仁、桃仁、法半夏、陈皮各10克，熟地、茯苓、麦冬、巴戟天、肉苁蓉、赤芍各12克，五味子、石菖蒲、远志、红花各6克，山药、葛根各30克，当归、丹参各15克。

【用法】水煎，每日服1剂。

【功效】滋阴补阳，祛痰开窍，佐以化瘀通络。

红花茶

【组成】红花3~6克。

【用法】每天用红花开水冲泡，代茶饮用。

【分析】人体内的活性氧比氧的氧化作用更强，能生成过氧化物而损害细胞膜，进而引发大脑细胞衰老，引起老年痴呆。红花富含的赤色色素和类黄酮，具有很强的抗氧化作用，研究发现，红花能消除人体内的活性氧，可以预防老年痴呆。

【功效】对预防老年痴呆非常有好处。

何首乌糖鸡蛋

【组成】何首乌10克，鸡蛋2个，白糖20克。

【用法】将何首乌放入炖锅内，加水适量，煮25分钟，加入鸡蛋煮熟。在鸡蛋内加白糖搅匀即食。每日1次，单独食用。

【功效】补肝，益肾，益血，祛风。用于阿尔茨海默病患者。

【注意】大便溏泄者及有湿痰者忌食。

天麻猪脑粥

【组成】天麻10克，猪脑1个，粳米250克。

【用法】天麻切成碎末。粳米淘洗干净，与天麻碎末和猪脑同时入锅，加水煮粥，以脑熟为度。每日晨起服用1次，连服2~7天。可经常服用。

【功效】主治老年痴呆。

茯苓山药粳米粥

【组成】茯苓、山药各20克，粳米150克，白糖25克。

【用法】山药洗净，润透，切薄片；茯苓研成细粉；粳米淘洗干净。将粳米、山药放入锅内，加水适量，置武火上烧沸，打去浮沫，放入茯苓粉，再用文火煮35分钟，加入白糖即成。每日1次，早餐食用。

【功效】健脾，除湿，安神。用于阿尔茨海默病患者。

健脾活血益智汤

【组成】磁石30克，石菖蒲10克，鹿角霜20克，肉苁蓉10克，桃仁10克，红花12克，川芎15克，山药20克，云茯苓15克，核桃仁10克。

【用法】水煎服，每日1剂。

【功效】本方健脾活血，开窍益智。适用于老年痴呆脾虚兼瘀者。

鱼头炖冬菇

【组成】鲢鱼头1个，冬菇、调味品各适量，人参粉3克。

【用法】将鱼头切为两半，放入葱、姜、料酒腌2个小时，鱼头、冬菇同放盆中，加清水、食盐适量，上笼蒸至30分钟左右，再放入黄瓜丝、葱花、香菜、味精、姜末、香油、参粉即成。

【功效】可聪脑明目益智，适用于肾阴不足、髓海不充所致的心悸、失眠、步态不稳、视物模糊、痴呆等。

双菇粥

【组成】小米50克，金针菇、猴头菇各20克。

【用法】小米加水煮至快熟时，加入金针菇、猴头菇（洗净切碎），再煮5分钟即可食用，每日1次。注意双菇要在快下锅时再切碎，以免放置时间较长，营养成分流失。

【分析】猴头菇所含的多糖体和神经细胞促生因子，可促进脑神经细胞生长和再生，对防治老年痴呆症有良效。金针菇则自古就被称为"益智菇"，含有丰富的赖氨酸、精氨酸以及微量元素锌，这些物质均是大脑必不可少的营养物质，可增强大脑记忆能力。小米则含有丰富的色氨酸，可以促进神经递质五羟色胺的释放，调节大脑功能。

【功效】预防老年痴呆有良效。

橄榄粥

【组成】橄榄10颗，粳米50克，白糖 5 克，清水 1000 毫升。

【用法】橄榄洗净，去核。粳米淘洗干净，浸泡半小时后捞出，沥干水分备用。锅中加入清水，放入粳米，先用旺火煮沸，放入橄榄肉，然后改用小火煮至粥熟，以白糖调味食用。

【功效】对老年痴呆有效。

当归芍药散

【组成】当归、川芎各 12 克，白术 9 克，白芍、茯苓、泽泻各 10 克。

【用法】每日 1 剂，水煎分 3 次服，15 天为一个疗程，一般服用 1~3 个疗程。

【功效】适用于虚证（症见面无光泽、脸皮苍白、软弱无力、精神差、食少、纳呆、四肢冷、语声低微以及二便不畅等）痴呆。

鲜芹菜果汁

【组成】鲜芹菜 250 克，青苹果 1~2 个。

【用法】将鲜芹菜放入沸水中烫 2 分钟，切碎与青苹果 1~2 个混合榨汁饮用，每次 1 杯，每日 2 次。长期坚持效果更好。

【分析】芹菜中藤黄菌素和香叶木甙两种化合物，能够防止大脑萎缩和炎症发生，还可降低 B 淀粉状蛋白的水平，对防治老年痴呆大有帮助。

而苹果能保持大脑内乙酰胆碱的水平，对大脑健康至关重要，苹果还可减少淀粉蛋白的堆积，从而抑制健忘。

【功效】预防老年痴呆。

热敷头顶

【用法】百会位于头顶颅骨凹陷处，每晚睡前用毛巾包好热水袋，放在头顶，热水袋温度以头部有灼热感为度，每次热敷 3 分钟，连续坚持 2 个月以上。

【功效】老年痴呆多由脑髓不充所致，人体头顶的百会穴是督脉要穴，热敷此穴有助于补填脑髓，还可疏经通络，促进脑部血液循环。

第六章

骨伤科

中华传统养生智慧

一、颈椎病

川芎白芷炖鱼头

【组成】川芎 15 克，白芷 15 克，鳙鱼头 1 个，生姜、葱、盐、料酒各适量。

【用法】川芎、白芷分别切片，与洗净的鳙鱼头一起放入锅内，加姜、葱、盐、料酒、水适量，先用武火烧沸后，改用文火炖熟。佐餐食用，每日 1 次。

【功效】祛风散寒，活血通络。

天麻炖鱼头

【组成】天麻 10 克，鲜鳙鱼头 1 个，生姜 3 片。

【用法】天麻、鳙鱼头、生姜放炖盅内，加清水适量，隔水炖熟，调味即可。

【功效】补益肝肾，祛风通络。适用于颈动脉型颈椎病。

葛根煲猪脊骨

【组成】葛根 30 克，猪脊骨 500 克。

【用法】葛根去皮切片，猪脊骨切段，共放锅内加清水适量煲汤。饮汤食肉，常用有效。

【功效】益气养阴，舒筋活络。适用于神经根型颈椎病。

白芍血藤

【组成】白芍 30 克，木瓜 13 克，鸡血藤 15 克，葛根、甘草各 10 克。

【用法】每日 1 剂，水煎分 2 次服。

【功效】对颈椎病有效。

葛灵饮

【组成】葛根 20 克，灵仙 15 克，狗脊 10 克，白芍 10 克，白术 15 克，泽泻 15，克，龙齿 15 克，云苓 20 克，地龙 10 克，鸡血藤 30 克，龟板 10 克，白芍 15 克，生甘草 10 克，三七 6 克。

【用法】每日 1 剂，分 2 次煎服，10 天为 1 个疗程。

【功效】治疗椎动脉型颈椎病。

地黄当归金甲汤

【组成】干地黄 95 克，当归 3 克，白金条（即人角枫）须根 5 克，刺三甲 5 克。

【用法】将上药切成薄片，加水 800~1000 毫升，煮约 1 个小时，分 2 次温服，隔日 1 剂。

【功效】适用于颈椎病治疗。

三白皂角刺熏剂

【组成】鲜三白草 1000 克，鲜皂角刺 250 克。

【用法】用砂锅置火炉上，纳上药，加水适量，煮沸后即直接熏蒸局部，或用多层纱布覆盖以助熏蒸。治疗时炉火保持适度。每日熏蒸 2 次，每次 30~60 分钟。如疼痛剧烈，治疗时间可适当延长。

【功效】适用于治疗颈椎病。

桑枝煲鸡

【组成】老桑枝 60 克，母鸡 1 只（约 1000 克），食盐少许。

【用法】鸡洗净，切块，与老桑枝同放锅内，加适量水煲汤，调味，饮汤食鸡肉。

【分析】老桑枝，性凉、味淡涩。具有去骨火、退热、清肝、明目的功效。主治风湿骨痛。

【功效】补肾精，通经络。适用于神经根型颈椎病。

生姜粥

【组成】粳米 50 克，生姜 5 片，连须葱数根，米醋适量。

【用法】生姜捣烂与米同煮，粥将熟加葱、醋，佐餐服食。

【功效】祛风散寒，适用于太阳经腧不利型颈椎病。

川乌粥

【组成】生川乌 12 克，香米 50 克，姜汁适量，蜂蜜 50 克。

【用法】慢火熬熟，下姜汁 1 茶匙，蜂蜜 3 大匙，搅匀，空腹啜服。

【功效】散寒通痹，适用于经络痹阻型颈椎病。

薏米赤豆汤

【组成】薏米、赤豆各 50 克，山药 15 克，梨（去皮）200 克。

【用法】将所有原料洗净，加水适量，武火煮沸后文火煎，加冰糖适量即可。

【功效】化痰除湿。适用于痰湿阻络型颈椎病。

姜葱羊肉汤

【组成】羊肉 100 克，大葱 30 克，生姜 15 克，大枣 5 枚，红醋 30 克。

【用法】所有原料加水适量，做汤 1 碗，每日食 1 次。

【功效】可益气，散寒，通络。适用于经络痹阻型颈椎病。

酒熬醋

【组成】老陈醋 500 克，谷酒 250 克。

【用法】倒在土瓷锅内，放在微火上熬，水分挥发后，锅底留下一层黑色膏子，待冷却后，用勺子挑一点涂在消毒纱布上，再敷在颈椎疼痛处，用胶布贴住。24 小时换药。

【功效】治颈椎病有奇效。

威灵苁蓉汤

【组成】威灵仙 15 克，肉苁蓉 15 克，熟地 15 克，青风藤 15 克，丹参 15 克。

【用法】每日 1 剂，煎 2 遍和匀，每日 2 次分服。

【功效】主治颈椎、腰椎及足跟骨质增生，老年骨关节炎疼痛等。

木瓜陈皮粥

【组成】木瓜、陈皮、丝瓜络、川贝母各 10 克，粳米 50 克。

【用法】将原料洗净，木瓜、陈皮、丝瓜络先煎，去渣取汁，加入川贝母（切碎），加冰糖适量即成。

【功效】化痰，除湿，通络。适用于痰湿阻络型颈椎病。

木瓜五加茶

【组成】宣木瓜（药店有售）15 克，五加皮 12 克，炙甘草 6 克。

【用法】上药加水 500 毫升，煎煮 15 分钟后饮服，药汁饮尽后，再以沸水冲泡。代茶饮用，每日 1 剂。

【功效】舒筋活络，和胃化湿。适用于因湿邪引起的骨节疼痛、四肢拘挛、颈部不适等。

二、落枕

葛根菊花煎剂

【组成】葛根 30 克，菊花 15 克，生白芍 24 克，柴胡 12 克，生甘草 9 克，红糖 30 克。

【用法】水煎取药液再加红糖调服，一次服下，服药后卧床休息 1 小时，出微汗。每日 1 剂，一般服药 2~4 次即愈。

【功效】能有效缓解落枕疼痛。

伸筋草治落枕

【组成】伸筋草、海桐皮、秦艽、当归、独活、钩藤各 10 克，红花、乳香、没药各 6 克。

【用法】水煎，乘热洗患处，每日数次。

【分析】伸筋草，味苦，辛温，入肝经。药用部分为石松科石松属植物石松的全草，夏、秋二季茎叶茂盛时采收，除去杂质，晒干。具有祛风散寒、除湿消肿，舒筋活络的功效，用于风寒湿痹，筋脉拘挛疼痛。外用治跌打扭伤肿痛。中医认为本品辛散、苦燥、温通，能祛风湿，入肝，尤善通经络。

主人久患风痹，脚膝疼冷，皮肤不仁，气力衰弱——《本草拾遗》。

舒筋活血，补气通络。治腰痛，关节痛，闭经——《湖南药物志》。

【功效】用于落枕不太严重者。

党参黄芪治落枕

【组成】党参、黄芪各 15 克，蔓荆子 9 克，黄柏、白芍各 6 克，升麻 4.5 克，炙甘草 3 克。

【用法】水煎，每日 1 剂，2 次分服。一般 1 剂见效。

【功效】治疗落枕有很好的效果。

葛根桂枝荆芥汤

【组成】葛根 10 克，桂枝、荆芥（后下）各 6 克。

【用法】加水煎煮 2 次，取药汁混合，分 2 次服用，每日 1 剂，连续 3 日。

【分析】葛根特别善于缓解颈项强直、肌肉痉挛，可促进头颈部血液循环，并有一定降压作用。桂枝性温，可祛寒止痛、温通经脉，并能制约葛根偏凉的药性。荆芥性温，有发散风寒的功效。

【功效】可缓解落枕后脖子强直、肌肉僵硬、活动受阻的症状。

醋敷法

【用法】取 300~500 毫升的米醋，将一块棉纱布浸泡在米醋中，然后将此棉纱布平敷在颈部肌肉疼痛处，再将一个装满热水（水温应在 70℃~80℃左右）的热水袋放在浸有米醋的棉纱布上热敷，持续热敷 20~30 分钟。热水的温度不宜过高或过低，必要时可更换热水袋中的热水以保持温度。在进行热敷的同时，患者可不断活动颈部以加强疗效，活动的范围应由小至大。一般落枕患者用此法治疗 1~2 次后，其疼痛的症状就可明显缓解。

抚摸疗法

【用法】让患者正坐，术者立于一侧，先用双手从患者头顶分别向左右抚摸，到耳尖为止，再用双手从两鬓角向后抚摸，到耳尖为止，然后用双手从两耳尖开始，沿耳前向颌角方向抚摸，最后用双手从两太阳穴开始，沿耳尖、耳后、颈部方向抚摸，到冈上肌为止。抚摸时手法要轻软柔和，遇到痛点时，轻揉按压 10 余下，以增强效果。

分筋法按摩

【用法】患者取坐位，暴露颈肩部，医者站在患者后方，在患肩处涂少许红花油或舒筋油，将左手扶住患者头顶位置，用右手拇指放在患肩痛处轻揉按摩，并向肩外轻轻推捋以分离痉挛痛点。每日推 3~6 次，一般在分筋按摩后，颈肩疼痛都可缓解。

三、肩周炎

川乌粥

【组成】生川乌头约 5 克，粳米 50 克，姜汁约 10 滴，蜂蜜适量。

【用法】把川乌头捣碎，研为极细粉末。先煮粳米，粥快成时加入川乌末，改用小火慢煎，待熟后加入姜汁及蜂蜜，搅匀，稍煮即可。

【分析】川乌，性味辛、苦，热；有大毒。归心、肝、肾、脾经。药用部分为毛茛科植物卡氏乌头的母根。6 月下旬至 8 月上旬采挖，除去子根、须根及泥沙，晒干。具有祛风除湿，温经止痛的作用。用于风寒湿痹、关节疼痛、心腹冷痛、寒疝作痛等。用于治疗风寒湿痹、关节疼痛等病症。

【功效】具有祛散寒湿、通利关节、温经止痛之功效。适用于肩周炎风湿寒侵袭所致者。

白芍桃仁粥

【组成】白芍 20 克，桃仁 15 克，粳米 60 克。

【用法】先将白芍水煎取液，约 500 毫升；再把桃仁去皮尖，捣烂如泥，加水研汁，去渣，用二味汁液同粳米煮为稀粥，即可食用。

【功效】具有养血化瘀、通络止痛之效。适用于肩周炎晚期瘀血阻络者。

桑枝鸡汤

【组成】老桑枝 60 克，薏苡仁 10 克，老母鸡 1 只，盐少许。

【用法】将桑枝切成小段，与鸡共煮至烂熟汤浓即成，加盐调味，饮汤吃肉。具有祛风湿、通经络、补气血之效。

【功效】适用于肩周炎慢性期而体虚风湿阻络者。

生山楂甘草汤

【组成】生山楂 50 克，桑葚 50 克，

桑枝 25 克，乌梅 25 克，白芍 20 克，伸筋草 20 克，醋制元胡 20 克，姜黄 15 克，桂枝 15 克，威灵仙 15 克，醋制香附 15 克，甘草 10 克。

【用法】水煎温服，3 日 2 剂，1 个月为 1 个疗程。

【功效】舒筋通络，祛瘀行痹止痛，滑利关节。主治肩周炎。

白芍汤

【组成】白芍、沙地龙各 400 克，制马钱子、红花、桃仁、威灵仙各 350 克，乳香、没药、骨碎补、五加皮、防己、葛根、生甘草各 150 克。

【用法】将上药共研为极细末，装入胶囊，每粒含生药 0.2 克，成人每次口服 3 粒，每日 3 次，温开水送服。半个月为 1 个疗程，休息 3 天，再行下 1 个疗程。

【功效】主治肩周炎。

肩凝汤

【组成】当归、丹参各 30 克，桂枝 15 克，透骨草 30 克，羌活 18 克，生地 30 克，香附 15 克。

【用法】水煎服，每日 1 剂，每日服 2 次。

【分析】方中当归、丹参、生地养血活血、散瘀止痛；桂枝上行肩臂，可舒筋脉之挛急、利关节之壅滞；配羌活、

透骨草以通络祛风寒湿邪；香附乃血中之气药，可行气活血，气行则血行，诸药配伍，肩凝可除。

【功效】活血通络、祛风解凝。主治肩周炎。

温经通络汤

【组成】制川乌、丹参、生香附、透骨草、延胡索各15克，桂枝、干地龙、寻骨风、片姜黄各9克。

【用法】水煎服，每日1剂，每日服2次。

【分析】方用制川乌温经散寒、祛风湿，与痹证尤宜；配用桂枝温经散寒、通络止痛；丹参、延胡索活血化瘀、通络止痛，且延胡索为血中气药，尤善治一身上下内外各种疼痛之症；干地龙祛风通络、活络止痛；辅以生香附行气通滞，又为气中血药，合延胡索其通滞止痛之力尤著；透骨草、寻骨风祛风湿、通络止痛；片姜黄破血行气，合桂枝横通肢节，引诸药直达病所。诸药相伍，共奏温经散寒祛风湿、活血通络止痛之功。

【功效】温经散寒、祛风湿、活血通络止痛。

加味逍遥散

【组成】柴胡、当归、炒白芍、云苓、秦艽、黄芩、制附片、陈皮、法半夏各9克，甘草、白芥子各6克。

【用法】水煎服，每日1剂，每日服2次，白酒为引。

【功效】祛风除痰、温经止痛、疏肝和脾。治疗肩周炎。

熏洗验方

【组成】鬼箭羽15克，桂枝9克，红花9克，木瓜9克，蚕沙15克，黄酒250克。

【用法】上药水浸15分钟，再加水半面盆，黄酒250克煎汁，熏洗肩关节痛处，待药汁冷后，不要倒掉，将原药汁再加水适量煎汁，再熏洗患处。每剂可连用3天，每天熏洗2次，共6次，再用第2剂，用法同前。

【功效】祛风散寒，活血化瘀，通经和络，并治风湿痹痛。

肩周炎初期用药

【组成】柴胡10克，当归10克，白芍10克，陈皮10克，清半夏10克，羌活10克，桔梗10克，白芥子10克，黑附片10克，秦艽10克，茯苓10克。

【用法】以白酒作引，水煎服，每日2次，饭后服用。

【功效】适用于肩周炎初期治疗。

肩周炎后期用药

【组成】当归30克，丹参30克，

桂枝 15 克，透骨草 30 克，羌活 18 克，生地黄 30 克，香附 10 克，草乌 9 克，忍冬藤 40 克，桑枝 20 克。

【用法】水煎服用，每日 2 次。

【功效】适用于肩周炎后期治疗。

姜芋泥

【组成】芋头 100 克，姜 50 克。

【用法】将芋头去皮，姜捣成泥状，洗净捣烂榨汁，姜汁放入芋头泥中，再加少许面粉（可减少生姜及芋头对皮肤的刺激性），搅拌成糊状，摊在干净纱布上敷于痛处，并用保鲜膜覆盖固定即可。每天 2 次，一般 3~5 天见效，若出现皮肤发痒则应停用。皮肤敏感者可在患处涂一层油后再敷。

【分析】生姜中的辛辣成分可使肩周血管扩张、充血，改善肩关节血氧供应，还可松弛肩周肌肉，减轻肩周肌紧张；芋头中的有效成分可缓解肩关节的红肿热痛，有利于炎症吸收。

【功效】外敷缓解病痛。

山萸肉

【组成】山萸肉 12 克，大米 50 克。

【用法】放砂锅中加水煎煮后饮用，每天 1 剂，分 2 次温饮。也可以用山萸肉 10 克左右，洗净，与大米 50 克同煮粥食用。

【分析】山萸肉味酸、涩，性微温，归肝、肾经，主要具有滋补肝肾的功效，对于肩周炎病人属肝肾不足、经络失养者有良效。现代药理研究发现，山茱萸含有山茱萸甙、酒石酸、没食子酸、苹果酸、树脂、鞣质和多种维生素等成分，具有增强免疫、抗炎、抗菌等药理作用。科研人员证实，山萸肉的水煎液对体液免疫有促进作用。

【功效】适用于中老年人因肝肾不足、经络失养导致的肩周炎复发。

花椒食盐泡酒

【组成】取花椒、食盐各 50 克，白酒 500 毫升（45 度以上）。

【用法】将花椒和盐放入白酒中密封浸泡，每日摇动 1 次，连泡 7 日备用。用药棉或卫生纸蘸花椒酒反复涂擦患处，每日 3 次，治疗期间及愈后患处注意保暖。

【分析】花椒，又名蜀椒、川椒，味辛，性热，有小毒，具有很好的温通散寒、除湿止痛作用，能扩张血管。加入白酒炮制，更增强花椒温通发散寒湿之力，加入食盐则有制约花椒辛热有小毒的药性，并能引经入肾。

【功效】温经散寒、舒筋活络。

二枝酒

【组成】桑枝、桂枝各 15 克，优质

白酒 500 毫升。

【用法】桑枝、桂枝，泡入 500 毫升优质白酒中，封口置于阴凉处。每日摇晃 3~5 遍，7 日后即可，每次取 15 毫升佐餐饮用，每日 1~2 次。

【分析】桑枝有祛风湿、利关节、行水气等功效；桂枝可温经通脉、助阳化气、散寒止痛；白酒可温经散寒、通络活血，且是一味药引。用白酒泡二枝，可以增强二枝的功效，引药性直达病所，对肩周炎疗效甚好。

芪归炖鸡

【组成】黄芪 20 克，当归 10 克，童子鸡 1 只，生姜片 9 克，黄酒 10 毫升。

【用法】童子鸡去毛及内脏，洗净；将黄芪、当归、生姜片放入鸡腹中，加水适量，用旺火煮沸再改用小火炖，快熟时放入黄酒、食盐等调料。吃鸡肉喝汤。

【功效】对因外邪内侵、气血虚弱所致气血瘀滞，经络痹阻，筋脉拘挛不通型肩周炎有效。

肩舒汤

【组成】桂枝 10 克，防风 12 克，羌活 12 克，当归 15 克，白芍 20 克，川芎 10 克，桑枝 20 克，葛根 20 克，甘草 10 克。

【用法】诸药水煎煮 2 次，取汁合用。

早、中、晚各服 1 次，每日 1 剂，10 天为 1 个疗程，疗程间隔 5 天。

【分析】方中以桂枝祛风散寒、温经通络为君药，羌活祛风除湿、善解上肢痹痛；防风祛风胜湿、解痉止痛；当归、白芍、川芎养血通络，以上五药共为臣药；佐以桑枝、葛根通络解痉，甘草缓急止痛，调和诸药为使。

【功效】祛风散寒、养血通络。主治肩关节周围炎。

老年肩周炎偏方

【组成】丝瓜络 15 克，宽筋藤（别名舒筋草、伸筋草）12 克，桑枝 9 克。

【用法】每日 1 剂，水煎，分早晚饭后服，一般连服 3 剂效显。

【分析】若血虚肢体麻木者加鸡血藤 15 克，当归 12 克；气虚者加黄芪 12 克，党参 10 克；脾虚者加炒白术 15 克；肩臂部位痛剧者加桂枝 6 克，制乳香、制没药各 9 克。

【功效】适用于老年人肩周炎的治疗。

【注意】治疗期间及愈后 30 天内，忌食酸性食物和生冷瓜果。

四、腰椎间盘突出

天灸通脉散

【组成】取独活、牛膝、没药、鸡

血藤各 100 克，辣椒 200 克，75％酒精 1000 毫升。

【用法】上药入酒精，共同浸泡 3 天后拣出辣椒，晒干后研碎为粉备用。用时将药粉敷于患者腰部，患者会感觉到热力逐渐透入，热力沿着患侧经络逐渐下移，达于足底。

【功效】药物外敷而诱发循经感传，用于治疗腰椎间盘突出。

三七猪脚筋汤

【组成】猪脚筋 200 克，精瘦肉 50 克，三七 15 克，大枣 4 个。

【用法】猪脚筋焯沸水，同精瘦肉捞入砂锅，加三七（打碎），大枣 4 个，水共煎沸后改小火煮 1~2 小时。饮汤吃肉，每日 1 剂。

【功效】活血定痛，强筋壮骨。主治气滞血瘀，肾气亏虚型腰椎间盘突出症。

乌头酒

【组成】生川乌 35 克，生草乌 35 克，生杜仲 35 克，忍冬藤 35 克，当归 35 克，五加皮 35 克，海风藤 35 克，乌梅 2 个，白酒 1500 毫升，冰糖 100 克，红糖 100 克。

【用法】前 8 味水煎 2 小时，取药液加入冰糖、红糖，待溶化后再加入白酒即成。早晚各服 1 次，每次 10~20 毫升。

【功效】温经散寒，通络止痛。缓解腰椎间盘突出疼痛。

双乌桂枝粉

【组成】生川乌、生草乌各 30 克，桂枝 15 克。

【用法】共为细末，炒至变黄色，加少量白酒，将上药共分 5 等份。每早服 1 份，连服 5 天。

【分析】桂枝味辛甘、性温，归心、肺、膀胱经。药用部分为樟科植物肉桂的干燥嫩枝。春、夏二季采收，除去叶，晒干，或切片晒干。具有发汗解肌、温经通脉、助阳化气、散寒止痛的功效。主风寒表证、寒湿痹痛、四肢厥冷。

【功效】具有温经散寒止痛之功效，适用于寒湿型腰椎间盘突出症，证见腰腿部冷痛，转侧不利，遇阴雨天加重。

三七炖田鸡

【组成】田鸡 1 只，三七 15 克打碎，大枣 4 个。

【用法】田鸡去皮、头、内脏，三七打碎，大枣去核，同入炖盅，加适量水，大火煮沸后改小火炖 1~2 小时。饮汤吃肉，每日 1 剂。

【功效】益气活血，消肿止痛。主治气虚血瘀，脾胃虚弱型腰椎间盘突出症。

活参附酒

【组成】独活 35 克，制附子 35 克，党参 20 克。

【用法】上药研末，装瓷瓶中，用 500 毫升白酒浸之，春夏 5 日，秋冬 7 日，常饮服。

【功效】散寒逐湿，温中止痛。适用于腰腿疼痛，缓解腰椎间盘突出疼痛。

壮督通络汤

【组成】巴戟天 12 克，熟地 15 克，骨碎补 15 克，炒杜仲 15 克，怀牛膝 15 克，秦艽 12 克，地鳖虫 6 克，乳香 12 克，没药 12 克，当归 15 克，白芍 15 克，威灵仙 12 克，寻骨风 15 克，鸡血藤 20 克，甘草 10 克。

【用法】水煎服，每日 1 剂。

【功效】补肾壮督，活血通络。

川乌骨草药枕

【组成】炙川乌 10 克，红花 30 克，补骨脂 20 克，乳香、没药各 20 克，透骨草 40 克，细辛 10 克，桂枝 10 克，淫羊藿 10 克，延胡索 30 克，伸筋草 30 克，秦艽 15 克，苍术 15 克，甘草 15 克。

【用法】上药装入布袋，用醋浸湿诸药，放入蒸锅蒸 40 分钟，然后置于腰部热敷，每日 2 次。

【功效】透穴温阳通痹，舒筋活血止痛。

五、痛风

葡萄粥

【组成】葡萄 40 克，粳米 80 克，清水，白糖。

【用法】葡萄颗粒放入清水中慢煮，熬到黏稠即可。早晚各服 1 次。

【分析】葡萄，性平、味甘酸，入肺、脾、肾经，有补气血、益肝肾、生津液、强筋骨、止咳除烦、补益气血、通利小便的功效。主治气血虚弱、肺虚咳嗽、心悸盗汗、风湿痹痛、淋症、水肿等症状。

治筋骨湿痛。利水甚捷，除遍身水肿——《百草镜》。

【功效】补肝肾、益血气。

薏仁粥

【组成】赤小豆 50 克，薏苡仁 50 克。

【用法】放入沸水，熬粥即可。温而服之，每天 1 次。

【功效】起到利尿的作用，可以促进尿酸的排除，也可以降低尿酸在体内的含量。

木瓜粥

【组成】木瓜 1 个，粳米 100 克。

【用法】木瓜切碎慢煮半小时，然后用木瓜汁加入米、白糖，煮粥即可。

患者一定要注意糖的用量。每日 3 次，热服。

【功效】健胃，舒络筋骨。

虎刺汁

【组成】虎刺鲜根或花（干根）适量

【用法】煎汁用酒冲服。

【分析】虎刺，味甘，性平，无毒。能祛风利湿，活血消肿，治痛风，风湿痹痛。

根及花：活血，利关节。治风气——《浙江民间草药》。

【功效】有清热通络之效。

竹叶茅根茶

【组成】竹叶 5 克，白茅根 5 克。

【用法】鲜竹叶和白茅根洗净后，放入保温杯中，以沸水冲泡 30 分钟，代茶饮。

【分析】白茅根，味甘苦，性寒，无毒——《本草再新》，入肺、胃、小肠经。药用部分为禾本科植物多年生草本白茅的根茎。春、秋二季采挖，晒干，除去须根及膜质叶鞘，切段生用或炒炭用。

【功效】利尿、防止痛风并发症。

鸡藤木瓜豆芽汤

【组成】鸡血藤 20 克，木瓜 10 克，黄豆芽 250 克，油、盐少许。

【用法】将鸡血藤、木瓜洗净，同放入砂锅内，煎汁去渣。放入黄豆芽、猪油同煮汤，熟后再加食盐。要注意随量食用。

【分析】鸡血藤，味苦微甘、性温，归肝、心、肾经，药用部分为豆科攀缘植物密花豆、香花崖豆藤、常绿油麻藤等的茎藤。秋季采收茎藤，除去枝叶，锯成段，晒干。或鲜时切片，晒干。本品行血养血，舒筋活络，为治疗经脉不畅、络脉不和病症的常用药。能清热解毒，祛风活血止痛，消瘀散结，杀虫利尿，治疗肠痈腹痛，热毒疱疹。

行血补血，通经活络，暖腰膝、健筋骨。治血虚，麻木瘫痪，腰膝酸痛，月经不调。

【功效】清热解毒，祛风活血。

大红萝卜

【组成】400 克大红萝卜（东北雌性大红萝卜为好）。

【用法】将带皮的大红萝卜生吃细嚼即可。日食 2 次，早饭前 1 小时、晚饭后 1 小时（食用萝卜 1 小时内不能食用其他任何东西，以免影响疗效），直到症状消失。

【分析】大红萝卜对治疗痛风有很好的效果。它富含维生素 K，这种维生素能抗尿酸盐结晶。大红萝卜因富含助消化、促进代谢的酶，所以具有超强促进肝、肾代谢的功能。大红萝卜能快速协调五脏平衡，在肽核酸PNA的作用下将长期沉积在体内各部的痛风石分解成水、二氧化碳和可溶性钠盐，并通过补充肝脏内的转移酶，有效纠正嘌呤代谢紊乱、调节尿酸、平衡血尿酸浓度、消除痛风发作处炎症，并防止结石的再次形成，从而实现治愈痛风的目的。

【功效】纠正嘌呤代谢紊乱、调节尿酸、平衡血尿酸浓度、消除痛风发作处发炎。

萝卜汤

【组成】萝卜250克，植物油50克，柏子仁30克。

【用法】萝卜洗净切块，加植物油同煸，继加柏子仁、水500毫升，同煮至熟，加盐少量。食萝卜及汤。

【功效】纠正嘌呤代谢紊乱、调节尿酸。

两草茶

【组成】金钱草、车前草干品各15克。

【用法】两草每天早上加水煮沸后代茶饮。

【分析】金钱草与车前草历来是利尿、排石经常使用的药物，可促进尿酸排泄，清除尿酸结晶，从而达到治疗痛风的目的。

【功效】对早期痛风患者有效。

丝瓜炖艾草

【组成】鲜丝瓜1条（200克左右），鲜艾草60克。

【用法】丝瓜洗净，去皮，切块，艾草切细。将艾草置于碗底，丝瓜置于艾草上边，入锅隔水炖熟，饮汤即可。每日1次，以愈为度。

【分析】丝瓜，性味凉，甘。有清凉、利尿、活血、通经、解毒之效。

【功效】治尿酸过高。

阳桃淋熏方

【组成】阳桃、白蒺藜、苍耳、海桐皮、柳树虫末，商陆、蓖麻叶茎、水苎各500克。

【用法】上药细研磨，更以麻叶1把，以水适量煎，去渣取汁。淋洗痛处。

【分析】阳桃性味凉、甘、酸甜，药用部分为猕猴桃科植物猕猴桃的果实，具有解热、止渴、通淋、健胃的功效。可以治疗烦热、消渴、黄疸、呕吐、腹泻、石淋、关节痛等疾病，而且还有抗衰老的作用。其中果肉能止暴渴，解烦热，用于泌尿系统疾病、结石、排尿不畅。可调中下气，治骨关节疾病、瘫痪。

但长年食用太多，会使人因脏腑寒气太重而导致腹泻。

唐代医药学家陈藏器介绍猕猴桃的功效为"调中下气、主骨节风、瘫痪不遂、长年白发"。

【功效】清热祛湿，通络止痛。

祛风通络粉

【组成】白茯苓、莲子、芡实各150克，炒杏仁100克，薏苡仁200克。

【用法】低温焙熟磨成粉，每日早晚各取50克，以开水冲调成糊，加入白糖、蜂蜜调味服。

【功效】补肾气，祛风湿，通经络。

六、骨质疏松

黄豆猪骨汤

【组成】鲜猪骨250克，黄豆100克。

【用法】黄豆提前用水泡6~8小时；将鲜猪骨洗净，切断，置水中烧开，去除血污；然后将猪骨放入砂锅内，加生姜20克、黄酒200克，食盐适量，加水1000毫升，经煮沸后，用文火煮至骨烂，放入黄豆继续煮至豆烂，即可食用。每日1次，每次200毫升，每周1剂。

【分析】鲜猪骨含天然钙质、骨胶原等，对骨骼生长有补充作用。大豆中含有的异黄酮是一类雌激素物质，而雌激素是女性体内重要的性激素，它在血液中低于正常水平时，会使女性的生殖功能和性功能受到影响，还会使心脏失去保护作用，对预防骨质疏松亦有较多的作用，另外黄豆含黄酮甙、钙、铁、磷等，促进骨骼生长并能补充骨中所需的营养。

【功效】此汤有较好的预防骨骼老化及骨质疏松作用。

桑葚牛骨汤

【组成】桑葚25克，牛骨250~500克。

【用法】将桑葚洗净，加酒、糖少许蒸制。另将牛骨置锅中，水煮，开锅后撇去浮沫，加姜、葱再煮。见牛骨发白时，表明牛骨的钙、磷、骨胶等已溶解到汤中，随即捞出牛骨，加入已蒸制的桑葚，开锅后再去浮沫，调味后即可饮用。

【分析】桑葚补肝益肾；牛骨含有丰富的钙质和胶原蛋白，能促进骨骼生长。

【功效】此汤能滋阴补血、益肾强筋，尤甚适用于骨质疏松症、更年期综合征等。

红糖芝麻核桃糊

【组成】红糖、黑白芝麻、核桃仁粉各25克，藕粉100克。

【用法】先将黑白芝麻炒熟后，再

加核桃仁粉、藕粉，用沸水冲匀后再放入红糖搅匀即可食用，每日多次冲饮。

【分析】芝麻，味甘、性平，入肝、肾、肺、脾经。药用部分为胡麻科草本植物芝麻的种子。具有补血明目、祛风润肠、生津通乳、益肝养发、强身体、抗衰老之功效。可用于治疗身体虚弱、头晕耳鸣、高血压、高血脂、咳嗽、身体虚弱、头发早白、贫血萎黄等症。

【功效】能补钙，适用于中老年缺钙者。

桃酥豆泥

【组成】扁豆 150 克，黑芝麻 25 克，核桃仁 5 克，白糖适量。

【用法】将扁豆入沸水煮 30 分钟后去外皮，再将豆仁蒸烂熟，取水捣成泥。炒香芝麻，研末待用。油热后将扁豆泥翻炒至水分将尽，放入白糖炒匀，再放入芝麻、白糖、核桃仁溶化炒匀即可。

【功效】能健脾益肾，抗骨质疏松。

虾皮豆腐汤

【组成】虾皮 50 克，嫩豆腐 200 克。

【用法】虾皮洗净后泡发；嫩豆腐切成小方块；加葱花、姜末及料酒，油锅内煸香后加水烧汤。

【分析】虾皮，素有"钙的仓库"美称，更是物美价廉的补钙"高手"。小孩、孕妇及中老年人都可以常吃点虾皮补钙，以防缺钙导致骨质疏松。虾皮的另一大特点是矿物质数量、种类丰富，除了含有陆生、淡水生物缺少的碘元素外，铁、磷的含量也很丰富，每 100 克虾皮中钙和磷的含量为 991 毫克和 582 毫克。虾皮中还有一种重要的营养物质——虾青素，虾青素是迄今为止发现的最强的一种抗氧化剂，又叫超级维生素 E，虾皮越红，虾青素含量越高。豆腐含钙量也较高，常食此汤对缺钙引起的骨质疏松症有效。

【功效】对缺钙引起的骨质疏松症有效。

猪皮续断汤

【组成】鲜猪皮 200 克，续断 50 克。

【用法】取鲜猪皮洗净去毛、去脂、切小块，放入蒸锅内，加生姜 15 克，黄酒 100 克，食盐适量；取续断煎浓汁加入锅内，加水适量，文火煮至猪皮烂为度，即可食用。每日 1 次，分次服。

【分析】猪皮中含有丰富的骨胶原蛋白，胶原蛋白对人体的软骨、骨骼及结缔组织都具有重要作用。续断有强筋健骨、益肝肾等作用。

【功效】此粥有利于减轻骨质疏松引起的疼痛，延缓骨质疏松的发生。

芝麻核桃仁

【组成】黑芝麻 250 克，核桃仁 250 克，白砂糖 50 克。

【用法】将黑芝麻拣去杂质，晒干，炒熟，与核桃仁同研为细末，加入白糖，拌匀后装瓶备用。每日 2 次，每次 25 克，温开水调服。

【功效】本方能滋补肾阴，抗骨质疏松。

海带菠菜汤

【组成】海带 50 克，菠菜 200 克，黄豆 30 克，精盐、味精、麻油各适量。

【用法】海带洗净切丝加水 300 毫升，煮 15 分钟，下入泡发好的黄豆煮沸后，再将洗净的菠菜切段放锅内，同煮 10 分钟，加入精盐、味精，淋入麻油。分 1~2 次趁热食菜喝汤。

【功效】适用于骨质疏松症及高血压、高血脂等症。

鲫鱼汤

【组成】活鲫鱼 1 条，葱末、姜末、料酒、盐适量。

【用法】鲫鱼去鳞、内脏，加调料，稍腌片刻，加水煮至汤白鱼烂，分次食用。

【功效】适用于老年骨质疏松、糖尿病等。

山药枸杞甲鱼汤

【组成】怀山药 10~15 克，枸杞子 5~10 克，甲鱼 1 只（300~500 克）。

【用法】甲鱼放入热水中宰杀，剖开洗净，去内脏与各用料一起炖熟，加入姜、盐、酒少许调味，即可享用。

【功效】有滋阴补肾、益气健脾的功效。适用于阴虚偏胜的骨质疏松症患者。

桑葚枸杞饭

【组成】桑葚子、枸杞子各 30 克，大米 80 克，白糖 20 克。

【用法】将桑葚子、枸杞子、大米淘洗干净放入锅中，加水适量并加白糖，文火煎煮，焖成米饭，当主食食用。

【分析】桑葚子、枸杞子滋补肝肾，大米和胃。

【功效】适用于肝肾阴虚型骨质疏松。

牛奶山药燕麦粥

【组成】鲜牛奶 500 毫升，燕麦片 100 克，山药 50 克，白糖 30 克。

【用法】将鲜牛奶倒入锅中，山药洗净去皮切块，与燕麦片一同入锅，小火煮，边煮边搅拌，煮至麦片、山药熟烂，加糖即可。

【分析】山药健脾益肾；燕麦片能

降血脂，防动脉硬化；牛奶补充蛋白质和钙，有强壮骨髓的作用。合为健脾益肾。

【功效】适用于脾肾阳虚型骨质疏松。

鱼鳔

【组成】鱼鳔若干。

【用法】鱼鳔洗净刺破后加入料酒、淀粉、枸杞腌制，再用烧、炖、爆炒等烹调方法成菜即可。每次 10~15 克，每周 2~3 次，可长期食用。

【分析】鱼鳔俗称鱼泡、鲜鱼肚，其中富含的精氨酸、脯氨酸和甘氨酸有促进骨细胞生长的作用。此外，骨的钙化主要依靠胶原组织，鱼鳔含有的高黏性胶原蛋白和黏多糖物质可增加骨和钙的沉积，使钙质与骨细胞紧密结合，防止钙流失，提高骨密度。

【功效】对防治骨质疏松大有帮助。

南瓜粉蒸肉

【组成】小南瓜 1 个，猪五花肉 300 克，玉米粉或大米粉适量，酱油 2 汤匙，料酒 2 茶匙、花椒粉二分之一茶匙，胡椒粉二分之一茶匙，五香粉二分之一茶匙、油、葱、姜、蒜末、香菜少许。

【用法】小南瓜顶部三分之一处切开，捞干净籽和瓤备用。把肉切薄块，葱切段、姜切片，香菜切末。把五花肉片用油、酱油、料酒、花椒粉、五香粉、胡椒粉、玉米粉或大米粉拌匀，放入碗中腌制 15 分钟。把切好的葱段姜片放进小南瓜里，然后把腌制好的五花肉放进去，盖上南瓜盖，放进蒸锅武火蒸 15 分钟，然后改文火再蒸 30 分钟。开盖，撒上香菜末，就可以食用香糯醇美的粉蒸肉了。记住，"南瓜碗"也是可以一起吃掉的，这样才能达到药膳的功效。

【分析】南瓜中对人体的有益成分有多糖、氨基酸、活性蛋白、类胡萝卜素及多种微量元素等，不但能提高免疫系统机能，而且还能促进骨骼发育，预防骨质疏松症。

【功效】预防骨质疏松症。

鸡蛋壳泡醋

【组成】鸡蛋 1 个。

【用法】把鸡蛋洗净，最好用酒精消毒，然后放入大口瓶中，倒入优质食醋，经过 1 周，蛋壳被软化，只剩一层薄皮。这时，可把鸡蛋取出（鸡蛋可正常食用），然后用含有蛋壳钙成分的醋用于烹调，如拌凉菜、吃饺子等，每天吃点即可，长期坚持疗效显著。

【分析】鸡蛋壳里含有很多钙，以胶质状态溶解在醋液里，在肠道中极易被吸收，这种钙对骨代谢具有双向调节作用。人体中血钙代谢受激素的调节控制，维持动态平衡。蛋壳中的钙不会打乱血中钙的水平，反而还有一定的调节抑制作用，对血中钙少则可补，多则可调，因此，不会产生不良反应，可长期坚持食用。

【功效】有效补充钙质，防治骨质疏松。适用于老年人骨质疏松。

猪血瘦肉豆腐汤

【组成】猪血250克，猪瘦肉、豆腐、胡萝卜、山药各100克，调料适量。

【用法】将猪瘦肉洗净、切丝，猪血、豆腐切块，胡萝卜及山药切片。加清水适量煮沸后，调入姜末、食盐等，待熟后调入葱花、味精、油适量，稍煮即成。

【功效】可健脾补肾、益气养血。

豆腐鸡蛋虾皮汤

【组成】猪骨汤1000毫升，豆腐2块，鸡蛋1个，虾皮25克，调料适量，山药片50克。

【用法】鸡蛋去壳，加清水及食盐适量调匀，蒸熟备用，豆腐切块。锅中放油适量烧热后，放入葱花、蒜略炒，然后调入猪骨汤、虾皮，待沸后将蒸蛋以汤匙分次舀入，再加豆腐、山药片，调入食盐、味精等，煮沸后即成。

【功效】可补肾壮骨。

七、腰酸背痛

续断杜仲煲猪尾

【组成】续断20克，杜仲30克，猪尾1~2条。

【用法】将猪尾去毛洗净，与川续断、杜仲同置砂锅内，加水适量，旺火煮熟，调味后饮汤吃肉。

【功效】滋阴补肾。可治肾虚腰部酸痛、阳痿、遗精、慢性腰损伤、腰腿痛等。

制附子

【组成】制附子10克。

【用法】研成细末，用高度粮食白酒调成糊状，敷贴于双足涌泉穴，用伤湿止痛膏固定，每日换药1次。

【分析】制附子为毛茛科植物乌头的旁生块根，经炮制而成，含有次乌头碱等6种生物碱，具有散寒除湿的功效。《本草备要》载：附子"补肾命火，逐风寒湿。"

【功效】温经散寒、通络止痛。可以治疗因寒湿引起的腰痛，症见腰部冷痛重着，转侧不利，遇阴雨天加重等。对阳虚腰痛（症见腰部冷痛，畏寒，四肢、精神萎靡等）亦有较好的疗效。

川乌外敷

【组成】川乌15克，附子1克，透

骨草 20 克。

【用法】共碾为粗末，加食盐 250 克，用醋拌炒热后布包熨患处。

【功效】治风湿腰痛。

茴香炖猪腰

【组成】茴香 10 克，猪腰子 1 副，食盐少许。

【用法】将猪腰剖开洗净，去筋膜，纳入茴香和食盐，放瓦盅内加清水适量，隔水炖熟服食。

【功效】温肾，散寒，止痛。用于肾虚腰痛，慢性腰肌劳损，老人虚寒腰痛等疾患。

大蒜焖羊肉

【组成】大蒜 50~100 克，羊肉 250 克。

【用法】将羊肉洗净，切块，大蒜去皮，加水适量，烛火煮至烂熟，调味后食用。此款的功效是暖腰膝，补肾气。

【功效】适用于脾肾虚弱之腰酸、肢冷、神疲等。

鳖鱼补肾汤

【组成】鳖鱼 1 只（约重 300 克），枸杞子 30 克，淮山药 30 克，熟地 15 克。

【用法】将鳖鱼置热水中烫死，去肠杂，洗净，切块，与中药材一起，加水煨至鳖鱼烂熟，调味后吃或佐膳。

【功效】此款的功效是滋补肝肾。

适用于肝肾阴虚所致的腰膝酸软、遗精、头昏、眼花等。

土鳖虫

【组成】新鲜土鳖虫 8~10 只。

【用法】用温开水洗净，加少许冷开水捣烂，绞汁去渣，用黄酒冲服。每日 2 次。如果没有新鲜土鳖虫，也可用干品代替，其用量减半，研细末，用黄酒冲服。

【功效】治疗急性腰扭伤。

杜仲枸杞酒

【组成】炒杜仲 15 克，枸杞子 25 克，白酒 350~500 毫升。

【用法】上药浸泡于白酒中，密封，置避光处保存 10~15 日即可。每次取泡好的药酒 10~25 毫升，佐餐饮用，每日 1~2 次。

【功效】对慢性腰痛、腿痛有良效。可强腰膝，壮筋骨，补肝肾。

乌七马钱散

【组成】生草乌、生川乌各 10 克，三七 20 克，马钱子 12 克，醋适量。

【用法】将前 4 味研为细末，用醋调匀，敷于患处。治疗过程中应卧床休息，不宜过分活动。

【功效】舒筋活络，止痛。适用于腰椎间盘突出症引起的腰腿痛。

归尾泽兰汤

【组成】归尾、泽兰各 12 克，赤芍、川楝子、延胡索各 9 克，制川乌 6 克（先煎）。

【用法】每日 1 剂，水煎，分 2 次服，还可取药渣以布包热熨腰部或加水煎，以药汤洗腰部。

【功效】活血化瘀，理气止痛。主治腰椎间盘突出症。

炒牵牛子方

【组成】炒牵牛子 10 克，当归、白芍、川续断、狗脊、石南叶各 30 克，炒牛蒡子、杜仲各 20 克，羌活、独活、细辛、汉防己、白僵蚕、广地龙各 15 克，制马钱子 2 克，生黄芪 60 克。

【用法】每日 1 剂，水煎。3 周为 1 个疗程。卧床 3 周后，带腰围 3 个月。功能锻炼。

【功效】祛风除湿，主治腰椎间盘突出症。

鸡血藤杜仲炖猪蹄

【组成】新鲜猪蹄 1 只，中药鸡血藤 30 克，丹参 15 克，川杜仲 10 克。

【用法】先将猪蹄去毛，洗净剁成块，3 味中药洗净后与猪蹄同置锅内，加水适量，以慢火将猪蹄煲至熟烂，去药渣，调入食盐少许即可食用。

【功效】本方有较好的补血活血功效。主治因外伤、跌仆引起的腰痛。

肉桂膏药

【组成】肉桂 10 克，研细末。

【用法】用白酒调成稠糊状。每晚睡前，取 1 分钱硬币大小的药糊，敷贴于双侧足心涌泉穴（屈足时，脚掌前 1/3 人字纹中央凹陷中），用伤湿止痛膏或脱敏胶布外贴固定，次晨取下即可。

【分析】本方清代名医吴师机认为：“凡下部脾肾之病，皆宜贴足心，腰为肾之府，腰痛多因劳伤过度，感受风寒湿之邪，经络阻滞，不通则痛……”肉桂入药，其药性温热，可散寒止痛、温阳助火，故治疗虚寒性腰痛有良效。

【功效】用于治疗寒湿或阳虚腰痛。

独寄止痛汤

【组成】桑寄生、熟地、丹参各 15 克，独活 12 克，杜仲、怀牛膝、秦艽、茯苓、防风、党参、当归、白芍各 10 克，乳香、没药、川芎各 8 克，甘草 6 克，细辛 3 克。

【用法】每天 1 剂，水煎，分 3 次服，7 天为 1 个疗程。

【分析】风湿性腰痛多因风、寒、湿三气痹阻。肾之外府所致，其根本病机为经络气血痹阻。治疗时在独活寄生汤补肾补血、祛风除湿的基础上，特加用《医学衷中参西录》中之活络效灵丹。方中乳香、没药这两种油胶树脂能活血消肿、散血止痛，配以丹参、当归更加强了活血祛瘀的效果。两方合用，诸药相宜，故疗效满意。

【功效】用以治疗风湿腰痛，取效较好。

腰酸背痛治疗偏方

【组成】肉桂3克，熟地12克，山药9克，萸肉9克，泽泻6克，茯苓6克，丹皮6克，五味子3克，炒枣仁9克。

【用法】5剂水煎服。

【功效】主治腰背酸痛，背部冷，小便频。

生姜治腰部疼痛

【组成】大小新鲜生姜2块，雄黄适量。

【用法】将其内层挖空，把适量雄黄（药店有售）研细后放入生姜壳内并压紧。放入平底锅内用微火焙干，把生姜焙成老黄色，放冷，研细末，撒在伤湿止痛膏（药店有售）上，贴在腰部疼痛处，每日换药1次。

【功效】主治腰部疼痛，不能自然弯腰或直立，有时卧床亦不能缓解症状。

藏药五味马钱子汤散

【组成】马钱子（奶制）5克，藏木香15克，宽筋藤12克，悬钩木20克，干姜5克。

【用法】上5味粉碎成粗粉，每次1~2克，水煎后去渣服，每日2次。

【分析】马钱子配药前须奶制。具体方法是先把一定量的马钱子用砂微炒后去毛，用2倍的山羊奶或犏牛奶（若无可用黄牛奶代替）共煮至奶减一半时，用清水反复冲洗净，晾干即得。

【功效】开胸解郁，行气止痛之效。主治高血压引起的胸肋疼痛，肩背胀痛，胸闷气短等症。

狗脊寄生水煎剂

【组成】狗脊、桑寄生各30克，杜仲、续断各9克，当归、熟地各12克，木瓜15克。

【用法】水煎服，每日1剂。

【分析】金毛狗脊为蚌壳蕨科植物金毛狗的根茎，有补肝肾，壮筋骨，祛风湿的作用。

【功效】主治腰脊强痛，不能俯仰，足膝软弱及风湿腰痛等症。

木瓜盐

【组成】木瓜100克，食盐10克。

【用法】加水3000毫升，煮沸后倒入盆中泡双脚，以浸没三阴交穴为准（内踝上3寸骨下陷处），每次浸泡15~30分钟。另坚持每日清晨用木瓜5克、食盐 1 克、开水冲泡饮服。

【功效】慢性腰椎病即可痊愈。

醋茶

【组成】红茶 3 克，食醋 5~10 毫升。

【用法】将红茶用开水 200 毫升冲泡，加盖闷 15 分钟后，倒入食醋 5~10 毫升，趁热 1 次饮完。每日 2 次，连服 7 日。

【分析】红茶性味甘温，可养蓄阳气，生热暖腰腹；醋可行血、理气止痛。

【功效】疏通经络，扶正祛邪，滋补肝肾。治疗血行不畅所致腰肌劳损、腰痛有明显效果。

治腰腿痛方

【组成】续断、杜仲、宽筋藤、牛膝、当归、丹参、羌活、海桐皮、姜黄各 30 克，防己、赤芍各 20 克，细辛 10 克。

【用法】将药捣碎，用醋淋湿后，放布袋内蒸 30 分钟，用毛巾将其包裹敷于患处，待稍降温后可将药包直接放于腰腿痛患处皮肤上。每日 2 次，每次约 40 分钟，6 天为 1 个疗程。药包用毕放阴凉通风处，可连用 3 天。

【功效】主治腰腿痛。

药物童子鸡

【组成】一只童子公鸡，木香、木瓜、当归、红花、甘草各 5 克，黄酒 150 毫升。

【用法】鸡杀后，去肠杂，洗净，然后将上药以纱布包，纳入鸡腹，加入 150 毫升黄酒，再缝合切口，放入陶器罐中，蒸 1 小时左右。先吃鸡，再喝汤。一次服完，盖被发汗，以感觉脚心已出汗为止，起床拭汗，更衣，再休息。

【功效】主治腰腿痛。

【注意】此时绝对不能见风。

两面针骨头汤

【组成】鲜两面针根 100 克（干品减半）和猪腿骨 1 根。

【用法】加水同炖烂。每晚服 1 次，连服 3 个月。

【功效】主治反复发作腰部酸痛。

刀豆子治腰痛

【组成】刀豆子 10 粒，猪腰子 1 个。

【用法】刀豆子包于猪腰子内，外裹荷叶（树叶或菜叶亦可），在柴火中煨熟，食肉嚼豆。

【功效】主治肾虚腰痛，亦可治妊娠期腰痛。

八、跌打损伤

理气化瘀汤

【组成】柴胡 15 克，郁金、桃仁、红花、大黄、莪术、茯苓、炮甲珠（先煎）各 10 克，延胡索、甘草各 6 克，车前子 12 克（包煎）。

【用法】水煎服，每日 1 剂，每日服 2 次。

【分析】胸壁挫伤后，初期瘀血未凝，气机尚通，疼痛不明显，伤后 3~5 天，血瘀气滞明显，故疼痛加重，呼吸咳嗽则痛剧，以后疼痛逐日减轻，轻者持续 1~2 周，重者月余。此乃血瘀气滞由凝聚到消散的一个病理规律。方用柴胡、郁金、延胡索疏肝解郁、理气止痛；以桃仁、红花、莪术、炮甲珠活血化瘀、软坚消瘀；大黄攻下逐瘀；茯苓、车前子利水渗湿，导瘀从二便而出，通畅气机；甘草调和诸药。诸药合用，共奏理气止痛、活血化瘀之功。

咳嗽有痰，加杏仁 10 克，陈皮 6 克，半夏 10 克；脾虚便溏，去大黄，加山药 12 克；有热者，加连翘 12 克，生栀子、赤芍、丹参各 10 克；疼痛明显者，加白芍、三棱、乳香、没药各 12 克。

【功效】理气止痛，活血化瘀。主治胸壁挫伤。

八厘散

【组成】苏木面 3 克，半两钱 3 克，自然铜（醋淬 7 次）9 克，乳香 9 克，没药 9 克，血竭 9 克，麝香 0.03 克，红花 3 克，丁香 1.5 克，番木鳖（油炸，去毛）3 克。

【用法】共为细末，黄酒温服，每次服 3 克，每天服 2 次。

【功效】活血通经，散瘀止痛。治疗跌打损伤，脑外伤后遗症。

【注意】忌生冷发物，猪头肉、茶水、糯米粥。

热醋外敷

【组成】醋 100 毫升。

【用法】取醋 100 毫升放入铁勺内煮 2~3 沸后加食用碱少许，2 沸后，用纱布蘸上液外敷扭伤部位 5 分钟，每日 3 次。

【功效】治凡急性手足扭伤在 3 天以内红肿疼痛甚者有良效。

软组织损伤外敷膏

【组成】血竭、生蒲黄、生大黄、黄柏、红花各 150 克，赤芍、苏木各 120 克，儿茶、白芷、木香、延胡索、海桐皮、乳香、没药各 90 克，冰片 60 克。

【用法】除冰片外，其他药粉碎为细末，然后加冰片拌匀，根据软组织损伤范围大小，取药粉适量与温开水调成糊状，涂于纱布敷于患处，再用绷带包扎，每日换药 1 次。

【功效】具有消肿化瘀止痛之效，适用于急性闭合性软组织损伤（骨折除外）。

茜草根大黄外敷方

【组成】茜草根 200 克，大黄 100 克。

【用法】上药研为粗末，布包后水

煮 20 分钟，先洗，温后敷局部，冷后可再次加热使用，用药 3~8 天。

【功效】本方主治跌打软组织损伤。

启元活血汤

【组成】黄芪 30 克，柴胡 10 克，当归 15 克，炮山甲 10 克，桃仁 10 克，红花 10 克，瓜蒌 15 克，酒大黄 6 克，青皮 10 克，甘草 10 克。

【用法】水煎服，每日 1 剂，早晚 2 次分服。5 天为 1 个疗程，治疗 2~3 个疗程后，观察疗效。

【分析】方中重用大黄荡涤留瘀败血，与疏肝调气之柴胡共为君药，攻散胁下之瘀滞，臣以活血祛瘀消肿止痛之当归、桃仁、红花，佐以破瘀通络之山甲和既能消瘀散结又能消热润燥之瓜蒌；血瘀必引起气滞，重用黄芪行气通络，气行则血行，各药合用使瘀去新生，气行络通则胁痛自平。

痛剧加延胡索、血竭以活血止痛；隆起显著者加夏枯草、牡蛎以散结消肿；气虚明显，加党参以补气行气；若气滞较甚者，加木香、香附以行气止痛；血瘀较重者，可加土鳖虫、五灵脂以增化瘀之功；若有月经不调者，加益母草、赤芍、鸡血藤以养血祛瘀；伴有心烦失眠者加栀子、合欢皮以清心安神。

【功效】活血祛瘀，疏肝通络。主治跌打损伤瘀血留于胁下。

百损丸

【组成】破故纸（羊油炒微黄）85 克，骨碎补（甜酒炒勿令焦）30 克，肉苁蓉（酒洗）30 克，黑穞豆 30 克，当归（酒洗）30 克，鸡血藤膏（甜酒化开）15 克，三七（另研）15 克，血琥珀（另研）9 克，麒麟竭（另研）15 克，沉香（另研）15 克。

【用法】前 8 味共为细末，连同后 5 味和匀入鸡血藤膏，再入炼蜜，每丸重 9 克。早晚空服 1 丸，开水送下。

【功效】治跌打损伤，不论内伤脏腑，外伤筋骨，以及劳伤经络，均可。

花蕊石散

【组成】乳香、没药、羌活、紫苏、细辛、草乌、蛇含石（童便煅三次）、厚朴、白芷、降香、当归、苏木、檀香、龙骨、南星、轻粉各 6 克，麝香 0.9 克，花蕊石（童便煅七次）15 克。

【用法】上药研极细，罐收听用。葱汤洗净，用此掺之，软棉纸盖扎，每日 1 换。

【功效】治跌扑伤损及金疮、刀、箭、兵刃所伤，断筋损骨，疼痛不止，新肉不生者并效。

三虫化瘀散

【组成】土虫、水蛭、臭虫3味等分。

【用法】上3味各炮炙后等分研细混合备用乃成，单用或配他药应用。每服1~2克，每日3~4次，以山药粥或蜂蜜水送服。

【功效】专治胸胁内伤，血瘀实证，或陈伤后患，滞瘤难消者。

将军复战丹

【组成】山芝麻620克（童便浸4次，烧酒浸3次，略炒），乳香（炙去油）、没药（炙去油）各90克，血竭（煨）60克。

【用法】共为极细末，火酒送下1.2克，随食白煮猪肉压之；如持斋者，食白腐干。

【功效】治跌打损伤。

【注意】服药后，切记避风。

七厘散

【组成】朱砂3.6克（水飞净），净麝香0.36克，冰片0.36克，乳香4.5克，红花4.5克，明没药4.5克，血竭30克，儿茶7.2克。

【用法】上为极细末，密贮。每服0.21克，先以七厘烧酒冲服，复以药用烧酒调敷伤处，伤口大则干掺之，定痛止血，立时见效。不可多服。

【功效】专治金疮跌打损伤，骨断筋折，血流不止。

鹅不食草

【组成】鹅不食草适量，红糖50克，黄酒300~400毫升。

【用法】研成粉末，成人每次用6~9克（小儿减半），以黄酒300~400毫升（不饮酒者用酒水各半），红糖50克，同煮，取汁分次温服。

【功效】化瘀止痛。适用于跌伤、打伤、挫伤、扭伤等引起的疼痛。

猕猴桃根

【组成】猕猴桃根60克。

【用法】猕猴桃根水煎服，同时用树根白皮拌酒捣烂，加热后外敷患处。

【功效】适用于跌打损伤。

鸡血藤丹参汤

【组成】细辛10克，丹参20克，制大黄5克，桃仁10克，红花5克，牛膝10克，鸡血藤30克。

【用法】水煎服，每日1剂。并配合外用药物。

【功效】活血化瘀，止痛消肿，适用于跌打损伤面积较大、伤情较重，疼痛较剧者。内服方药，可帮助化瘀血、消肿痛。

秋海棠根

【组成】秋海棠根适量。

【用法】取秋海棠根适量，晒干研

末，每次饮服 6 克，开水送服；另外用鲜根适量，甜酒糟少许，捣烂外敷于伤处。

【功效】主治跌打损伤。

泽兰四根酒

【组成】山姜根 15 克，大血藤根 30 克，茜草根 15 克，牛膝根 9 克，泽兰 9 克，白酒 500 克。

【用法】将诸药浸入白酒中 3~7 天，每次饮服 30~50 毫升。

【功效】主治跌打损伤。

三七鸡骨

【组成】三七（研粉）10 克，稍带点肉的鸡腿骨（砸碎）10 根。

【用法】不放任何佐料，共煮汤喝。当天即可缓解疼痛，1 周开始消肿，效果极佳。

【分析】三七为止血活血化瘀奇药，对跌打损伤等疾病自古就有"金不换"之说。三七与砸碎的鸡骨煮汤，可使鸡骨中的钙质及营养成分易于溶解于汤中，便于人体吸收。三七活血通经，鸡骨补钙又有营养，对于跌打损伤效果极佳。

【功效】主治跌打损伤。

红花醋

【组成】红花 100 克，50%食用酒精适量，50%食用酒精 1000 毫升。

【用法】红花、50%食用酒精。红

花布包，加 50%食用酒精 1000 毫升浸泡 7 天，滤过放置室温下静置 48 小时，再过滤，取滤液分装即可。每服 10 毫升，每日 2 次。

【功效】主治跌打损伤，风湿性关节炎。

三辣外敷方

【组成】葱白 100 克，生姜 120 克，大蒜 50 克。

【用法】共捣烂，放锅内微火炒热，加白酒少许，装入布袋内，反复热敷疼痛处。

【功效】治疗关节挫伤、扭伤有显效。

秋海棠花栗子粥

【组成】栗子肉 100，粳米 160 克，冰糖 30 克（打碎），秋海棠花 50 克（去梗柄）。

【用法】栗子肉 100 克去内皮，切碎米粒，与粳米 160 克入锅，加清水适量，旺火烧沸后改小火煮至米熟烂，入冰糖 30 克、秋海棠花 50 克，再用小火熬煮，熟后服食。

【功效】主治跌打损伤。

【注意】秋海棠性寒，脾胃虚寒者慎用。

月季花烧鱼肚

【组成】水发鱼肚 600 克，月季花 3

朵，葱、姜调料适量。

【用法】水发鱼肚600克放锅内，烧沸炖1小时取出切块，用沸水略焯，捞出过凉。另锅将鱼肚入鲜汤1.5升中煨20分钟，去异味。炒锅上火，放麻油烧，下入调料，放鲜汤，汤沸后取葱、姜，鱼肚挤净原汤，放锅内，小火焖30分钟调味。鱼肚勾芡，将月季花1朵撕在鱼肚身上。另2朵月季花放盘内，鱼肚起锅，淋上鸡油，盖花上。烧好服食。

【功效】主治跌打损伤。

韭菜根酒

【组成】韭菜根60克，白酒50毫升。

【用法】韭菜切碎，用纱布绞汁，再将所取汁液与白酒50毫升相混合，空腹饮用。每次1剂，早、晚各1次。

【分析】中医学认为，韭菜根有温中散寒、活血化瘀、止血等功效。

【功效】对于跌打损伤有效。

九、骨质增生

生草乌细辛散

【组成】生草乌、细辛各10克，洋金花6克，冰片16克。

【用法】先将前3味药研末，用50%酒精300毫升浸入，冰片另用50%酒精200毫升浸入。每日搅拌1次，约1周后全部溶化，滤净去渣，将二药液和匀，用有色玻璃瓶储藏。每次用棉球蘸药液少许涂痛处或放痛处片刻，痛止取下。每天2~3次。

【功效】祛风散寒，通络止痛。用于治疗颈椎、腰椎及足跟骨质增生，老年骨关节炎疼痛等。

麻黄没药糊

【组成】生麻黄、制马钱子各20克，乳香、没药各30克，冰片10克，小米（炒焦）200克。

【用法】上药共研细末，用温开水调成糊状，分数次外敷患处，以干净纱布包扎固定，每日更换1次，至愈为止。

【功效】主治骨质增生。

【注意】本方只可外用，不可内服。

白芍葛根丸

【组成】白芍50克，木瓜12克，鸡血藤15克，威灵仙15克，葛根18克，杜仲15克，怀牛膝12克。

【用法】此为1疗程（约5天）剂量，制成药丸或药末，每日3次，每次约9克，白开水送服。连服5~10个疗程即可。

【功效】主治腰颈椎骨质增生。

川芎陈醋糊

【组成】川芎末6~9克，老陈醋适量，药用凡士林少许。

【用法】将药末加老陈醋调成糊状，然后混入少许药用凡士林调匀。随即将配好的药膏涂抹在患者增生部位，涂好后盖上1层塑料纸，再贴上纱布，用宽胶布将纱布四周固封。2天换1次药，10次为1个疗程。使用时不宜过早揭去贴敷药物，除个别有刺痒、起密集丘疹可揭去敷药外，敷后应保持1天不掉落，否则会影响疗效。对颈椎及脚跟骨质增生症疗效更佳。

【功效】主治骨质增生。

银环蛇

【组成】花蛇（银环蛇）4条，威灵仙72克，当归、土元、血竭、透骨草、防风各36克。

【用法】共研细末，过筛。每日服2次，每次3克，开水送服。

【功效】主治骨质增生。

地龙治

【组成】活蚯蚓数条，白糖适量。

【用法】活蚯蚓加白糖适量，使其化为黏液，涂抹患处，覆以干净白纸，纸外再包白布，用暖水袋加热至适量温度，反复加热，直至黏液烫干为止。每天2次。

【功效】此方治疗骨质增生疗效较佳。

川乌散外敷方

【组成】生川乌30克，此为1足跟用量。

【用法】将川乌研末加白酒（以粮食酒为好）调成糊状，晚上睡觉前用温水将脚洗净，把药平摊在足跟疼痛处，外以塑料纸包好，用药期间不作剧烈活动。病去即停，不可久用。

【功效】主治足跟骨质增生。

壁虎散外敷方

【组成】壁虎6只，辰砂6克。

【用法】上药焙干研粉备用。取适量药粉撒于患处，用强力麝香膏固定。隔天换药，1个月为1个疗程。休息3~6天后可继续下1个疗程。

【功效】主治骨质增生。对颈椎及足跟骨质增生疗效更佳。

骨刺丸

【组成】熟地60克，骨碎补60克，炙马钱子60克，鸡血藤60克，肉苁蓉60克，汉三七30克，乳香30克，没药30克，川芎30克。

【用法】研末，炼蜜为丸，每丸重6克，早晚各1丸，3个月为1个疗程。

【分析】方中熟地，肉苁蓉补肾填精助阳；骨碎补健骨止痛；马钱子散血热，消肿痛；鸡血藤、汉三七活血通经，消肿定痛；乳香合没药行气止痛，活血消肿；川芎能升能散，通十二经，行气活血，散风止痛。本方作用机制可能是使增生的骨刺周围的软组织无菌性炎症迅速消退，修复磨损的关节软骨面，使已经形成的骨刺缩小或停止发展。

【功效】补益肝肾，通经活络，消肿止痛。主治骨质增生症。

骨质增生汤

【组成】白芍 30 克，木瓜 15 克，当归 15 克，威灵仙 15 克，甘草 6 克，五加皮 6 克。

【用法】水煎服。

【分析】部位在颈椎者加羌活 10 克；在腰椎者加续断 20 克；在跟骨者加牛膝 10 克。

方中白芍、木瓜柔肝舒筋；当归养血活络；五加皮合威灵仙祛风止痛；甘草调和诸药。又根据不同部位辨证加减，选药不多，然恰如其分，故临症能取得满意疗效。

【功效】舒筋活血，祛风止痛。主治骨质增生症。

鲜苍耳叶外敷方

【组成】鲜苍耳叶适量。

【用法】鲜苍耳叶适量捣烂，以小片塑料薄膜包敷患处，干后换药，不拘次数。如有小泡发生，可按烫伤处理，伤好后继续敷药。

【功效】主治足跟骨质增生。

没食子皂角散

【组成】没食子 40 克，皂角 20 克。

【用法】共研细末，加米醋调成糊状，贴敷患处，胶布固定，每日换 1 次药。连用 10 次为 1 个疗程。

【功效】主治足跟骨质增生。

仙人掌治疗骨刺

【组成】仙人掌 1 片（约重 50 克）。

【用法】将仙人掌上的刺清理干净，然后将仙人掌洗净，捣成泥状。将仙人掌泥厚厚地敷在患处，然后用纱布包好即可。可每天换药 1 次，应连续用药，直至患处不疼为止。

【分析】仙人掌性寒味苦、无毒，具有清热解毒、行气活血的功效。将仙人掌捣烂后外敷，具有抑菌、抗炎、消肿、镇痛的作用。可用于治疗风湿性关节炎、类风湿性关节炎、急性乳腺炎、甲沟炎、淋巴结炎、腱鞘炎、足跟痛、牙痛及肿瘤引起的疼痛。

【功效】治疗骨刺有良效。

麻黄附子细辛汤

【组成】附子 60 克（先煎），细辛 6 克，炙麻黄、炒白芍、炒白术、干姜、人参、桂枝、茯苓各10克，炙甘草8克。

【用法】每天1剂，水煎分3次服用。经服用28剂而愈。

【分析】附子温命暖肾而扶阳，温经逐寒而通脉，取其破阴寒而振阳气之效。在方中用量最大，须先煎30分钟以上，为治阳衰阴盛之要药；麻黄辛温，开泄皮毛，发散风寒；此君臣相伍，内外兼顾。细辛辛温，温经通络止痹痛，既外助麻黄解表，又内助附子温里，通彻表里。附子配桂枝，温通经脉，散寒止痛；附子配白芍，温阳救逆，祛寒而止痛，附子配干姜，使回阳救逆，温中逐寒的作用大增。附子配白术，温阳散寒通经络，健脾除湿；茯苓、白术，健脾化湿；人参益气；炙甘草缓急止痛偏补阳气，与白芍相伍，酸甘化阴缓急止痛效力增。全方实则麻黄附子细辛汤，附子汤，桂附理中丸整合而成，共奏益气扶阳，温通经络，祛除寒邪之功。对寒邪凝滞经络，身体骨头剧烈疼痛，痛有定处，日轻夜重，行走不便，背微寒，手足寒凉等症，既温其寒邪，又壮其真阳，使经脉通、寒气散而达到"通则不痛"的目的。

【功效】对骨质增生夜间剧痛有很好的效果。

小茴香外敷

【组成】小茴香50克，食盐0.5千克。

【用法】将小茴香、食盐放入锅中炒热，然后装入布袋中，布袋外裹1条手巾，置于骨质增生部位，每日1次，每次半小时，30天为1个疗程。

【功效】本方治疗骨质增生引起的局部疼痛。

荞麦面和醋治疗法

【组成】适量的老陈醋和荞麦面。

【用法】用老陈醋将荞麦面调成糊状，然后外敷于骨质增生患处，早晚各1次，以半个月为1个疗程。

【功效】主治骨质增生。

川楝叶

【组成】鲜川楝叶30~60，红糖适量。

【用法】两者混合捣成膏状，外敷足跟疼痛处，24小时后更换，一般2~3次疼痛可消失。

【功效】主治足跟骨质增生。

仙人掌外敷方

【组成】仙人掌适量。

【用法】将两面的毛刺用刀刮去，然后剖成两半，用剖开的一面敷于足跟部疼痛处，外用胶布固定，敷12小时后再换另半片。冬天可将剖开的一面放在热锅内烘3~4分钟，热后敷于患处，一般于晚上贴敷。在治疗期间穿布鞋为宜，并适当活动。

【功效】主治足跟痛。

臭椿树叶熏洗方

【组成】臭椿树鲜叶 250 克或干叶 100 克。

【用法】加水约 1000 毫升，煎沸取汁，加醋酸 150 克，趁热熏洗患处，每天 1~2 次，20 天为 1 个疗程。

【功效】主治足跟骨质增生。

十、骨折

当归消肿方

【组成】当归、鸡血藤、丹参、茯苓各 15 克，黄芪 20 克，川芎、地鳖虫、桂枝、地龙、泽泻、猪苓、木通、牛膝各 10 克，苍术 6 克。

【用法】每日 1 剂，水煎 3 次，分 3 次服。

【功效】补气活血，健脾利湿消肿。主治骨折及术后下肢肿胀。

接骨汤

【组成】土鳖虫、续断、骨碎补、自然铜、桃仁、当归、赤芍、生地黄各 12 克，川芎 6 克，血竭 1.5 克（冲服）。

【用法】每日服 1 剂，水煎，分 2 次服，共服 60 剂。

【功效】补肝益肾，接骨续筋。治骨折。

芪枣粥

【组成】黄芪 15 克，大枣 10 枚，大米 50 克。

【用法】黄芪先煎，去渣取药汁，用药汁煮粥（汁不够可加水），快熟时加入大枣同煮，米熟烂即可食用，每日 1 次。

【功效】骨折初期膳食补充。

黄芪茯苓散

【组成】黄芪、枸杞子、怀山药、茯苓、骨碎补、川续断、杜仲各 50 克，党参、自然铜、土鳖虫、生大黄、田三七各 40 克，细辛、桂枝、白芍、广木香各 15 克。

【用法】将上药研为极细末，过筛，炼蜜为丸，每丸重 6 克。每日 3 次，每次 1 丸，黄酒或白开水送服。1 个月为 1 个疗程。

【功效】主治骨折。

当归续断汤

【组成】当归、续断各 10 克，土鳖虫、乳香各 5 克，花粉、骨碎补各 15 克，桑寄生、五爪龙各 30 克，防风 20 克。

【用法】每日 1 剂，水煎，分 2 次口服。

【功效】活血通络，接骨续筋。主治股骨干骨折中期。

茴香五灵散

【组成】五灵脂 30 克，茴香 3 克，醋适量。

【用法】将前 2 味研细，用醋调匀，敷于患处，以布包扎。

【功效】活血散瘀。适用于骨折。

续骨猪排汤

【组成】猪排骨 200 克，肉苁蓉 12 克，续断 12 克，生姜 5 片，食盐适量。

【用法】将洗净的猪排骨块放沸水中余出血水，再换清水，其他食材同入锅，用小火炖至肉烂熟即可，喝骨汤吃肉。

【分析】骨折后 3~8 周。此时患者从生理及精神上对骨折后的境况都有所适应，肿胀逐渐消退，疼痛明显减轻，但是瘀肿虽消而未尽，骨尚未连接，患者食欲及胃肠功能均有所恢复。饮食上应由清淡转为适当的高营养，以满足骨痂生长的需要，多吃一些骨头汤，鸡、鱼类以及动物肝脏，以补给更多的维生素 A、D，钙及蛋白质。适当多吃一些青椒、番茄等维生素 C 含量丰富的蔬果，以促进骨痂生长和伤口愈合。

【功效】促进接骨续筋、骨痂生长和伤口愈合。作为骨折中期药膳。

枸杞栗子乌鸡煲

【组成】枸杞 15 克，栗子 10 粒，乌鸡 1 只。

【用法】乌鸡去毛及内脏，洗净剁块，

与其他食材同入锅，加清水用小火炖 2~3 小时，熟时添加适量调料，吃肉喝汤。

【功效】壮筋骨、养气血、补肝肾。作为骨折后期药膳。

枸杞猪腰汤

【组成】猪腰 1 对。

【用法】去筋膜洗净，切成中等大小的块，加清水小火炖，快熟时加入枸杞子，以及适量食盐、小茴香粉等。

【功效】壮筋骨、养气血、补肝肾。作为骨折后期药膳。

活血止痛汤

【组成】牛膝 10 克，丹皮 10 克，红花 10 克，泽兰 10 克，大黄 10 克，归尾 12 克，赤芍 12 克，丹参 12 克，黄柏 12 克，制乳香 12 克，制没药 12 克，桃仁 9 克，甘草 6 克。

【用法】水煎服。

【分析】骨折损伤 2 周后，瘀血肿消未全，然新骨已开始生长，此时应及时运用接骨续筋汤以通经止痛，接骨续筋。方为：当归、丹参、毛姜、党参各 15 克，续断、木瓜、茯苓各 12 克，地鳖虫、牛膝、白术各 10 克，自然铜（先煎）25 克，甘草 6 克，水煎服。

骨折 4 周以后，瘀血积滞已平，疼痛基本缓解，断端生长接续，当务之急是补益肝肾，拟用强筋健骨汤来温筋通络，强壮筋骨。方为：怀牛膝、杜仲、枸杞、白芍、当归、熟地、党参各15克，续断、补骨脂、木瓜各12克，炙甘草10克，水煎服。

骨折临床愈合后，为防止骨折断端相邻关节筋脉拘挛、僵硬不使，应用中药熏洗剂来帮助关节的活动，温通气血，舒筋活络。方为：伸筋草、红藤、梅桐皮、五加皮、威灵仙、骨碎补、川牛膝、透骨草各20克。上药共研细末，每次1包，置于布包中，浸入热水后熏洗患处。

【功效】活血化瘀，消肿止痛。主治骨折初期瘀血内结。

和营续骨汤

【组成】当归9克，地鳖虫9克，骨碎补9克，续断9克，牛膝6克，杜仲9克，鸡血藤9克，赤白芍各4.5克，川芎4.5克，红花4.5克，陈皮4.5克，自然铜（煅）12克，接骨木6克。

【用法】水煎服。

【分析】骨折中期，此时瘀血虽消而未尽，断骨始接未牢固，应加强祛瘀生新、和营续骨的能力，方中去瘀药与接骨续筋药相互并存，一攻一补，深刻体现了陈氏"跌打损伤，皆瘀血在内而不散也，血不活则瘀不能去，瘀不去则折不能续"的观点。

【功效】活血理气，接骨续筋。主治骨折中期（断端初步连接）。

坚骨壮筋汤

【组成】全当归9克，大熟地9克，白芍9克，川芎9克，党参6克，黄芪6克，续断9克，补骨脂9克，淫羊藿9克，秦艽5克，桑葚子9克，鸡血藤9克，陈皮5克。

【用法】水煎服。

【分析】在骨折后期应用补益肝肾诸药，可弥补骨折断端的供血不足，促进筋骨生长。

【功效】补肝肾，健筋骨。主治骨折后期，以达筋骨劲强、关节滑利之效。

胸宁汤

【组成】苏子10克，苏梗10克，桃仁10克，杏仁10克，冬瓜子30克，九香虫15克，川续断12克，白芍12克，陈皮10克，生军（后下）10克，生甘草3克。

【用法】水煎服。

【分析】疼痛较甚者加制乳香、制没药、地鳖虫或用官桂末、沉香末、田七末各2克分次吞服；胸部积液加仙鹤草、茜草、蒲黄、五灵脂等或视体质采用逐水利尿法；骨折中期可加强接骨续筋之力，后期则主要以补养气血、强化筋筋骨为主。

【功效】宣肺理气、活血散瘀，止咳化痰。主治肋骨骨折胸闷、瘀滞、呼吸不畅。

复方血竭酊

【组成】红花45克，羌活45克，白芷45克，五加皮45克，钩藤30克，官桂30克，甘松30克，乳香30克，没药30克，血竭30克，田七15克，荜茇15克，丁香15克，蟾酥9克。

【用法】上药蟾酥1味，用95%酒精4000毫升浸泡1个月，然后用纱布滤去药渣。蟾酥液拌于其他药液中即成。用时以外擦皮肤生热为度。

【功效】舒筋活络，温通血脉。主治骨折后期患肢酸楚，关节活动不便。

平乐接骨丹

【组成】参三七9克，土元9克，龙骨15克，自然铜15克，乳香5克，没药5克，元寸0.3克。

【用法】共为细末，装胶囊。每日2次，每次1.5克，口服。

【功效】活血散瘀，和营续骨。主治骨折瘀滞疼痛。

正骨汤

【组成】当归12克，川芎15克，赤芍9克，苏木12克，广木香9克，骨碎补15克，地鳖虫6克，生甘草6克，乳香6克，没药6克。

【用法】水煎服。

【分析】方中诸多活血化瘀药，主要作用在于活血化瘀，使筋脉松解，络脉通畅。方中仅有1味理气药——木香，则起到了推波助澜、气行血活的目的。

瘀血严重加桃仁、红花。

【功效】活血散瘀，行气止痛。主治骨折初期。

骨折肿痛中药外敷

【组成】栀子、生蒲黄、桃仁各20克，红花15克，大黄60克。

【用法】先将栀子、桃仁、红花、大黄共研成细粉，再加入生蒲黄混匀待用。根据骨折肿胀部位大小取化瘀止痛散适量，加入陈醋调成糊状，均匀涂于患处，厚约0.5厘米，外敷以塑料薄膜，再用绷带包扎。骨折有移位者，需先行复位，方可敷药，最后施以适当外固定。每日换1次药；有固定者，2~3天换1次药。一般5天肿痛即可消退。

【分析】骨折肿痛属气滞血瘀之症，桃仁、红花、生蒲黄属通经活络、化瘀消肿之品；栀子具有清热凉血、消肿止痛之功；大黄苦寒，力猛善走，有清热消肿之效；诸药配伍使用，使血行瘀散，肿痛自消。

【功效】适用于骨折、软组织损伤早期局部肿痛者。

中药外敷治骨折后遗症

【组成】川椒、红花、艾叶、伸筋草、透骨草、桂枝、生麻黄、木瓜、泽兰、川牛膝、当归、川芎、苏木、防风、海桐皮、制川乌、制草乌各 20 克。

【用法】使用时将药装入纱布袋内，放入大锅内煎熬，沸后 2~3 分钟即可将预制的薄棉垫或毛巾放入浸透绞干。乘热敷于患部，时间大约 15 分钟，凉后取下。每日 1~2 次，10 次为 1 个疗程。

【分析】中药湿热敷是借温度和药物的作用，对机体产生治疗效能，由于温热刺激，使患处的血管扩张，促进血液和淋巴循环，使新陈代谢旺盛，改善局部组织营养和整体机能，达到治愈疾病的目的。温热敷所用的中药均为芳香辛温走窜之品，具有活血化瘀，舒筋通络，温经止痛的作用。

【功效】适用于骨折后遗症。

十一、足跟痛

熟地山药

【组成】熟地 12 克，山药 25 克，山萸肉 12 克，桑寄生 12 克，牛膝 9 克，木瓜 12 克，白芍 25 克，甘草 10 克。

【用法】每日 1 剂，水煎服。15 日为 1 个疗程。

【功效】补益肝肾，强筋健骨，主治老年人足跟痛（肝肾精血亏损）。

苏木红花汤

【组成】苏木、透骨草、红花、七叶一枝花各 30 克。

【用法】水煎汤加食醋泡洗患处。

【功效】主治足跟痛。

艾叶冰片

【组成】艾叶 20 克，海桐皮 30 克，肉桂 15 克，炙川乌 20 克，炙草乌 20 克，威灵仙 20 克，透骨草 30 克，红花 15 克，川牛膝 20 克，川柏 20 克，冰片 15 克，三棱 20 克，莪术 20 克。

【用法】上药（除冰片外）放入较大容器内，加水浸没半小时至 1 小时，再加水适量，煮沸后再煮 15~20 分钟，去渣留汤。加入冰片搅匀，趁热将患足置于盆上熏蒸，待药汤降温适度，放入患足外洗，时间超过半小时。每日 1 次，每剂用 2 次，10 次为 1 个疗程。

【功效】活血化瘀，温经除湿。主治各种原因引起的足跟痛。

白芥子

【组成】生白芥子适量。

【用法】研粉备用。取白芥子粉适量，加醋调成稠膏状，敷于患部。

【分析】白芥子味辛，性温；归肺、胃经。药用部分为十字花科1年或2年生植物白芥的干燥成熟种子。夏末秋初果实成熟时采割植株。将植株连根拔起，或将果实摘下即可。具有祛痰利气，温经除寒，散结消肿的功效，主治咳喘痰多，胸满胁痛，胃寒吐食，肢体麻木，寒湿痹痛，结核等。

"治风毒肿及麻痹，醋研敷之；扑损瘀血，腰痛肾冷，和生姜研微暖涂贴；心痛，酒醋服之。"《日华子本草》。

【功效】理气祛痰，温中散寒，通络止痛。主治跟骨骨刺。

【注意】肺虚咳嗽、阴虚火旺者忌服，外敷有发泡作用，皮肤过敏者忌用。

熟地牛膝

【组成】熟地、狗脊、牛膝、赤芍、威灵仙各9克，丝瓜络15克，鹿角胶（烊化）6克。

【用法】每日1剂，水煎服。

【功效】温阳补肾，活血止痛。主治跟骨骨刺。

三生散

【组成】生南星、生半夏、生草乌、细辛各等份，鸡蛋清适量。

【用法】先将前4味药研为极细粉末后，装入瓶内备用，用时，以鸡蛋清调药粉成糊状，外涂患处，卧床休息。每日换药1次。另可用黑膏药或凡士林等，在火上烤化，掺入药粉适量调匀，趁热贴患处，外用绷带或者胶布固定。3~5天换1次药。

【功效】温化寒痰，燥湿散结。主治足跟痛。

八仙逍遥散

【组成】荆芥10克，防风10克，羌活10克，独活10克，当归10克，川芎10克，川乌10克，干姜10克，白及10克，宽筋藤30克，金银花藤30克，大黄15克。

【用法】上药粗磨，布包，将药袋放入洗脚盆里，加入温开水泡脚，1日1次，以全身自汗出为度。患者避风，避免走长路，穿软底鞋。

【功效】温经止痛，活血化瘀。适用足跟痛。

荔枝莲子粥

【组成】荔枝肉、莲子各10克，大米50克。

【用法】上药一同熬粥服食，每日1次，7天为1个疗程。

【功效】补益气血，濡养筋脉。适用气血亏虚型足跟痛，主要表现为局部疼痛且反复发作、日久不愈。

枸杞韭菜粥

【组成】枸杞10克，韭菜30克（洗净切段），大米50克。

【用法】大米先熬粥，快熟时加入韭菜段和枸杞，再煮1~2沸即可，每日1次，7天为1个疗程。

【功效】补益肝肾，强筋壮骨。适用于肝肾不足型足跟痛，主要表现为局部困痛，行走则疼痛加剧，伴头目眩晕、腰膝酸软、肢软乏力等。

骨刺浸剂

【组成】地鳖虫40克，五灵脂30克，白芥子30克，制草乌30克，三棱30克，威灵仙60克，楮实子60克，马鞭草60克，苏木60克，海带60克，皂角刺60克，蒲公英60克，延胡索60克，汉防己60克。

【用法】上药水煎达沸后3~5分钟，加入食醋100毫升、鲜葱100克，至温后，患脚放入浸泡半小时至1小时，每天2次，每剂药浸4次后，更换新药，平均治疗1~6次。

【功效】软坚散瘀，消炎止痛。主治足跟痛。

十二、关节炎

金银菊花茶

【组成】茶叶5克研末，金银花5克，菊花6克。

【用法】开水冲泡，每日多次饮用。

【功效】用于患者关节疼痛、发热、发红者。

鲜小蓟蓖麻子

【组成】新鲜小蓟10克，蓖麻子（去皮）5克。

【用法】捣成膏，均匀敷于关节上，厚度约五分硬币厚，外用塑料薄膜包扎，上盖毛巾，4小时后关节处发热，可见米粒及豆粒大小红色斑疹，微痒。敷药时间一般夏季4~6小时，秋冬季6~8小时，注意不可敷药时间过长，以免起水泡。

【分析】小蓟（别名刺儿菜）甘凉，内服具有凉血止血，止痛祛瘀，消痈肿，外用借其祛瘀止痛作用，治疗关节痹痛。蓖麻子甘辛平有毒，外用能祛风湿，开通关窍经络，止诸疼痛，主治风寒湿痹。两者合用起协同作用，故治疗关节炎效果显著。

【功效】主治关节炎。

黄芪桂枝舒痹汤

【组成】黄芪 15~45 克，生地黄 12~24 克，鸡血藤 15~30 克，乳香、独活各 10 克，商陆 2~5 克，赤小豆 30 克，桂枝、白芍、土茯苓、青风藤各 15 克，甘草、白芥子各 6 克。

【用法】水煎。每日 1 剂，或研为细末，炼蜜为丸，每丸 9 克，每次 1 丸，每日 3 次。

【功效】温经活血，利湿通络。适用于类风湿关节炎，症见肢体关节晨僵、麻木。

中药熏洗治疗方

【组成】荆芥、防风、苏木、红花、花椒、伸筋草、透骨草、泽兰各 15 克。

【用法】将上药加水 3000 毫升，浸泡 1 小时后，煮沸 10 分钟，滤出药液，至温度降至 70℃左右后，倒入盆中，将患病关节置于盆口处进行熏蒸，待药液温度降至不烫时，将患病关节置于药液中泡洗，洗后擦干。一般每日熏洗 2 次，每次 30 分钟。注意药液不可口服，如熏洗过程中病人出现头晕、恶心呕吐等不良反应，应立即停止治疗。

【分析】熏洗治疗使中药有效成分通过肌肤渗透吸收，直接作用于患部，避免口服给药对胃肠的刺激。此法疗效确切，患者易于接受。

【功效】本方具有祛风除湿通痹，活血散瘀止痛作用。适用于创伤性关节炎。

金银花连翘汤

【组成】金银花 30 克，连翘 10 克，当归 10 克，赤小豆 30 克，防己 12 克，鸡血藤 20 克，牛膝 15 克，车前子 20 克。

【用法】水煎服，每日 1 剂。

【功效】对血热型膝关节滑囊炎有效，症见膝关节肿胀，有明显波动感，浮髌试验阳性，扪之灼热，有压痛。

防己黄芪汤

【组成】黄芪 30 克，防己、寻骨风、徐长卿各 20 克，白术、秦艽各 10 克，甘草 6 克，生姜 3 片，大枣 3 枚。

【用法】水煎。每日 1 剂，1 个月为 1 个疗程。

【功效】益气健脾，祛风除湿。主治内有热象，发热口苦，关节热痛者。

乌蛇祛风通络汤

【组成】伸筋草、老鹳草、豨莶草、黄芪各 20 克，乌梢蛇 15 克，独活、羌活、当归各 10 克，防风、细辛各 6 克。

【用法】水煎。每日 1 剂，分早、晚 2 次服用，并用药渣局部外敷。

【功效】益气健脾，祛风除湿。主

治内有热象，发热口苦，关节热痛者。

黄连解毒汤合五神汤

【组成】黄连9克，黄芩6克，黄柏6克，栀子9克，茯苓12克，金银花15克，牛膝10克，车前子12克，紫花地丁15克。

【用法】水煎服，每日1剂，分3次服用。

【分析】暑湿重者加佩兰、薏苡仁、六一散等；热毒余邪重者加生地黄、牡丹皮；蓄瘀化热者加桃仁、红花、丹参、三七等。

【功效】清热解毒，利湿化瘀。治疗初期化脓性关节炎。

五味消毒饮合黄连解毒汤

【组成】金银花20克，野菊花15克，蒲公英15克，紫花地丁15克，紫背天葵子15克，黄连9克，黄芩6克，黄柏6克，栀子9克。

【用法】水煎服，每日1剂，分3次服用。

【分析】湿热重者加薏苡仁、茯苓、泽泻、车前子；热毒内盛症见高热神昏，甚或谵妄属危候，上方加水牛角、生地黄、牡丹皮。

【功效】清热解毒、凉血利湿。治疗酿脓期化脓性关节炎。

托里消毒散

【组成】人参3克，川芎3克，白芍3克，生黄芪3克，当归3克，白术3克，茯苓3克，金银花3克，白芷1.5克，甘草1.5克，皂角刺1.5克，桔梗1.5克。

【用法】制成散剂冲服，或按病情酌定剂量，水煎服，每日1剂。

【功效】治疗溃脓期化脓性关节炎。

麻黄杏仁薏苡甘草汤

【组成】麻黄7克，甘草14克，薏苡仁7克，杏仁3克，川牛膝、海桐皮各10克。

【用法】制5剂，水煎，每日1剂，分2次冲服。

【分析】方中麻黄辛温发汗，透邪外出，杏仁"疏利开通"（《长沙药解》），助麻黄开腠理，祛风湿；薏苡仁渗湿健脾除痹，《本经》谓其"主筋急拘挛……风湿痹"；炙甘草甘缓，扶中健脾，且缓和麻黄峻烈之性；川牛膝活血通经，又引药下行；海桐皮"主顽痹腿膝疼痛"（《海药本草》）。诸药合用，紧扣本病"汗出当风受寒，风湿困滞肌肉关节"之病机，故疗效可靠。

【功效】辛散透邪，祛风除湿。

十三、风湿性关节炎

樱桃酒

【组成】鲜樱桃 500 克，白酒 1000 毫升。

【用法】樱桃洗净置坛中，加白酒浸泡，密封，每 2~3 日摇动 1 次，15 天即成。每日早晚各饮 10 毫升樱桃酒，吃樱桃 8~10 枚。

【功效】祛风胜湿、活血止痛。适用于风湿腰腿疼痛，屈伸不利者。

芪参茶

【组成】黄芪 5 克，西洋参 5 克。

【用法】上药切成薄片，与茶叶混匀后，开水冲泡 10 分钟，即可饮用。每天 1 剂，可饮 6~8 次。

【功效】用于风湿性关节炎老年患者由于气阴两虚而夜寐不安、多汗者。

樱桃酱

【组成】樱桃 500 克，白糖、柠檬汁各适量。

【用法】选用个大、味酸甜的樱桃，洗净后先将樱桃去核儿；将果肉和白糖一起放入锅内，加 800 毫升水，用旺火将其煮沸后转中火煮，撇去浮沫再煮；煮至黏稠状时，加入柠檬汁，略煮一会儿，离火，凉凉即成。

【功效】补中益气、生津止渴。适用于风湿腰膝疼痛、四肢麻木、烦热等症。

玄参麦冬茶

【组成】玄参 8 克，麦冬 8 克。

【用法】与茶叶少许和匀，开水泡 10 分钟后饮用。

【功效】可用于老年性风湿性关节炎患者口干、心烦者。

樱桃汁

【组成】樱桃 100 克，凉开水 1 杯。

【用法】樱桃洗净后去核儿，放入榨汁机中加凉开水榨成樱桃汁，倒出饮用（可加适量白糖调味）。

【功效】此汁适宜于风湿性关节炎，表现为四肢关节屈伸不利者。

红芸豆粥

【组成】红芸豆 50 克，薏苡仁 50 克，冰糖 50 克。

【用法】放入高压锅内，加入足量的水，大火烧开后，用小火煮焖 15 分钟食用。每日 1 次，长期坚持，效果更好。

【分析】红芸豆富含的花色苷和皂苷，可降低关节局部炎性组织的含量，花色苷和皂苷通过抑制炎性组织的合成或释放，可起到消炎、缓解疼痛的功效。

【功效】有效缓解风湿疼痛。

肉桂干姜丁香膏

【组成】肉桂、干姜、白胡椒、细辛各 100 克，公丁香 50 克，蜂蜜 200 克。

【用法】上药研末，加入蜂蜜，熬成膏，拌入药调匀，摊在纱布上，从初伏第 10 天开始贴患处，到三伏末时除去。

【分析】肉桂性辛温，有温中散寒、行瘀消肿、活血止痛之功效；干姜为生姜晒干所得，辛辣温散，有辛散风邪、清除寒痛之功效；白胡椒有温散寒湿、行气止痛之功效；细辛辛香温燥，有祛散风寒、解痉止痛之功效；公丁香性味温香，有祛风散寒、行气止痛作用；蜂蜜香甜甘辛，有润肠和中、生津止渴的功效，外用润肤护伤。

【功效】辛温散寒、行瘀消肿、除湿止痛，外治风寒湿痹、关节痹痛。

木瓜蜜丸

【组成】木瓜、当归、川芎、白芷、威灵仙各 80 克，牛膝 160 克，海风藤 80 克，狗脊（制）、鸡血藤、人参、制川乌、制草乌各 40 克。

【用法】共研细末。炼蜜为丸，每丸重 9 克。每天服 3 次，每次服 1 丸。

【分析】木瓜善舒筋活络而止挛急，化湿浊而蠲痹痛。治疗关节疼痛、肿胀、屈伸不利、局部恶风寒、肢体麻木、

腰膝酸软。

【功效】本方有祛风散寒、除湿通络的作用，可用于治疗风湿性关节炎。

【注意】孕妇禁用。

黄芪桂枝青藤汤

【组成】黄芪 90~120 克，桂枝 15~30 克，白芍 30~60 克，青风藤 30~45 克，鸡血藤 15~30 克，炙甘草 6~9 克，生姜 5 片，大枣 5~10 枚。

【用法】水煎服，每日 1 剂，早晚 2 次服。

【功效】益气养血，通阳蠲痹。适用于风寒湿痹阻，气血亏虚之虚痹，症见肢体关节酸痛或麻木，每遇劳累、气候寒冷、潮湿疼痛加重。

通痹汤

【组成】当归、丹参、海风藤、独活各 15 克，鸡血藤、透骨草、钻地风各 18 克。

【用法】将上述药物用水煎煮后去渣取汁，可每日服 1 剂，分早、中、晚 3 次服下。

【功效】此方具有祛风通络、散寒除湿、养血活血的功效。

清痹汤

【组成】忍冬藤 60 克，败酱草、青风藤、老鹳草各 30 克，土茯苓 21 克，络石藤 18 克，丹参 20 克，香附 15 克。

【用法】将上述药物用水煎煮后去渣取汁，可每日服1剂，分早、中、晚3次服下。

【功效】此方具有清热解毒、疏风除湿、活血通络的功效，适合关节疼痛、扪之发热、遇热痛增、关节屈伸不利。

化瘀通痹汤

【组成】当归18克，丹参、透骨草各30克，鸡血藤21克，制乳香、制没药各9克，元胡、香附各12克。

【用法】将上述药物用水煎煮后去渣取汁，可每日服1剂，分早、中、晚3次服下。

【功效】此方具有活血化瘀、行气通络的功效。

艾叶浴

【组成】新鲜艾叶30~50克。

【用法】取新鲜艾叶30~50克，在澡盆中用沸水冲泡5~10分钟，取出艾叶加水调至适宜水温即可沐浴。

【分析】艾叶有理气血、逐寒湿、温经等作用。

【功效】此法对风湿疼痛有很好的缓解作用。

第七章

皮肤科

中华传统养生智慧

一、癣病

五倍枯矾散

【组成】五倍子 30 克,枯矾 20 克,冰片 10 克,苦参 30 克,明矾 20 克。

【用法】将以上 5 味药混合碾碎,用细箩过面,装入瓶内密封备用,用时先将疮面用淡盐水洗净擦干,取适量药粉用香油和成糊状直接均匀涂于患处,然后用消毒纱布包扎,3~4 天换 1 次药。

【分析】方中五倍子功用抗菌解毒,收敛生肌;枯矾收敛生肌,善治疥癣;苦参清热燥湿,祛风杀虫,明矾对于多种细菌有抑制作用,冰片有助于药物渗入,诸药共奏杀菌止痒、收敛生肌之效。

【功效】主治足癣水疱,对糜烂、渗液,出现脓疱等有良效。

雄柳膏

【组成】雄黄 20 克,柳酸 10 克,氧化锌 10 克。

【用法】研细过筛,再加入已熔待温的凡士林 60 克中,充分搅拌待用。使用时先剃去头发,用肥皂温水洗头,再用力擦药膏,一般要正反左右揉擦 3 分钟,药膏保持约 0.1~0.2 厘米厚,然后用油纸覆盖,纱布包扎。每日 1 次,4~7 天后开始拔去病发,务必拔得较彻底。如有广泛的糜烂面,先用消炎膏处理,待创面愈合后再用本药膏治疗。

【分析】本方中雄黄解毒杀虫,有抑杀皮肤真菌的作用;氧化锌收湿生肌,能保护皮肤和减少炎症反应;柳酸能收敛杀虫。同时在临床应用中发现,本方还有不同程度的松发作用,虽效不如放射线或醋酸铊那样显著,但没有后遗症和明显的副作用,同样能达到治疗目的。而且本疗法具有使用简便、治疗时间短而疗效佳的优点。

【功效】解毒杀虫,收敛生肌。主治头癣。

竹黄汤

【组成】石膏 15 克,竹叶 15 克,水牛角 30 克(先煎),麦冬 15 克,党参 10 克,凌霄花 15 克,槐花 10 克,黄连 3 克,黄芩 10 克,栀子 10 克,黄柏 15 克,漏芦 10 克,三七 3 克,甘草 6 克。

【用法】上药除水牛角,余药浸泡后水煎煮,水牛角先煎半小时,再加入浸泡药共煎,每日 1 剂,两煎合一,分 2~3 次饮尽。

【分析】方中取苦寒之水牛角清解营血分之毒热;石膏、竹叶清热泻火,清透气分之热,寓有"入营犹可透热转气"之意;三黄、栀子苦寒直折,清热解毒,清泄三焦之热邪；凌霄花、槐花凉血活血，药味取花，其性轻扬，可增透散血分热邪之力；党参、麦冬益气养阴生津，三七、漏芦活血解毒，通经脉，甘草解毒和中，调和诸药。

【功效】清热解毒，益气养阴。主治寻常型银屑病。

【注意】忌食辛辣等刺激性食物。

花椒水泡脚

【组成】整花椒10粒左右。

【用法】放入盆中，用开水冲泡。待水温降至40摄氏度左右，即可浸泡双脚。每周1次，连泡几周。

【分析】花椒在我国古代各种本草典籍中多有收录，并被归入祛寒类的中药中，有温中散寒、燥湿止痛止痒的作用。现代研究也表明，花椒有杀菌、消毒、止痛、止痒、消肿等作用，对多种细菌，特别是皮肤表面的细菌有很好的抑制功效。因此，临床上常用于治疗湿疹、皮肤瘙痒症、神经性皮炎、脚气及外阴瘙痒等皮肤科疾病。

【功效】对足癣有很好的缓解作用，对汗脚也有治疗作用。

鲜柳叶泡脚

【组成】鲜柳树叶250克。

【用法】放在盆内加1000毫升沸水浸泡，盖上大毛巾，焖3~4分钟，待水温降至40摄氏度左右，把脚泡在盆中洗10~15分钟，2~3天1次，一般洗2周左右可见效。

【功效】主治脚癣。

苍耳墨鱼治头癣

【组成】墨鱼1条约300克，苍耳叶适量。

【用法】墨鱼去肠杂。用苍耳叶20克填鱼腹。另用苍耳叶贴锅底，置鱼于叶上，稍加水，慢火焖熟，不加油盐淡食。

【功效】对头癣长久不愈者，效果颇佳。

萆薢渗湿汤

【组成】萆薢12克，生薏苡仁15克，泽泻15克，黄柏15克，土茯苓15克，丹皮10克，赤芍10克，白茅根15克，白花蛇舌草15克，板蓝根15克，连翘12克，荆芥10克，防风10克，甘草5克。

【用法】水煎服，每日1剂，早晚分服，连服7剂。

【分析】方中萆薢、泽泻、生薏苡仁健脾祛湿利浊，黄柏、土茯苓、白花蛇舌草清热解毒，利湿通淋，使邪从小便而去；丹皮、赤芍、白茅根凉血活血，板蓝根、连翘清热解毒；荆芥、防风祛风止痒，合用有宣散透发，达邪出表之意，给邪以外出之路。

【功效】主治银屑病。

土槿百部酒外涂治体癣

【组成】土槿皮、百部各30克，蛇床子、栌兰各15克。

【用法】用50%的酒精240毫升，浸泡72小时，过滤取滤液外搽患处，每日1~2次。

【功效】主治体癣。

夹竹桃叶煎水治足癣

【组成】20片左右夹竹桃叶（落下的黄叶也可）。

【用法】将锅中水烧开后，取夹竹桃叶入沸水中煮半个小时，待冷却至50~60度时，反复用其洗脚至水凉，每天早晚各1次，连洗数次可见效。

【分析】临床试验表明，夹竹桃叶（成分）能治疗心力衰竭、喘息咳嗽、癫痫、跌打损伤、蛇头疔、经闭、斑秃等。国外有人将夹竹桃叶用于抗菌消炎，称誉它是"绿色抗生素"。我国学者发现，夹竹桃叶提取物对大肠埃希氏菌、普通变形杆菌、铜绿假单胞菌、金黄色葡萄球菌等都有不同程度的抑制作用。正因夹竹桃叶有"抗菌"作用，故对治疗脚气有效。

【功效】主治脚癣。

【注意】夹竹桃叶、花均有毒，切忌入口。对此物有过敏者史、孕妇，上方不宜使用。

斑蝥甘遂方

【组成】斑蝥1个，甘遂5克，醋适量。

【用法】将前2味共研细末，再用醋调和，外涂患处，每日数次。

【功效】破血散结，攻毒。适用于牛皮癣。

石榴皮方

【组成】鲜石榴皮、明矾末各适量。

【用法】用手将石榴皮液挤出，蘸明矾末涂擦患处。每日数次。

【功效】散瘀，抑菌。用治牛皮癣。

石花方

【组成】石花9克，枯矾1.5克。

【用法】研末香油调敷。

【功效】治疗牛皮癣。

醋浸鸡蛋

【组成】鲜鸡蛋10个，陈醋适量。

【用法】将鸡蛋用醋浸泡7~10天，取出，去蛋壳，将蛋黄、蛋清调匀储于瓶内。用时以棉花球蘸取醋蛋糊涂抹患处，每日数次，每次2分钟。

【功效】散瘀，解毒，生肌。用于治疗牛皮癣、神经性皮炎。

宣木瓜治脚癣

【组成】宣木瓜 100 克。

【用法】加水 4 升，煎取 2 升，待水温降至 40℃时，泡洗患处，每日洗 2~3 次，每剂可连续用 2 天，一般 2~7 天痊愈。

【分析】中药宣木瓜具有平肝和胃，祛湿舒筋功效，用以治疗脚癣有良好效果。

【功效】主治脚癣。

【注意】平时注意保持局部卫生，避免感染健康皮肤。

皂角苦参丸

【组成】白附子、何首乌、威灵仙、白蒺藜各 50 克，蔓荆子 30 克，枫子肉 60 克，青风藤 30 克，大力子 50 克，明天麻 30 克，苦参 175 克，皂角 50 克，独活 50 克，连翘 30 克，砂仁 20 克，川芎 50 克，党参 20 克，荆芥 25 克，牛膝 50 克，白芷 60 克，当归 60 克，全蝎 50 克，制草乌 30 克，羌活 30 克，防风 30 克，胡麻仁 50 克，苍术 30 克，杜仲 30 克，白花蛇 20 克，甘草 30 克，枸杞子 50 克。

【用法】共研细粉，炼蜜为丸，10 克重，每日服 3 次，每次服 1 丸。

【功效】主治牛皮癣。

紫地榆方

【组成】100 克干紫地榆切碎。

【用法】上药置于蒸馏水 700 毫升中浸泡 30 分钟，再煎沸 1 小时，过滤出煎液，再加蒸馏水 300 毫升入煎过之药渣中，重煎 30 分钟后过滤，将两滤液混合加热，浓缩至 100 毫升，作为原液（100%）。使用时稀释成 20%的紫地榆液。一般外涂患处，早晚各 3 次，15 天为 1 个疗程。

【分析】可在上方中加入按同样方法制成的心不干、飞龙掌原液各 10 毫升，能进一步提高疗效。

紫地榆为蔷薇科植物的根及根茎，外用可治疗烫伤，且能显著减少创面渗出，有收敛止血的作用。实验证明其不但对真菌有抑杀作用，而且对金黄色葡萄球菌及绿脓、伤寒、大肠杆菌等都有抑杀作用，主要是与它含有鞣质和多种三萜皂苷有关。

【功效】凉血，收敛，杀虫，解毒。主治手足癣。

黄柏苦参方

【组成】黄柏 30 克，苦参 30 克，食醋 1500 毫升，食盐 30 克，明矾 60 克，阿司匹林 10 克，苯酚 20 毫升。

【用法】先将黄柏、苦参加水适量

煎 2 次，浓缩药液至 300 毫升待用。把其他药物加入醋中，煮沸，再加入黄柏、苦参浓缩液即可。每日泡洗 1 次，每次 30~40 分钟，12~14 天为 1 个疗程。治疗中不需换水，每次加温至适当温度后复用。脱皮 2~3 次者效果更好。一般 1 个疗程即愈，必要时用 2 个疗程。

【分析】本方中食醋、明矾、苯酚具有软化角质、杀虫止痒之功效；阿司匹林遇水分解成水杨酸和醋酸而能起到抑制真菌的作用。据药理研究，黄柏、苦参（1：3）煎剂对多种皮肤真菌有抑制作用。

【功效】燥湿解毒，杀虫止痒。主治手足癣。

石菖蒲

【组成】石菖蒲 30 克。

【用法】放置盆内加水适量，煎煮 15~20 分钟，然后倒入 50 克食醋，煮沸，凉至温后浸泡洗涤患处，每日 2 次，每次 15~20 分钟，洗后用干净毛巾拭干或晾干，7 日为 1 个疗程。

【分析】石菖蒲味辛、苦，性微温，有化湿开胃、祛痰开窍、醒神益智之功效；还有杀蛔虫、抗真菌作用。临床用以治疗手癣，有较好疗效。

【功效】主治手癣。

中药浸洗治脚癣感染

【组成】苦参、金银花、蛇床子、白鲜皮、苍术各 30 克，生大黄、黄连、黄柏各 20 克，荆芥、防风各 10 克。

【用法】水煎取滤液凉后浸泡患足 20~30 分钟，每日 2 次，浸泡后拭干，用无菌纱布包敷，5 剂为 1 个疗程。一般用药 1~3 个疗程。

【功效】主治脚癣感染。

中药浸洗治脚癣

【组成】生大黄、黄精、牛膝、苦参各 10 克，藿香 25 克，土茯苓、地肤子、白鲜皮各 15 克。

【用法】将以上药用白醋浸泡 24 小时，加适量水煎开，待温后泡足 30 分钟，每日 1~2 次，连用 5~7 天可痊愈。

【功效】清热解毒，除湿止痒。适用于各型脚癣。

透骨草醋液治脚癣

【组成】五倍子、透骨草各 30 克。苦参、白鲜皮、土茯苓各 15 克，藿香、地肤子、葛根各 25 克。

【用法】加水 2000 毫升煎煮 20 分钟，将药汁倒入洗脚盆后加入白醋或米醋 250 毫升，待温度降至 40℃时，熏洗患处，每次泡洗 20 分钟，泡洗后用棉签蘸洁尔阴洗液涂擦患处 1 次，每日早晚各 1 次。

【功效】主治脚癣。

手足癣偏方

【组成】葛根、千里光、枯矾、五倍子、大黄、苦参、蛇床子、百部、黄精、白鲜皮、黄柏、花椒、藿香、土槿皮、石榴皮、淫羊藿、当归、丹参各30克。

【用法】烘干研成细粉，以每袋50克包装，每次用1袋，于盆中加温水2000毫升浸泡，加入米醋250毫升，把患脚浸泡25分钟，泡洗后用棉签蘸洁尔阴将患处涂擦1次，待患处干后再涂擦1次风油精。每日2次。

【功效】主治手足癣。

大蒜茎治足癣方

【组成】大蒜茎200克，枯矾、桃仁各20克，川椒、苦参、青木香各30克。

【用法】水煎取药汁，浸泡患足30分钟，每日1次。1周为1个疗程。

【功效】主治足癣。

肛门皮肤癣外治方

【组成】苦参20克，百部、蛇床子、地肤子、白鲜皮各30克，防风、川椒各15克，丹参20克，红花10克。

【用法】上药水煎后文火煎15分钟，趁热熏洗患处，同时用纱布蘸药液洗患处，待药液温度适中时，将皮损处浸入药液中浸泡，每日熏洗2次，每次20~30分钟，每日1剂，14天为1个疗程。

【分析】兼有皮肤皲裂，有渗出者加白及10克，苍术15克；兼有皮肤苔藓变者加当归20克。

【功效】适用肛门皮肤癣。

治脚癣用风油精

【组成】风油精适量。

【用法】每天睡前用温水洗脚后，用棉签蘸适量风油精涂于患处，一般连续使用5天，就能基本达到止痛、止痒的作用。如果伴有水泡，应先用针将水泡挑破，再用风油精。

【分析】脚气是致病性皮肤丝状真菌引起的常见皮肤病。而风油精中含有的薄荷脑、樟脑、桉叶油、丁香酚、水杨酸甲酯等正好能够清凉、止痒、杀菌、抗菌，对脚气能起到针对性作用。

【功效】主治脚癣。

鲜苦瓜方

【组成】鲜苦瓜1只（60克）、信石0.6克。

【用法】苦瓜剖一小口，信石粉放入瓜内，再用湿草纸包两层，以文火煨熟为度，取出除草纸，用纱布包裹苦瓜，用力外搽患处，或榨取药液涂布亦可。用药前1天用皂水洗澡，第2天搽药，连续2~3次即愈。但愈后仍需继续用药1

次，以巩固疗效。

【分析】信石（又称红砒）为剧毒药，切忌入口，用药后须洗手，以防中毒。据《本草纲目》载，信石有"蚀痈疽败肉，枯痔杀虫"之功效，配以清凉解暑之苦瓜，对花斑癣具有良好效果。

【功效】清暑除邪热，去腐拔毒。主治花斑癣。

三酸粉

【组成】水杨酸、苯甲酸、硼酸三等份。

【用法】上药混合，研成细末，过筛、分装（每包40克）。每次用三酸粉1包，溶化于2000~3000毫升温水中，搅拌均匀，浸泡患处30分钟，每日早晚各1次，5天为1个疗程。一般连用1~2个疗程可获痊愈。此方适用于各型手足癣。

【分析】治疗后表皮可能自然脱落，属于正常现象；治愈后注意鞋袜卫生，避免重复感染。浸泡后将患处直接擦干，勿再以水清洗。

【功效】主治手足癣。

消风散

【组成】取荆芥6克，防风6克，牛蒡子10克，蝉蜕6克，苍术10克，苦参10克，知母10克，当归10克，生地黄10克，胡麻仁10克，白芷6克，羌活6克。

【用法】将诸药用热水冲洗后，加清水煮5~10分钟或用滚水冲泡代茶饮，每周喝2~3天。

【分析】此方以荆芥、防风、牛蒡子、蝉蜕为主药，祛在表之风邪；配伍苍术祛风燥湿，苦参清热燥湿；中医认为"治风先治血，血行风自灭"，故配合当归、生地黄、胡麻仁等养血活血；而用白芷、羌活的目的在于引药归经。

【功效】主治桃花癣。

二、湿疹

滋阴除湿汤

【组成】生地、地肤子各15克，元参、丹参、当归、六一散（包）、茯苓、泽泻、白藓皮、蛇床子各9克。

【用法】水煎服。共服20余剂。

【分析】生地、玄参、当归相配，滋阴不过腻；茯苓、泽泻、白藓皮相合，利湿不伤阴；佐丹参入血清心火，缘"诸痛痒疮，皆属于心"也，且《日华子本草》云其可"排脓止痛，生肌长肉……治恶疮疥癣，瘿赘肿毒、丹毒"；使以蛇床子苦温除湿，止痒杀虫且防生地、玄参之阴柔助湿。

【功效】滋阴养血、除湿润燥。

核桃皮汁

【组成】核桃皮（老一点的好）7~8个，60度白酒适量。

【用法】用1个大口罐头瓶装核桃皮，泡60度白酒，酒以没过核皮为限，泡一周即可。取1支新毛笔，涂患处，每天2~3次，坚持2个月便治愈。

【功效】主治湿疹。

大蒜酒外涂

【组成】大蒜瓣、苦参各100克，明矾50克。

【用法】浸于1000毫升75%的酒精中（冬春季浸1个月，夏秋季浸15天），然后过滤取汁，装瓶备用。每日2次涂药液于患处，6日为1个疗程。

【功效】适用于阴囊湿疹。

苦丁菊花水煎

【组成】苦丁5根，干菊花10朵，金银花2~3克。

【用法】煎水凉透后，用棉签擦洗患处。每天坚持涂3~5次，5天即可见效。每天坚持用蘸后剩余的药水稀释后，为婴儿洗澡，可起到预防作用。洗澡水温在36℃~40℃。

【功效】清热利湿，疏风养血润燥。

【注意】洗澡水不宜洗患处。

山楂大黄水外涂

【组成】生山楂60克，生大黄50克，大枫子40克，蛇床子30克，地肤子30克，苦参60克，蝉蜕20克，白矾60克。

【用法】取一干净瓷盆，加水2500毫升，先煎煮前7味，待煮沸15~30分钟后，将白矾加入，再煮沸1次离火，滤出药液，用棉签蘸取该液擦患处。每日5~6次，连用7~14天即可治愈。

【功效】主治湿疹。

旱莲草

【组成】旱莲草100克。

【用法】加水约800毫升，文火煮沸20分钟，待药汁凉后用消毒纱布湿敷患处，每日2次。将药汁加温浓缩敷涂患处也可，每日3次。多数患儿用药一周可愈。

【功效】主治婴儿湿疹。

【注意】用药期间，注意不能让患儿食辛辣、鱼、虾、牛肉、羊肉等食物。

猪胆汁

【组成】鲜猪胆汁50克，大黄、黄连各15克。

【用法】将大黄、黄连研细粉后倒入猪胆汁，拌匀。湿疹无渗出可将上药拌匀成糊状后均匀地涂于患处，每日1次；若有渗出，可将拌匀后的药面干燥后直接撒于患处，一般每日 1 次，若湿疹严重可每日 2 次。

【功效】消肿散结，生肌收口。主治湿疹。

冰黄散

【组成】黄柏 30 克，冰片 0.1 克，凡士林适量。

【用法】将黄柏、冰片研末用凡士林将二者调成膏状，装入密闭的清洁容器内备用。用时先将创面用消毒干棉球擦拭，然后将药膏薄薄涂于创面上一层，不需包扎，一般每日换药 2 次，若渗液较多可换药 3 次。

【分析】黄柏具有清热燥湿、泻火解毒的作用；冰片具有清热解毒、防腐生肌的作用；凡士林既能润肤又能使药物吸附于创面，治疗湿疹湿疮疗效较好。

【功效】主治湿疹。

龟苓膏

【组成】土茯苓 10 克，草龟 1 只（约 250 克）。

【用法】将草龟壳破碎，同土茯苓加水慢火反复熬煮成膏，每次 30 毫升，每日 2 次，可加白糖调味，温开水冲饮，或调入稀粥中服食。

【功效】有清热解毒，祛风止痒的作用。

田螺塞肉

【组成】田螺 1000 克，肉酱 200 克，调味品适量。

【用法】将田螺烫熟，挖出螺肉切碎，放入肉酱加盐、味精、黄酒、麻油、鸡蛋、葱姜末拌和上劲，再塞入田螺壳中。锅中放油，用葱段、姜片煸香放入田螺，喷入黄酒，加酱油、糖、胡椒粉、鲜汤烧开后撇去浮沫，转小火煨烧至酥，开大火收汁至稠，淋上麻油即成。

【功效】有清热养阴、利湿解毒作用。

槐花清蒸鱼

【组成】槐花 15 克，葱白 7 枚，紫皮蒜 20 克，鲫鱼或鲤鱼 500 克，姜片、盐、料酒适量。

【用法】将鱼体躯干斜切 3~5 刀，放入砂锅，加葱、姜、蒜、盐、料酒和适量清水，文火蒸 20 分钟。然后放入洗净的槐花，加味精、香油少许，即可食用。

【功效】有清热利湿，凉血解毒的作用。

生地土苓瘦肉汤

【组成】生地 30 克，土茯苓 60 克，猪瘦肉 120 克，调味品适量。

【用法】将猪肉洗净、切丝。余药择

净，布包，放入锅中，加清水适量煮沸后，下肉丝，待沸后，调入葱花、姜末、料酒等，煮至肉熟，去药包，调味适量服食。

【功效】有清热解毒，利湿止痒的作用。

茵陈蚕沙饮

【组成】茵陈 15 克，蚕沙 9 克，防己、佩兰各 10 克，土茯苓、忍冬藤各 30 克，白糖 30 克。

【用法】以上药物装入纱布袋内，扎紧口。药包放入砂锅内，加水适量，置武火上烧沸，再用文火煎煮 25 分钟，停火，除去药包，在汁液内加入白糖搅匀即成。每日 3 次，每次饮 150 毫升。

【功效】祛风除湿，消肿止痒。湿疹者饮用尤佳。

除湿胃苓汤

【组成】茯苓、猪苓、厚朴、苍术、陈皮、泽泻、白鲜皮、六一散（包煎）、地肤子各 9 克。

【用法】水煎 3 次，合并药液，分 3 次服用。

【分析】胃纳不佳者，加藿香、佩兰各 9 克。

【功效】健脾除湿。主治亚急性湿疹或泛发性湿疹。皮肤起连片小水泡，颜色暗淡不红，瘙痒出水。

苦参马齿苋治肛周湿疹

【组成】苦参、马齿苋、蛇床子各 30 克，地榆、黄柏、白芍、当归、川芎各 15 克，地肤子 10 克。

【用法】先加水浸泡 30 分钟，再煎沸 30 分钟，滤取药液，待温度适宜时坐 15 分钟，每天 2 次。10 天为 1 个疗程。

【功效】主治肛周湿疹。

莲藕百合粥

【组成】百合 30 克，莲藕 250 克，粳米 100 克，白糖 30 克。

【用法】莲藕洗干净，刮去皮，切薄片；百合洗净去杂质泥沙；粳米淘洗干净。粳米、莲藕、百合同放铝锅内，加水适量，置武火上烧沸，再用文火炖煮 35 分钟，加入白糖搅匀即成。每日 1 次，每次吃 150 克。

【功效】清热解毒，利水消肿。湿疹患者食用尤佳。

内服外敷治阴囊湿疹

【组成】银花、滑石各 30 克，黄柏、连翘、白鲜皮、海桐皮各 15 克，黄芩 10 克。

【用法】每日 1 剂，水煎分 3 次服，连服 3~5 日。另取野菊花 80 克，加水 300 毫升煎至 200 毫升，洗患处，每日 3 次。

【功效】主治阴囊湿疹。

绿豆海带子鸭汤

【组成】绿豆50克，海带250克，子鸭1只，料酒、盐、味精各4克。

【用法】将子鸭宰杀后去毛、内脏及爪；海带洗净用水漂洗，切细丝，绿豆洗净去泥沙。将子鸭、绿豆、海带、料酒同放炖锅内，加水适量，置武火上烧沸，再用文火炖煮45分钟，加入盐、味精即成。每日1次，每次吃海带、绿豆、鸭肉100~150克，喝汤。

【功效】清热解毒，消肿止痒。对湿热俱盛型湿疹患者食用尤佳。

中药治月经疹

【组成】防风9克，蝉衣9克，白鲜皮15克，苦参12克，金银花12克，连翘12克，北柴胡10克，茯苓12克，白术12克，地骨皮15克，丹皮10克，威灵仙10克，炒当归12克，白芍15克。

【用法】水煎服。每日1帖，于月经前7天开始服药，连服7天为1个周期，连续治疗3个周期。

【分析】方中防风祛风、胜湿，蝉衣散风热，白鲜皮清热解毒、祛风燥湿，苦参清热燥湿、止痒，银花、连翘清热解毒，柴胡、白芍疏肝解郁，当归调经活血、补血润肠，地骨皮、丹皮清热凉血，丹皮并能活血散瘀，威灵仙祛风除湿，白术健脾和中，茯苓利水渗湿、宁心安神。

【功效】疏肝解郁、活血通络、疏风清热。对防治遇热遇风奇痒加重的"月经疹"有较好疗效。

柏黛紫草油治湿疹

【组成】紫草20，芝麻油200毫升，黄柏粉、青黛各15克，冰片2克。

【用法】先将紫草放入芝麻油中浸泡3小时，以文火煎至药物微枯为度，药用纱布4层过滤取油去渣；再在过滤后的紫草油中，加入黄柏粉、青黛各15克，冰片2克，搅匀装瓶。用消毒棉签蘸之外涂，每日2次。

【分析】紫草凉血活血解毒，黄柏清热燥湿、泻火解毒，青黛清热解毒、凉血消斑。

【功效】用于湿疹的治疗，疗效颇佳。

湿疹散

【组成】黄柏30克，冰片20克，青黛粉20克，苍术5克，白矾10克，石膏100克。

【用法】将黄柏、苍术洗净泥土及杂质，烤干后共细粉、白矾、石膏用火烧透后研成粉末。将青黛、冰片制成粉末，各药混后均匀过筛后装瓶备用。在清洗患处后，把药粉撒在上面。

【功效】主治湿疹。

三、痤疮

三七大黄膏

【组成】三七片20粒，大黄6克，冰片2克。

【用法】诸药择净，共研细末，加凡士林适量调为膏状，外涂于患处，每日3次，连续用7~10天。

【功效】可清热解毒，消肿散结。适用于囊肿型痤疮。

硫黄软膏

【组成】蒲黄粉、大黄粉各5克，硫黄软膏适量。

【用法】将诸药择净，调匀备用。患处用温水洗净后，直接将药膏涂抹于患处，每天3~4次，连续用7~10天。

【功效】清热解毒，消肿散结。适用于痤疮。

蒲丹饮

【组成】荆芥10克（后下），防风10克，蒲公英15克，丹皮10克，赤芍15克，苦参15克，土茯苓15克，白鲜皮15克。

【用法】水煎服。每日1剂，每日3次。

【分析】方中荆芥、防风，均有辛散作用，可祛风解表，荆芥归肺、肝经，

又可透疹消疮。《神农本草经》曰："主寒热，鼠瘘，瘰疬生疮，破结聚气，下瘀血，除湿弊。"防风归肝、脾经，治疗风疹瘙痒；蒲公英，清热解毒，消肿散结，归肝、胃经，可清肝经郁热和脾胃湿热；丹皮、赤芍清热凉血，活血祛瘀；苦参、土茯苓、白鲜皮清热解毒利湿。

【功效】清热祛湿，消毒散结，疏风活血。

赤小豆治痤疮

【组成】赤小豆20克，麻黄、细辛、红花各3克，银花10克，泽泻、车前子各8克，茯苓、神曲各15克，甘草6克。

【用法】水煎，代茶分多次频频饮服，每日1剂。并用药液洗患处，早、晚各1次。

【功效】主治痤疮。

枇杷清肺饮

【组成】枇杷叶、地骨皮、白花蛇舌草各15克，山楂、生地、桑白皮、生石膏各20克，栀子、黄芩、赤芍、牡丹皮各10克，鱼腥草30克，生甘草6克。

【用法】每日1剂，水煎，分3次服，20日为1个疗程。治疗中可用侧柏叶30克，煎水外洗患处，每日1次。

【分析】加减：湿热者加薏苡仁20克；丘疹、结节硬肿者加三棱9克；粉

刺红肿者加金银花 20 克。

方中枇杷叶清肺化痰,为主药;石膏、黄芩、栀子、生地、鱼腥草、白花蛇舌草加强清泻肺热之力;赤芍、牡丹皮清血热、散瘀滞;配以生山楂以助散瘀之力;桑白皮、地骨皮助泻肺热之力。全方共成凉血清热之功,对痤疮属肺热血瘀者尤为适宜,通过临床加减,配以外用药治疗,对痤疮治疗确有良效。

【功效】凉血清热。

桑叶甘草汤

【组成】桑白皮 12 克,桑叶 10 克,陈皮 10 克,半夏 12 克,茯苓 12 克,牛膝 20 克,炒桃仁 10 克,红花 5 克,当归 10 克,赤芍 10 克,川芎 10 克,生地黄 15 克,甘草 6 克。

【用法】水煎服,每日 1 剂。

【功效】对皮疹暗红无光,刺痛,持续不退有效。

茵陈治痤疮

【组成】茵陈 50 克。

【用法】水煎,每日分 2 次口服,7 天为 1 个疗程,一般治疗 2 个疗程,个别患者服用 3 个疗程。

【分析】茵陈一药,临床上多用以治疗黄疸,风痒疮疥多因湿热所致,故茵陈亦可治之。《医学入门》即谓之"消

遍身疮疥"。《本草再新》亦谓之"疗疮火诸毒"。《圣济总录》茵陈蒿散,"治风瘙瘾疹,皮肤肿痒"。

【功效】主治痤疮。

【注意】服药期间禁用含油脂的化妆品和外搽药物。

茵陈粥

【组成】茵陈 30 克,金银花 20 克,白茅根 20 克,红花 5 克,党参 15 克,陈皮 10 克,佩兰 10 克,薄荷 6 克,大米 30 克,薏苡仁 30 克。

【用法】上药用水煎取汁,入大米、薏苡仁,煮成粥加白糖适量即可,每日 1 剂。

【分析】方中薏苡仁、党参、陈皮健脾除湿,茵陈清热除湿,金银花清热解毒,佩兰芳香除中焦湿气,薄荷辛凉解表,白茅根凉血利尿,红花活血除瘀,畅达条理,一清一健,一解一利。共去湿邪之毒。

【功效】主治顽固性青春痘。

何首乌茄子花煎水

【组成】何首乌 10 克,茄花 7 个(无茄花时茄子叶适量也可)。

【用法】水煎,取汁 300 毫升,早晚各服 150 毫升,连服 7 天。

【分析】何首乌味苦、甘、涩，有补益肝肾、养血涩精之功效，除常用于肝肾阴虚引起的病症之外，临床上还可用于皮肤瘙痒、痈疮肿毒（后者相当于现代医学的痈疖、丹毒）。茄子之花可以清热利湿、凉血止痛，可用于炎性疾病、疮疡等。

【功效】主治毛囊炎。

山楂荷叶粥

【组成】山楂15克，荷叶10克，大米100克，白糖适量。

【用法】山楂洗净切片，荷叶洗净，大米淘洗干净，去泥沙。大米、荷叶、山楂同放锅内，加水适量，置武火上烧沸，再用文火煮30分钟，除去荷叶，加入白糖搅匀即成。每天1次，每次吃100克山楂荷叶粥。

【功效】清热、解毒、化积、软坚功效，对于瘀结型青春痘有帮助。

芍药汤

【组成】芍药30克，当归15克，黄连15克，槟榔15克，木香20克，大黄15克，黄芩20克，石膏30克，丹皮15克，白芷15克，升麻6克，茯苓15克，官桂6克，甘草15克。

【用法】3剂，每日1剂，水煎服。

【功效】清热燥湿，行气活血。

土茯苓治痤疮方

【组成】土茯苓40克，生薏苡仁30克，白花蛇舌草30克，大黄15克，黄连12克，生地30克，升麻10克，粉丹皮10克，赤芍15克，蒲公英50克。

【用法】上方加减共服21剂，痤疮可愈。

【分析】土茯苓利湿去热，能入络，搜剔湿热之蕴毒，专治杨梅毒疮。生薏苡仁甘淡渗利，寒可清热，上清肺中之热，祛痰排脓以清肃肺气；下利阳明之湿，消痈散结。白花蛇舌草性寒，归胃、大肠、小肠经，善清阳明经之毒邪，利湿排毒。

【功效】清阳明湿热，解毒消肿。

【注意】忌食油腻、鱼虾、各种肉食。

醋蛋治痤疮

【组成】鸡蛋1个，老陈醋1000克。

【用法】鸡蛋1个带壳煮熟，老陈醋1000克。将熟鸡蛋（不要去掉外壳）全放入醋中浸泡。待鸡蛋皮全溶解后，每日用汤匙舀1匙鸡蛋入碗中，用温开水冲服，连服2周。痤疮治愈后继续服用1个月，面部皮肤会变得细嫩。

【功效】主治痤疮。

黄豆治痤疮方

【组成】黄豆30克，杏仁10个。

【用法】将上药焙为黑色，共研为

细末。用香油调匀。先用盐水洗净患处，涂上药膏，每日2次。

【功效】治疗痤疮有明显效果。

白花蛇舌草治痤疮

【组成】白花蛇舌草100克。

【用法】白花蛇舌草100克，水煎代茶饮服，每日1剂，15天为1个疗程。

【分析】白花蛇舌草味苦甘，性温，无毒。入心、肝、脾三经。清热，利湿，解毒。治肺热喘咳，扁桃体炎。咽喉炎，阑尾炎，痢疾，尿路感染，黄疸，肝炎，盆腔炎，附件炎，痈肿疔疮，毒蛇咬伤，肿瘤。亦可用于消化道癌症。

【功效】清热解毒，消疮止痛。

四、冻疮

十滴水

【组成】十滴水适量。

【用法】将冻疮患处用温水浸泡洗净后，用干净的棉球或纱布蘸上十滴水，反复涂搽患处至发热，早晚各1次，一般3~5天即可见效，冻疮初期使用效果更佳。对已形成溃疡或继发感染者，用十滴水的稀释液（相当于原液的2‰）浸湿纱布敷，每天2次，每次20~30分钟，也有很好的收敛作用。

【分析】十滴水由大黄、干姜、丁香、辣椒、樟脑、薄荷等中药组成的。其中大黄逐瘀通络，能抑制多种细菌。干姜、丁香味辛性温，能温经行气、散寒通络，促进血液循环。辣椒味辛性热，能刺激皮肤，使血管扩张，血液流向体表，使热量向体表传导。樟脑消肿止痛，除湿止痒，还有局麻作用，薄荷有消炎、镇痛、止痒作用。所以能对冻疮产生较好的治疗作用。

【功效】对冻疮有很好的效果。

鸡蛋油

【组成】新鲜鸡蛋1个。

【用法】先将新鲜鸡蛋煮熟，取蛋黄放在铁勺上榨出油，去渣后冷却备用。使用时，冻疮溃烂处，先用过氧化氢清洗，然后敷上鸡蛋黄油，外用纱布包扎，3~5天即愈。

【功效】适用于治疗湿疹、慢性皮肤溃疡、烫伤等。

香蕉皮

【组成】新鲜香蕉若干。

【用法】将新鲜的香蕉皮敷在冻疮表面，能减轻肿胀。

【功效】对冻疮非常有效。

芝麻叶

【组成】鲜芝麻叶适量。

【用法】放在生过冻疮的部位，用

手来回揉搓 20 分钟左右，让汁液留在皮肤上，1 小时后再洗去，每日 1 次，连续 1 周。

【功效】主治冻疮。

生甘草

【组成】生甘草适量。

【用法】生甘草研末，备用。睡前用沸水半盆，加入生甘草粉 2 汤匙，搅匀或煮沸数分钟，待水温适宜时，将冻疮患处在药水中浸泡 20 分钟，此法连续 3 天，冻疮即可痊愈。

【功效】主治冻疮。

老姜泡脚

【组成】老姜半斤，白酒适量。

【用法】老姜榨汁，白酒适量，再加入适量热水泡脚。每次泡半小时左右，期间水凉了要及时添加热水，一般泡 3~5 次可见效，亦可预防冻疮次年复发。

【功效】主治冻疮。

夹竹桃叶子煎水

【组成】夹竹桃叶子 20 片左右。

【用法】夹竹桃叶子 20 片左右，加入适量冷水，用文火熬煮，待水颜色变为深绿即可。待水温降到手能接受的时候，泡洗生冻疮的手脚，耳朵可用毛巾沾水热敷。水凉后可加热反复使用 5 次。3 天后，开始消肿，痛痒症状就会明显改

善，坚持 1 周，即可痊愈。

【功效】主治冻疮。

【注意】夹竹桃叶子煮出的水略有毒性，不要让幼儿使用，成人泡洗过后要注意饭前洗手。

活蟹蜜

【组成】活蟹 1 只，蜂蜜适量。

【用法】活蟹烧存性，研成细末，以蜂蜜调匀。涂于患处，每日更换 2 次。

【功效】清热解毒，疗疮排脓。用治冻疮溃烂不敛。

瓜蔓煎水温洗

【组成】瓜蔓若干。

【用法】先用温水将患处洗净，再取瓜蔓若干煎煮半小时后洗患处，每日 2 次，直至伤处痊愈为止。

【分析】瓜蔓系农村食用蔬菜角瓜或倭瓜之秧蔓，对冻伤具有止痛、消炎改善微循环、加强局部组织血流增强的作用，故而使伤处速愈。此虽非中药，但货源广泛而取。对冻伤又有速愈之优点，可谓便廉之法。

【功效】主治冻疮。

桂枝红花治冻疮

【组成】桂枝 50 克，红花、附子、荆芥、紫苏各 20 克。

【用法】加水 3000 毫升，煎沸，稍

冷却后将患部浸于药液中,每日浸泡3次,每次20~30分钟;并用药渣揉搓患部,每剂可连用3天。一般用药10天以内,红肿、痒痛消失。

【分析】桂枝是樟科樟属植物肉桂的嫩枝,性温,味辛、甘,归心、肺、膀胱经,具有发汗解表、温经通阳的功效,在中药里属辛温解表类药。传统上主要用于外感风寒、头痛、发热、恶寒、肩背肢节酸痛以及阳虚所致的痰饮、胸痹等症。利用桂枝温经通阳的功效治疗冻疮,具有良好效果。

【功效】主治冻疮。

川椒吴茱萸粥

【组成】川椒、吴茱萸各3克,大米50克。

【用法】将二药研为细末备用,先取大米煮粥,待熟后调入二药粉,再加入少许食盐调匀服食。冻疮患者每日1次。

【功效】主治冻疮。

复归方

【组成】(1)当归浸膏20克、干姜粉20克、薄荷脑0.5克、甘油10克、凡士林29.5克、羊毛脂20克。

(2)当归浸膏10克、血竭10克、硼酸2克、鱼肝油15克、桉油3克、凡士林30克、羊毛脂20克。

【用法】(1)取当归浸膏、凡士林、羊毛脂置容器中,水溶加热溶化,冷凝前加姜粉、薄荷脑(研细末)搅匀即成。(2)取当归浸膏、鱼肝油、桉油、凡士林、羊毛脂置容器中,水溶加热溶化,冷凝前加血竭、硼酸(共研细末)搅匀即成。两方均每日外搽2~3次。

【分析】(1)方主要用于红斑水肿期;(2)方则用于水疱糜烂期。

【功效】活血散瘀,润肤消肿。主治冻疮。

橘皮生姜方

【组成】鲜橘皮3~4个、生姜30克。

【用法】将上药加水约2000毫升煎煮30分钟后连渣取出,待水温与皮肤接触能耐受为止,浸泡并用药渣覆盖患处,每晚1次,每次30分钟,一般用药2~4次即可,如果冻疮发生在耳轮或鼻尖时,可用毛巾浸药热敷患处。如有破溃者应涂消炎膏以保护疮面,促进愈合。

【分析】本方采用辛温散寒之橘皮、生姜,加水煎煮浸泡患处,以达活血散寒、消肿止痛之功。据现代药理研究,橘皮含挥发油,有增速血流,并有抗毛细血管脆性的作用,生姜能使血液循环加快。

【功效】散寒消肿止痛。主治冻疮。

新当归方

【组成】当归 10 克，芍药 10 克，桂枝 6~10 克，细辛 3~8 克，炙甘草 6 克，木通 6 克，大枣 15 克。

【用法】水煎服。7 日为 1 个疗程，可连服 1~4 个疗程。内服后，可将每剂药渣加水 2000 毫升煎后热敷或洗涤患处，每日 2 次，每次 15~20 分钟。

【分析】伴畏寒、手足冰冷和青紫明显者加吴茱萸 6~10 克、干姜 6~10 克、附子 6~10 克；伴冻疮斑块、结节或冷性脂膜炎者加鸡血藤 10~15 克、丹参 10~15 克、首乌 10~15 克；有红肿、水疱、溃烂者加野菊花 10~15 克、马勃 10~15 克、生薏苡仁 10~15 克、白术 10~15 克；痒剧者加白藓皮 12 克、刺蒺藜 12 克；病变部位于下肢者加牛膝 22 克、防己 22 克。

【功效】温阳活血通络。主治冻疮。

山楂治冻疮

【组成】山楂适量。

【用法】山楂去核捣烂，敷于患处，用纱布包 3 天。

【功效】于复发性冻疮有很好的疗效。

【注意】注意有溃疡时禁用。

白萝卜炖羊肉

【组成】白萝卜 500 克，羊肉 250 克，酱油 30 克，白糖 50 克，葱 15 克，姜 15 克，大茴香 2 个，植物油 50 克，料酒、盐、味精各适量。

【用法】羊肉洗净，切成 5 厘米见方的块，用热水焯一下捞出，沥水备用。萝卜切成 5 厘米见方的块，用热水焯一下，汤水备用。铁锅内放 50 克油，油热至七成时，放白糖，用铲子不断地搅拌至糖冒泡时放肉翻炒，待肉均匀上色后，放酱油 50 克，同时放葱段、姜片、大料。盖锅盖炖 5 分钟后放入温水，用武火炖开后，放料酒，改为文火炖。待肉六成熟时，将萝卜倒锅内，放盐，将肉和萝卜炖烂熟时，放味精出锅装碗即可食用。

【功效】有温中开胃、健脾益气、补气养血等功效。适合常人冬季平补之用。

五、斑秃

生发酊

【组成】骨碎补（即槲蕨的干燥根茎）30 克，闹羊花（即黄杜鹃）15 克，赤霉素 200 毫克，75% 酒精 1000 毫升。

【用法】将骨碎补、闹羊花研末，浸入酒精内，3 天后加入赤霉素，并多次摇晃混匀。使用时用棉签蘸药液涂抹皮损处，每天 4~6 次。一般来说，患者涂药后，局部会微有痒感，第2周开始皮损处可出现新的毛发。

【分析】赤霉素是一种植物生长激素，可以协助其他药物促进毛发再生，且无刺激性；闹羊花有镇痛、祛风祛毒、除湿之功效。

【功效】主治斑秃。

【注意】这个方子对酒精过敏者禁用，使用时局部皮肤有疼痛或烧灼感需停药。

养血祛风汤

【组成】生地、熟地各15克，生首乌15克，黑芝麻12克，白蒺藜10克，黄精9克，女贞子12克，肉苁蓉10克，菟丝子12克，甘草5克。

【用法】水煎服，每日1剂。另嘱患者保持心情舒畅。

【分析】辨证为心血亏损，无以濡养，"发乃血之余"，血虚何以生发，治当以养血为先，兼以祛风。但心与肾相交，水火相济，故养心血必先滋肾水，病在心而首治肾。故以地黄、首乌、黄精、肉苁蓉等滋肾壮水，血旺发荣。方中略加祛风药，实因血虚生风之故。嘱患者保持心情舒畅，以除病源，提高治疗效果。

【功效】主治斑秃。

养血生发汤

【组成】熟地黄20克，山萸肉20克，山药30克，牡丹皮12克，云苓15克，泽泻12克，首乌15克，枸杞20克，龙眼肉20克，龟板15克，鳖甲15克，鹿角胶10克，党参30克，黄芪20克，黄精15克，甘草6克。

【用法】水煎服。

【功效】滋补肝肾、养血生发。主治斑秃。

生姜

【组成】生姜适量。

【用法】将生姜切成片搓擦脱发处皮肤，每日1~2次，每次4~5分钟，使头皮发热。连续使用到新头发长出为止。

【功效】主治斑秃。

桑白皮

【组成】桑白皮100克。

【用法】煎汤去渣，置炉上小火久煎，浓缩后装入瓶中，外涂脱发处，每日2~3次。

【功效】主治斑秃。

芫花

【组成】芫花适量。

【用法】于农历春三月芫花盛开时采回，趁湿装入玻璃瓶内，压实封好瓶口，埋入地下，至9月份取出备用。用时先将头痂洗净，再用纱布蘸药液涂擦患处（在药液内搅点凡士林亦可），每日1次。治疗20~30天即愈。若愈后又复发者，可再擦再治。

【功效】主治斑秃。

大蒜

【组成】新鲜的红皮蒜适量。

【用法】剥皮后，在75%酒精消毒的容器里捣碎，取蒜汁放入无菌瓶内。按蒜汁、甘油之比为3：2搅拌后外用（重者3：1比例，配后不宜放置过火）。患部温热水洗净后，用棉签蘸药液擦脱发处。轻者1日2次，重者1日3次。涂擦时不宜涂健康皮肤。外擦2~3周即可。

【功效】主治斑秃。

桃仁黑豆汤

【组成】桃仁10克，川芎10克，黑豆20克。

【用法】先将桃仁打碎，放置一边，然后用纱布把川芎包裹起来。随后，在锅内填入适量的水，将水煮沸后，把黑豆与打碎的桃仁及包裹起来的川芎一并放入锅内，再加入适量冰糖，待黑豆煮烂后即可服用。可饮汤食豆，每日服1~2次。

【功效】主治斑秃。

金银花药酒外涂

【组成】金银花100克，白酒（二锅头）500克。

【用法】将金银花泡到酒中，1个星期后，待酒色呈棕黄色即可使用。使用时，先用鲜生姜片擦脱发的地方，反复擦3~4次，然后用纱布块蘸药酒擦患处约2~3分钟，以斑秃处皮肤发红为宜，每日擦洗2次。

【分析】金银花性寒味甘，能清热解毒，善治各类疮、痈、疖肿等热毒壅盛之证。白酒有杀菌、活血的功效。生姜含姜辣素、姜烯油成分，有抗炎活血的作用。先用姜片涂擦，有助于促进头皮血液循环、活化毛囊组织，可起到阻止脱发和刺激新发生长的作用。

【功效】主治斑秃。

芝麻花

【组成】芝麻花适量。

【用法】于农历春3月间，趁芝麻花盛开季节，采鲜芝花若干，趁湿装入玻璃瓶内，压实封好瓶口，埋地下30厘米左右，泥土封牢。经过伏天后，于9月份将瓶子取出，瓶内药液备用。用药前先将头痂用水洗净，干后用纱布蘸药液抹擦患处，每日1次，一般不超过10次即可见效。

【功效】治疗后20~30日，脱发处即可长出新发。

枣树枝

【组成】枣树枝条10枝。

【用法】用鲜嫩枣树枝条捆成束，一头用火燃烧，使另一头有油汁滴下，装入干净瓶中备用。先用清洁的温水洗头、擦干，然后用生姜反复擦脱发区，至皮肤发红，再用枣树枝汁涂擦在脱发区。每日3~4次，1周左右可生长毛发，月余显效。

【功效】主治斑秃。

当归首乌丸

【组成】何首乌、当归、柏子仁各等份。

【用法】将药烘干后研细粉，过80~100目筛，加蜜制成丸，每丸重9克。每日服3次，每次服1丸。

【功效】主治斑秃。

两叶煎水

【组成】桑叶、麻叶各500克。

【用法】将药以米酒水煮百沸，取水浴发。

【功效】对斑秃有很好的效果。

旱莲草

【组成】旱莲草20克（鲜品量加倍）。

【用法】用清水将旱莲草洗净，加热蒸20分钟，取出冷后放入75%酒精200毫升内浸泡（冬春浸3日，夏秋浸2日），然后过滤去渣，即成咖啡色酊剂，瓶装备用。使用时先用棉签蘸上药液涂搽患处，待干后用七星针在脱发区上连续轻轻叩打，手法宜均匀，不宜忽快忽慢、忽轻忽重，不能歪斜，以免划破皮肤，每次叩打至皮肤潮红为度。开始每日涂搽药液3次（早、中、晚），七星针叩打2次，不宜间断。待新生的头发日见增加时，可改为每日搽药2次，叩打1次，直至痊愈。

【功效】主治斑秃。

柳叶治斑秃

【组成】垂柳叶500克，生姜汁100毫升。

【用法】将垂柳叶阴干为末，加姜汁于铁器内捣匀，取药液摩擦患处。

【功效】本方除适用于脱发外，亦有用治脱眉。

首乌冰糖粥

【组成】何首乌30克，大米50克，冰糖适量。

【用法】将何首乌放入砂锅中煎取浓汁后去药渣，然后放入大米和冰糖，将米煮成粥即成，食用。

【功效】本方尤适用于脱发久不愈。

六、色斑

莲蓬

【组成】莲蓬1个。

【用法】将1个莲蓬取出莲子后，撕成小块，加入500毫升水煮5~10分钟，代茶饮用。

每周3次，长期坚持效果更佳。

【分析】莲蓬富含的原花青素可降低黑色素细胞的增长速度，从而起到淡化老年斑的作用。另外莲蓬中的维生素B有助于减少黑色素沉积。

【功效】对消除老年斑有效。

祛风消斑治黄褐斑

【组成】生地、熟地、女贞子各12克，当归、川芎、赤芍、白芷、紫草各8克。月经量少或过期不行，少腹胀痛者，加制香附、红花各8克，以理气活血。

【用法】每天1剂，水煎分3次服，连服1~2个月。

【功效】养血活血，祛风消斑。主治妇女面部黄褐斑，见淡褐色或淡黑色斑疹，形状不规则，或呈蝶翼状，对称分布于颧、额、鼻等颜面皮肤，或兼月经失调，腰膝酸软，脉细无力。

鸡蛋杏仁糊外涂治祛斑

【组成】甜杏仁适量。

【用法】去皮捣成泥状，与鸡蛋清适量调匀，涂于患处，10~15分钟后用温水洗净。隔日1次。

【功效】祛老年斑。

莱菔子外敷祛黄褐斑

【组成】莱菔子适量。

【用法】用小火炒至略焦且闻有香气时取出，冷却后研极碎，装瓶备用。每日取少许，用温水调匀，涂于患处，10~15分钟后洗去。可淡化色斑。

【分析】莱菔子（即萝卜子）气味辛甘，长于利气而治痰，能调和脾胃，升降气机，以及消谷食积滞。莱菔子通过"去痰癖、化积滞、散瘀血"而达到祛斑效果。药理研究表明，莱菔子所含的黄酮类是一种有效的自由基清除剂，能减少细胞内脂褐素蓄积，消除面部黑色素沉着，还能使面部滋润、柔嫩。

【功效】祛黄褐斑。

白僵蚕蛋黄糊消斑灭痕

【组成】白僵蚕15条，鸡蛋1个。

【用法】将鸡蛋放白酒内泡7天，去清取黄，再将僵蚕粉与蛋黄混合调成糊状，涂于疤痕上，每日3~5次。此外，要酌用补气、凉血、清热、养阴滋肾等品以调养，疤痕可以逐步消除。

【分析】白僵蚕能"消斑灭痕"，

在古代方药书中多有记载。现代研究表明，白僵蚕能抑制多种细菌，它所含的氨基酸和活性丝光素成分，具有一定的护肤和消斑作用；鸡蛋黄（蛋黄油）有润燥、解毒、止痛、生肌等功效，单用能治烧伤且效佳。二味合用，有消炎、镇痛、生肌的作用。

生姜减少老年斑

【组成】生姜适量，蜂蜜少许。

【用法】把姜洗净切成片或丝，加入沸水冲泡10分钟，再加1汤匙蜂蜜搅匀，每天饮用1杯，可明显减轻老年斑。也可将姜切碎，拌上精盐、味精、辣椒油等调料，长期食用。

【分析】生姜中含有多种活性成分，其中的姜辣素有很强的对抗脂褐素的作用。

【功效】对减少老年斑有效。

黄瓜硼砂治汗斑

【组成】黄瓜100克，硼砂10克。

【用法】将黄瓜剖开，去瓤切成块，与硼砂一道加水用武火煎沸，再改用文火煎20分钟，取其汤汁，外搽患处。每日3次，3日为1个疗程。

【功效】主治汗斑。

灯芯草治汗斑

【组成】灯芯草一小撮，硼砂少许。

【用法】同放入碗中，加少许水，放入锅中蒸约20分钟，趁热用灯芯草搅和硼砂揉搓患处。每日1~2次，1周后见效。

【功效】主治汗斑。

葡萄籽粉祛斑

【组成】葡萄籽适量。

【用法】将葡萄籽粉和温水调匀后，放入微波炉中用高火加热5分钟，即能将低聚原花青素从葡萄籽的外层细胞转移到水中，大大提高吸收率。每天早餐前服用2~3克，长期饮用效果更佳。

【分析】葡萄籽中含有的低聚原花青素具有很强的抗氧化性，能有效减少脂褐质的积累。如果将葡萄籽磨成粉末泡水喝，则很难被机体吸收，其功效会大打折扣。

【功效】主治黄褐斑。

蜂蜜花汁面糊

【组成】蜂蜜、小麦粉、玫瑰花汁各适量。

【用法】将上药按3：3：1比例共调为糊状，每天晚上温水洗脸后，将该药糊涂敷于面部，次日晨起用凉水洗掉。

【功效】对祛斑有效。

核桃牛奶芝麻糊

【组成】核桃仁30克，牛奶300毫升，豆浆200毫升，黑芝麻20克。

【用法】先将核桃仁、黑芝麻放进小磨中磨碎，与牛奶、豆浆调匀后，放入锅中煮沸，再加入白糖适量，每日早晚各吃1小碗。

【功效】既可做早晚佐餐，又能达到美容祛斑、护肤的效果。

化斑汤加味

【组成】柴胡10克，香附10克，青皮10克，熟地黄15克，赤芍10克，川芎15克，当归15克，升麻10克，白芷10克，炒白术15克，炒山药15克，茯苓10克，炒薏苡仁15克，炒扁豆10克。

【用法】共服用14剂，每日1剂，水煎服，分早、晚饭后2小时温服。

【分析】柴胡、香附、青皮疏肝理气；熟地黄、赤芍、川芎、当归活血祛瘀；升麻、白芷升阳达面，温通血脉，以助祛斑。全方共达疏肝理气、化瘀祛斑的功效。

【功效】疏肝健脾、化瘀祛斑。

【注意】饮食清淡，忌油腻辛辣之品，保持心情舒畅，睡眠充足，注意防晒。

木耳红枣汤

【组成】木耳20克，红枣50克。

【用法】将木耳、红枣放入锅中，加水300毫升，文火煎煮15分钟即可，放凉后加适量蜂蜜饮用。每次服100毫升，每周2次。

【分析】木耳富含多种维生素及微量元素，其水提取物能降低血浆胆固醇、减少自由基及脂褐质的形成，维护细胞的正常代谢；红枣是补气养血的圣品，其含有大量的维生素C及胡萝卜素，也是一种非常好的抗氧化剂。二者合用有助于淡化或祛除老年斑，延缓衰老。

【功效】可控制和祛除老年斑。

三豆祛斑

【组成】豌豆100克，赤小豆、绿豆、百合各50克，生姜1片。

【用法】各物分别洗净。赤小豆、绿豆、百合浸泡；豌豆置沸水中煮至熟软，洗净。在瓦煲或锅内加清水（约6碗量）和赤小豆、绿豆、生姜，煮沸后改文火煲约40分钟，下豌豆、百合续煲10分钟，下糖或盐便可。

【分析】所谓"三豆"，即健脾祛湿的赤小豆、清热解毒的绿豆和蔬菜类的豌豆。在夏日将豌豆与赤小豆、绿豆、百合煮汤，经常食之，清热、去斑、养肤，不仅能去除痱子、疖肿、皮炎，还有助于消退中年妇女的黄褐斑。

【功效】对中老年妇女的黄褐斑有效。

地黄丸逍遥丸治黄褐斑

【组成】六味地黄丸 6 克，逍遥丸 6 克。

【用法】肾阴虚者每次服六味地黄丸 6 克，每日 2 次。肝郁气滞者每次服逍遥丸 6 克，每日 2 次。两型兼有者，早服六味地黄丸，晚服逍遥丸。15 日为 1 个疗程，服药 2 个疗程。

【功效】治疗黄褐斑有良效。

【注意】服药期间避免日晒。

玫瑰陈皮酒

【组成】槟榔 20 克，陈皮 10 克，青皮 10 克，砂仁 6 克，荔枝核 10 克。

【用法】请药店加工成粗颗粒，装入布袋，加入黄酒 1600 毫升，再用小火炖 20~30 分钟，密封。每天服用 2 次，每次 20 毫升左右。

【功效】护肤养颜，对祛除黄褐斑有效。

生姜祛斑

【组成】生姜 1 块。

【用法】将生姜用刀斜向切出断面，尽可能使断面面积最大，用断面在老年斑部位进行擦拭，擦拭时可稍用力，以局部皮肤表面感觉微温为佳。每天 2~3 次，坚持擦拭效果更好。

【分析】生姜性辛温，用它涂抹老年斑的部位可以刺激表皮细胞的血液循环，促进气血运行，进而排除毒素。其中姜辣素有很强的抗衰老功效，可防止或减少脂褐素沉积。

如果在擦拭前将生姜的切面用火烧一下，或者用微波炉加热一分钟，擦拭效果会更好。注意生姜温度不能太高，防止出现烫伤。除了外用以外，还可以配合内服生姜水，将生姜泡在红茶中或者蜂蜜水中饮用。

【功效】适用于祛除虚证老年斑。

【注意】特别值得注意的是，此法只适用于颜色偏暗的老年斑，即虚证所引起的。如果老年斑颜色偏红，则属于火旺的类型，就不适宜。

黄瓜粥消除黄褐斑

【组成】黄瓜 300 克，大米 100 克，生姜 10 克。

【用法】将 300 克黄瓜洗净去皮切成薄片，大米 100 克淘干净，生姜 10 克洗净拍碎，锅内加适量水，放入大米生姜，用文火慢慢熬煮至大米烂时，加黄瓜片，再煮至汤稠，加精盐调味即可。此粥如果再加入羊奶、豆浆，消除黄褐斑效果更佳。

【功效】对消除黄褐斑有效。

七、白发

黑豆柠檬片

【组成】黑豆 50 克，柠檬 5 片。

【用法】把黑豆煮熟软，加入柠檬片，再稍煮，即成。每日或隔日食用 1 次。

【功效】具有养发、护发、美容的功效。

首乌核桃猪脑饮

【组成】制首乌 20 克、核桃仁 20 克、猪脑 100 克、调料适量。

【用法】首乌加水煎 20 分钟后去渣取汁，用汁炖核桃仁与猪脑，并加调料。猪脑熟即可。隔日食用 1 次。

【功效】具有护发美发的功效。

杜仲羊肉生发汤

【组成】杜仲 15 克，核桃仁 15 克，何首乌 30 克，玉米粒 90 克，羊肉 250 克，生姜 3 片，红枣 5 枚，盐少许。

【用法】上料洗净加水炖煮约 2~3 小时即可，经常食用有生发、乌发的功效。

【功效】有生发和乌发的功效。

首乌黑豆乌发茶

【组成】何首乌 15 克，女贞子、黑豆各 10 克。

【用法】加沸水泡于热水瓶中，每天饮用。

【分析】以上 3 味药都有补益肝肾、乌须黑发的作用。中医认为，头发的营养来之于血，发的生机根源于肾，肾藏精，精能生血，精血旺盛，则毛发壮而润泽，所以头发的生长与脱落、润泽与枯荣、乌黑与早白，均与肾有密切关系。

【功效】此法可以治疗肝肾阴虚所致的少白头（表现为白发，颧骨发红，眼睛干涩，便秘，舌红少苔等）。

黑芝麻粥

【组成】黑芝麻 30 克，粳米 60 克。

【用法】将黑芝麻淘洗干净，晒干后炒熟研碎，用时与粳米兑水煮粥即可。

【功效】补益肝肾，滋润五脏。对由于肝肾不足所引起的身体虚弱、津枯便结、须发早白、未老先衰等均宜，具有美容乌发等效果。

蒸何首乌治脱发白发

【组成】蒸何首乌 20 克，黑芝麻 30 克，生地 12 克，熟地 18 克，旱莲草、当归、侧柏叶、川芎各 10 克，红糖 30 克。

【用法】水煎，分 3 次服，每日 1 剂。

【功效】对少白头有功效。

【注意】治疗期间忌烟酒、辛辣食物，不要熬夜。糖尿病人勿用。

核桃芝麻糊

【组成】核桃仁 500 克，黑芝麻

500 克。

【用法】炒熟捣成细末，混合均匀。每天早、晚各取 2 匙，用温开水加糖或蜂蜜冲食。

【功效】此款具有养发、乌发的功效。

乌发丸治少白头

【组成】生地 60 克，熟地 60 克，丹参 60 克，侧柏叶 60 克，旱莲草 30 克，桑叶 30 克，女贞子 30 克，黑芝麻 60 克，制首乌 60 克。

【用法】将以上诸药研制成蜜丸，每丸 9 克，每日服 3 丸，一般连服 3 个月至半年左右，可望见效。

【功效】主治少白头。

乌发蜜丸方

【组成】女贞子 520 克，旱莲草、桑葚子各 300 克。

【用法】先将女贞子阴干，再用酒浸 1 日，蒸透晒干，旱莲草、桑葚子阴干，将上 3 味药碾成细末，炼蜜成丸，每丸重 10 克。每日早、晚各服 1 丸，淡盐开水送服。

【功效】主治少白发。

仙人粥

【组成】何首乌 30~60 克，红枣 5 枚，红糖 10 克，粳米 60 克。

【用法】先将何首乌放入小砂锅内，煎取汁液，去渣后放入淘洗干净的粳米和红枣，加水适量煮粥，粥熟后加入红糖即成。每天 1 剂，分 2 次食用，连食 7~10 天为 1 个疗程，间隔 5 天再进行下一疗程。

【功效】此粥有养血益肝、固精补肾、乌须发之功效，适用于须发早白和头发枯黄的人。

桑葚乌发

【组成】桑葚 1000 克。

【用法】加水适量煎煮 30 分钟，取煎液 1 次，加水再煎第 2 次。合并煎液，用文火浓缩成稠膏，加蜂蜜 300 克煮沸停火，冷却后装瓶备用。每次 1 汤匙，沸水冲化饮用，每天 2 次。

【功效】用于头发早白。

黑豆雪梨乌发

【组成】黑豆 30 克，雪梨 1~2 个。

【用法】将梨切片，加适量水与黑豆一起放锅内，武火煮开后，改文火烂熟。吃梨喝汤，每天 2 次，连用 15~30 天。

【功效】本方滋补肺肾，为乌发佳品。

治青少年白发

【组成】补骨脂、仙茅、旱莲草、覆盆子、枸杞子、菟丝子、桑葚各 10 克，熟地 30 克，莲须 5 克。

【用法】每剂加水煎 3 次，加蜂蜜

适量，餐前温服，每日1剂。

【功效】主治少年白发。

白发治疗偏方

【组成】白檀香末、香白芷、白及各30克，山柰子90克，滑石、零陵香各70克，青黛、甘松香各90克。

【用法】将药共研为末，每用时以淘米水（发酵后更好）将头发洗净，再将上药末30克均匀地撒在头发上，用梳子反复梳理。

【功效】本方可使须发返黑。

山药酥

【组成】鲜山药500克，炒黑芝麻20克，白糖50克，植物油适量。

【用法】鲜山药去皮，切成菱角块，入六成热的植物油于锅内，炸至外硬中间软，浮面时捞出。炒锅置文火上烧热，用油滑锅，放入白糖，加水少许溶化，炼至糖汁成米黄色，随即推入山药块，并不停翻炒，使外面包上一层糖浆，直至包牢，然后撒上炒香的黑芝麻即成。随意服食。

【分析】黑芝麻性味甘、平。入肝、肾经。能补肝肾，润五脏。《本经》："主伤中虚羸，补五内，益气力，长肌肉，填脑髓。"黑芝麻还能滑肠，所以消化不良者忌食。此外，黑芝麻还具有补肝肾，乌须发之功效，适用于中老年人用于护

发、黑发。山药能健脾补肺，固肾益精。以上二药配伍，性质平和，适合长期服食，有一定健脾养颜之功。

【功效】主治白发。

【注意】便溏者慎食。

海带薏米汤

【组成】薏米、海带各30克，鸡蛋3个，盐2克，味精、胡椒粉各1克，花生油25毫升。

【用法】将海带洗净，切成条；薏米洗净，浸透；鸡蛋磕入碗中，搅匀。将海带、薏米同入锅内，加水炖至熟烂，将炒锅置武火上，放入花生油烧热，将搅匀的鸡蛋倒入炒熟，随即将海带、薏米连汤倒入，加盐、胡椒粉、味精调味即成。佐餐或单独饮用。

【功效】海带含有丰富的碘，有乌发作用。

【注意】脾胃虚弱者慎食。

白发外洗验方

【组成】皂角500克，何首乌250克，蜂蜜25克，食醋25克。

【用法】先将皂角用热水浸泡，待泡软时捣成糊状，与何首乌、蜂蜜和食醋混合在一起，再加清水1200毫升放入锅内，煎沸半小时以上，待何首乌被煎烂后，除渣留药液备用。每周用此药液

洗头发1~2次。

【功效】适用于青少年白发。

桂圆莲子粥

【组成】桂圆肉10克，莲子15克，大枣10克，粳米50克。

【用法】4物共煮成粥，每日2次，连服15~30日。

【功效】本方气血双补、乌发荣颜。

芝麻核桃酥

【组成】红砂糖500克，黑芝麻、核桃仁各150克。

【用法】红砂糖放入锅内，加水少许。以文火煎熬至较稠厚时，再放入炒熟的黑芝麻、核桃仁各150克，调匀，即停火。趁热将糖液倒在表面涂有食用油的搪瓷盘中，待稍冷，将糖压平，用刀切成小块，冷却后随意食用。

【功效】适用于少白头的治疗。

双黑粥

【组成】黑芝麻30克，黑豆子30克，何首乌30克，红枣6枚（去核），枸杞子30克，粳米50克。

【用法】用水漂洗，放入砂锅中，加水适量，煎煮成粥，加入红糖适量拌匀，即可服用。每天1剂，连服1个月。同时调理情志，保证充足的睡眠，做头部保健如头皮按摩、经常梳理头发，加强头部的血液循环，能达到意想不到的效果。

【功效】此药膳有补血益肝、固精补肾、乌黑头发的功效。适用于年少白头者。

核黑粥

【组成】核桃肉20克，黑芝麻30克（干品），粳米60克。

【用法】将核桃肉和黑芝麻研细，把粳米淘洗干净，一同放入砂锅中，加水适量，煮成稀粥，放入红糖即可服用。每天1剂，连服1个月。

【功效】此药粥有补肝肾、润五脏六腑的功效。适宜于身体虚弱、少白头者。

花生炖猪蹄

【组成】猪蹄1000克，花生米（带红衣）40克，大枣40枚，料酒、酱油、白糖、葱段、姜、味精、花椒、八角、茴香、盐各适量。

【用法】先将猪蹄去皮洗净，用清水煮至4成熟后捞出，用酱油涂拭均匀，放入植物油中炸成金黄色，放入砂锅内，注入清水，放入其他原料及调料，在旺火上烧开后，再微火炖至烂熟。分4顿佐餐食用，连服10~15日。

【功效】本方补中益气，养血补血，养发乌发。

八、脱发

蜜蛋油

【组成】1 茶匙蜂蜜、1 个生鸡蛋黄、1 茶匙植物油或蓖麻油、2 茶匙洗发水、适量葱头汁。

【用法】上药混合兑在一起搅匀，涂抹在头皮上，戴上塑料薄膜的帽子，不断地用温毛巾热敷帽子上部。过 1~2 个小时之后，再用洗发水洗干净头发。

【功效】坚持一段时间，头发稀疏的情况会有所改善。

桂圆炖瘦肉

【组成】桂圆肉 20 克，人参 6 克，枸杞子 15 克，瘦猪肉 150 克。

【用法】将猪肉洗净切块，桂圆肉、枸杞子洗净，人参切薄片。全部放入砂锅，加水适量，以小火隔水炖至肉熟。

【功效】适于产后气血亏虚引起的脱发。

当归芝麻粉

【组成】当归和黑芝麻各 250 克，红糖适量。

【用法】将当归和黑芝麻放到锅中炒熟，然后将二者研成细粉。脱发患者可在饭后用红糖水冲服 1 勺，每日服用 3 次，连续服用 2 个月即可见效。

【分析】当归具有活血通经、改善脂质等功效。黑芝麻具有养血、润燥、乌发、美容等功效，适合耳鸣耳聋、须发早白及病后脱发等患者使用。红糖性温、味甘，可入脾经。具有益气补血、健脾暖胃、活血化瘀等功效。

【功效】对治疗脂溢性脱发具有较好的疗效。

核桃炖猪脑

【组成】淮山 30 克，核桃仁 20 克，猪脑 1 副，食盐少许。

【用法】将猪脑挑去筋膜，洗净后放碗中，淮山、核桃仁捣成细末，撒于猪脑上，加适量水及食盐，放锅内隔水炖至猪脑熟透即可。

【功效】适于产后肾亏虚引起的脱发。

脱发治疗验方

【组成】灵香草 10 克，辛夷 10 克，山奈 10 克，白芷 10 克，玫瑰花 8 克，檀香 10 克，细辛 8 克，丹皮 12 克，大黄 12 克，丁香 6 克。

【用法】研成细末，以凡士林调膏，每晚临睡前涂擦患处，次晨洗去。

【功效】主治脱发。

羊骨粥

【组成】羊胫骨 1~2 根，红枣、桂

圆各 10 枚，糯米 100~150 克。

【用法】将羊胫骨捣碎，加红枣、桂圆各 10 枚，糯米 100~150 克，加水适量，煮粥食用。可从当年冬至吃到来年立春。

【功效】此粥有温肾补血的功效，适合脱发兼肾虚腰酸、轻度贫血者。

首乌肝片

【组成】何首乌 60 克，枸杞子 15 克，生猪肝 200 克，黄瓜 200 克，油、盐、味精适量。

【用法】将何首乌粉碎为粉末，加水 300 克熬至约 100 克的浓汁，放入猪肝片泡 2~4 小时；黄瓜切片。锅内放油至五六成熟时，放入肝片过油，下葱、姜末爆香出味，倒入黄瓜片、盐、味精、少许首乌浓汁、猪肝片、发好的枸杞子，快速翻炒 3~5 分钟即成。每周宜服用 2~3 次。

【功效】本品有补肝、祛风、益精、养肾之功。对头发干枯、早白、早脱均有效。

生姜枸杞防掉发

【组成】生姜和枸杞适量。

【用法】将生姜和枸杞煮水，涂抹在头发上，并让头发自然风干，1 小时之后洗净，每晚持续涂抹，1 个月左右可以起到明显的防掉发效果。

【分析】生姜和枸杞都可以刺激毛发生长。

【功效】对脱发有效。

啤酒防头发干枯凋落

【组成】啤酒适量。

【用法】在洗头之后，用适量啤酒均匀涂抹在头发上，按摩 10 分钟，用清水冲洗干净。

【分析】对于头发来说，啤酒是"液体面包"，不仅可以保护头发防止干枯，还能够促进头发的生长。

【功效】对脱发有效。

九、雀斑

胡萝卜汁

【组成】鲜胡萝卜适量。

【用法】将鲜胡萝卜切碎挤汁，取 10~30 毫升，每日早、晚洗完脸后涂抹，待干后，洗净。此外，每日喝 1 杯胡萝卜汁。

【功效】可美白肌肤。

柠檬冰糖汁

【组成】柠檬汁和冰糖适量。

【用法】将柠檬榨汁，加冰糖适量饮用。

【分析】柠檬中含有丰富的维生素 C，100 克柠檬汁中含维生素 C 可高达 50 毫克。此外还含有钙、磷、铁和 B 族维生素等。

【功效】常饮柠檬汁，不仅可以白嫩皮肤，防止皮肤血管老化，消除面部色素斑，而且还具有防治动脉硬化的作用。

牛奶美肤方

【组成】牛奶适量。

【用法】将牛奶敷在脸上，轻轻按摩，2~3分钟后皮肤收缩；再用柠檬片敷面，黑斑就能逐渐变淡；然后把黄瓜片捣碎拌上葛粉、蜜糖敷在面部，每次5~8分钟，3~5次后即可消除日晒形成的黑斑。

【功效】有效消除日晒黑斑。

雀斑按摩巧除

【用法】每天坚持点揉两侧血海3分钟，力量不宜太大，要以轻柔为原则，能感到穴位处有酸胀感即可。每天上午9~11点刺激血海祛斑效果最好，这个时段是脾经经气的旺时，人体阳气处呈上升趋势，所以直接按揉就可以了。

【分析】血海穴是生血和活血化瘀的要穴，位置很好找，用掌心盖住膝盖骨五指朝上，手掌自然张开，大拇指端下面便是此穴。

【功效】适用于消除雀斑。

灵芝蜜酒祛除雀斑

【组成】灵芝50克，米酒1000毫升，蜂蜜20克。

【用法】将灵芝切薄片，与蜂蜜一起入酒，密封浸泡30天后服用。每日2次，每次服40毫升，能帮助祛除雀斑。

【分析】灵芝可促进胃肠蠕动，通便排毒；蜂蜜则具有美容养颜的功效，两者配合能活血化瘀。灵芝、蜂蜜加上能改善皮肤局部血液循环的米酒，做成灵芝蜜酒服用，有帮助体内排毒，美容润肤的功效。

【功效】主治雀斑。

鲜姜酊

【组成】鲜姜50克。

【用法】加入50%酒精500毫升，浸泡15天，外搽患处，每天4~5次。搽药半月后完全消退，无复发。

【功效】主治雀斑。

枸杞美容酒

【组成】枸杞子适量。

【用法】枸杞子洗净装入绢袋，浸白酒中，半月后取出随量饮。切勿醉。

【分析】枸杞子是一味常用中药，《本草纲目》记载可"补精气诸不足，易颜色，变白，明目安神，令人长寿"。

【功效】有很好的滋味和美容作用。

白芷擦面净

【组成】白芷、白附子、滑石粉、绿豆各等量。

【用法】共研细末。用以擦面,对去除面部各种斑纹有疗效。亦可将药末拌于日常所用普通面脂中使用。

【功效】对去除面部各种斑纹有疗效。

芹菜根

【组成】鲜芹菜根 60 克。

【用法】切碎,用水浸泡 24 小时,过滤后取汁洗脸,每日早、晚各洗 1 次。

【功效】本方对雀斑有效。

冬瓜藤

【组成】冬瓜藤若干。

【用法】冬瓜藤熬水,用来擦脸、洗澡,可使皮肤滋润、消除雀斑。

【功效】对消除雀斑有效。

祛斑液

【组成】羊胆、猪胰、细辛各等份。

【用法】用竹签将猪胰的血丝、筋膜挑去,羊胆划破,倒入锅内加入适量水和猪胰、细辛。煎 3 沸后,滤渣取液,储瓶备用。每晚涂搽面部,次日清晨用浆水洗面。

【功效】有祛风清火,润肤除皱,治疗雀斑等功效。

美白方

【组成】白瓜子中仁(冬瓜仁)38 克,白杨皮 15 克,桃花 30 克。欲白,加瓜子。

【用法】捣碎,饭后服,每日 3 次,每次 3 克。

【功效】本方和气血,润皮肤,治头面手足黑,令光泽洁白。

祛除雀斑蜜丸

【组成】白附子、白芷、杜若、赤石脂、白石脂、杏仁(去皮尖)、桃花、瓜子、牛膝、鸡矢白、玉竹、远志(去心)各 10 克。

【用法】将 12 味共捣筛为末,以人乳汁、白蜜各 100 毫升成丸,如梧桐子大小,空腹服 7 丸,每日 3 次。

【功效】本方能使皮肤美白。

黄瓜粥祛斑

【组成】大米 100 克,鲜嫩黄瓜 300 克,精盐 2 克,生姜 10 克。

【用法】将黄瓜洗净,去皮去心切成薄片。大米淘洗干净,生姜洗净拍碎。锅内加水约 1000 毫升,置火上,下大米、生姜,武火烧开后,改用文火慢慢煮至米烂时下入黄瓜片,再煮至汤稠,入精盐调味即可。每日 2 次温服,可以润泽皮肤、祛斑、减肥。

【分析】现代科学研究证明,黄瓜含有丰富的钾盐和一定数量的胡萝卜素、维生素 C、维生素 B_1、维生素 B_2、糖类、蛋白质以及钙、磷、铁等营养成分。经常食用黄瓜粥，能消除雀斑、增白皮肤。

【功效】能消除雀斑、增白皮肤。

西红柿油汁

【组成】西红柿若干，甘油1匙。

【用法】西红柿揉汁，加甘油1匙，用其混合液洗脸，每日2~3次，每次洗10分钟，再用清水洗净。

【功效】长期使用，雀斑逐渐变淡，以至完全消失。

黑木耳红枣汤

【组成】黑木耳30克，红枣20枚。

【用法】将黑木耳洗净，红枣去核，加水适量，煮半个小时左右。每日早、晚餐后各1次。经常服食，可以驻颜祛斑、健美丰肌，并用于治疗面部黑斑、形瘦。

【分析】本食谱中的黑木耳，《本草纲目》中记载其可去面上黑斑。黑木耳可润肤，防止皮肤老化；大枣和中益气，健脾润肤，有助黑木耳祛除黑斑。

【功效】对祛除黑斑有效。

蒲公英

【组成】蒲公英1把。

【用法】倒入1茶杯开水，冷却后过滤，然后以蒲公英花水早晚洗脸，可使面部清洁，少患皮炎。

【功效】对雀斑有效。

十、荨麻疹

五皮饮

【组成】云苓皮20克，陈皮15克，大腹皮12克，桑白皮10克，生姜皮6克，龙胆草10克，浮萍草15克。有热加丹皮10克，赤芍9克；遇寒发作加桂枝6克。

【用法】水煎空腹服，每日1剂。患者常服3~5剂后即可收效。

【分析】五皮饮加减，利湿健脾，湿去则风散。且药用皮者，均可入于肌肤之间，"以皮治皮"。对因风寒、风热、湿热致荨麻疹者，可随症加减，均可取效。

【功效】主治荨麻疹。

薄荷芦根饮

【组成】薄荷12克，鲜芦根30克，白糖15克。

【用法】将芦根洗净、切片，放锅中加水适量，武火烧沸，文火煎熬半小时。然后把薄荷择净，放入煎锅中，加适量水，武火急煎3分钟起锅过滤。合并芦根、薄荷药汁，最后将白糖倒入药汁中，搅匀即可。用法是频频饮服，每次30~50毫升。

【功效】本方功效是清热生津、透疹外出，适用于麻疹初期，发热咳嗽，打喷嚏流鼻涕，眼红多泪，目赤畏光，烦躁不安等。

麻黄方

【组成】麻黄、干姜皮、浮萍各5克，杏仁、陈皮、丹皮、白僵蚕、丹参、白鲜皮各15克。

【用法】水煎服，每日1剂，2次分服。

【分析】方中用麻黄、姜皮、浮萍散寒解表，驱除风邪，使邪从汗解；用杏仁、陈皮宣肺理气，有助于驱邪外出；丹皮、丹参养血活血，使"血行风自灭"；白僵蚕疏风通络，白鲜皮祛风止痒。活血、宣肺以治本，散风、止痒以治标。标本同治，疗效甚佳。

【功效】疏风解表，清热止痒。主治风寒型荨麻疹。

荆防方

【组成】荆芥穗、防风、僵蚕、生甘草、紫背浮萍各5克，金银花、牛蒡子、丹皮、干地黄、黄芩各15克，蝉蜕、薄荷各5克。

【用法】水煎服，每日1剂，2次分服。

【分析】方中用荆芥、防风、浮萍、蝉蜕疏风解表，用生地、丹皮活血凉血，用金银花、黄芩清热解毒，用僵蚕疏风止痒，用牛蒡子、薄荷疏散风热。诸药合用，有祛风、清热、活血、止痒之功，疗效亦佳。

【功效】主治风热性荨麻疹。

楮桃叶

【组成】楮桃叶0.5千克。

【用法】楮桃叶0.5千克，水5000毫升，煮沸30分钟后过滤备用，先以药液溻洗，以后加以浸浴。

【分析】楮桃叶性味甘凉，水剂浸浴适用于老年人血虚，不能濡养，皮肤干燥，遇风则痒者。

【功效】具有润肤止痒的作用。

菊花饮

【组成】菊花15克，薄荷10克，蜂蜜25克。

【用法】将菊花择净，用水泡洗后放入锅内，加清水适量，武火烧沸，文火煎熬10分钟，加入薄荷，再煎5分钟，滤渣取汁。蜂蜜倒入药汁中，搅匀即成，常饮服。

【功效】本方功效是清热透疹，适用于麻疹初起。

银花牛蒡饮

【组成】银花50克，牛蒡子、白糖各30克。

【用法】将银花择净，与牛蒡子同放入锅中，加清水适量，文火煎约半小时，滤渣取汁，把白糖放入药汁中，搅匀即成。用法是频频饮服。

【功效】本方功效是清热解毒，适用于麻疹出疹期，疹红赤，高热不退。

藁本苦参煎水

【组成】藁本120克，川椒15克，苦参60克，石菖蒲30克。

【用法】水煎，外洗。

【分析】藁本辛温祛风，川椒辛温，杀虫止痒。苦参杀虫燥湿止痒，石菖蒲辛苦温，杀诸虫，治恶疮疥瘙。4味药物合用，辛能祛风，温能散寒，苦能燥湿，共达消疹之目的。

【功效】主要用于风寒湿相合所引起的荨麻疹。

二仙汤调和阴阳

【组成】淫羊藿10克，仙茅10克，肉苁蓉20克，当归10克，黄柏10克，桂枝6克，白芍10克，生姜6克，大枣6克，炙甘草6克，五味子10克，（炒）莱菔子12克。

【用法】水煎，每日1剂。服药7剂，风团明显减少，瘙痒减轻，大便通畅。

【功效】主治荨麻疹。

马齿苋紫草饮

【组成】马齿苋（干）、紫草根、白糖各50克。

【用法】二药洗净，放入锅中，加清水适量，文火煎约半小时，滤渣取汁后，把白糖加入药汁中，搅匀即成。用法是频频饮服。

【功效】本方功效是清热解毒，适用于麻疹出疹期，发热疹红，烦躁。

乌梅丸

【组成】乌梅10克，黄连10克，黄柏10克，细辛3克，花椒3克，干姜6克，桂枝6克，党参10克，当归10克，（制）附子6克，白及（粉）5克（冲服），三七（粉）6克（冲服），炙甘草6克。

【用法】水煎过滤，留汁液，入蜂蜜，加温炼制成丸。

【功效】主治荨麻疹。

雪梨饮

【组成】鸭梨100千克，冰糖少许。

【用法】把梨去皮、核，切片，放入冰过的凉开水内，再把冰糖放入梨水中，搅匀，盖好，浸泡4小时即成。用法是频频饮服。

【功效】本方功效是养阴生津，适用于麻疹恢复期，皮肤、唇舌干燥，精神差，干咳少痰等。

当归玉真散

【组成】当归30克，桂枝12克，白芍20克，通草15克，白芥子6克，天南星6克，羌活10克，防风15克，白芷12克，天麻10克，刺蒺藜15克，益母草15克，大枣7枚，甘草6克。

【用法】上药浸泡后水煎煮，每日1剂，两煎合一，分2~3次饮尽。

【分析】方中当归、白芍、桂枝补阴血，调营卫；羌活、防风、白芷取其辛散之性，导风寒之邪外出；天麻、刺蒺藜平肝以熄内风；通草、桂枝、益母草活血通脉，以畅血行；天南星、白芥子辛温走经络，祛风化痰；大枣、甘草益气健脾养血，既助归、芍补营血之虚，又可防辛温燥散之品伤及阴血。

【功效】养血和营、祛风散寒、活血化痰。主治慢性荨麻疹。

燥湿止痒方

【组成】菊花15克，银花10克，土茯苓10克，苍耳子10克，蝉衣10克，荆芥10克，蒲公英10克，甘草10克。

【用法】每日1剂，水煎，早晚各服1次。

【功效】本方具有疏风清热，燥湿止痒之功。

花椒水

【组成】花椒粒20克。

【用法】花椒置于容器内，加入沸水500毫升，浸泡24小时，滤去花椒粒，取花椒水。治疗时，以温花椒水涂于患处，每日3~5次，连续服用5天为1个疗程，一般轻症者3天左右即可见到风疹块明显消退。

【分析】花椒性味辛温，具有温中散寒、燥湿杀虫、行气止痛的功效。外敷有表面麻醉及祛风、止痒、行气的作用，从而起到治疗荨麻疹的作用。

【功效】具有止痒和减轻烧灼感的效果。

艾叶酒

【组成】白酒100克，生艾叶10克。

【用法】上药共煎至50克左右，顿服。每天1次，连服3天。

【分析】方中生艾叶辛温芳香，祛风胜湿；白酒辛温，升阳发散，二药虽为辛温之品，但适用于各种证型的荨麻疹。

【功效】主治各种证型荨麻疹。

内服外用治荨麻疹

【组成】内服方药：何首乌、石菖蒲、苦参、威灵仙、甘草各10克。

外洗方药：苦参50克，蒲公英、地肤子、蛇床子、白藓皮各15克。

【用法】内服用法：水煎服，每日1剂，连服3天。

外洗用法：加水3000毫升，煎水洗澡，早晚各1次，连洗3天即可。

【功效】主治荨麻疹。

【注意】服药期间禁食鱼虾、螃蟹、辣椒、酒，尽量避风为好。

香菜根

【组成】香菜根若干。

【用法】取十几棵香菜的根须洗净切段，煮5分钟，调上蜂蜜，连吃带饮。应连续煮饮3天，每天喝1次。

【功效】对荨麻疹的红、肿、痒等症状有较好的治疗效果。

鲜丝瓜叶

【组成】鲜丝瓜叶若干。

【用法】鲜丝瓜叶用清水洗净备用，一发作就用鲜丝瓜叶搓擦，连续搓擦了10多次后病渐消。

【功效】治疗荨麻疹有很好的效果。

小白菜

【组成】小白菜500克。

【用法】洗净泥沙，甩干水分，每次抓3~5棵在患处搓揉，清凉沁人心脾。每天早晚各1次。

【功效】只3次即可痊愈。

十一、瘙痒过敏

鬼藤煎组方

【组成】鬼箭羽100克，忍冬藤150克，均用鲜品。

【用法】煎取药液2000毫升。视疮之部位大小，取适量药液浸洗患处。每日1次，连用7日。

【分析】鬼箭羽性寒，味苦。功能活血散瘀，杀虫。《本草述》："鬼箭羽，如《本经》所治，似专功于女子之血分矣。又如苏颂所述古方，更似专功于恶疮及中恶气之毒以病于血者也。"忍冬藤性寒，味甘，气平，具有清热解毒之功效，可以治疗热毒肿疡，痈疽疔疮等症。用于温病发热，热毒血痢，痈肿疮疡，风湿热痹，关节红肿热痛。是方用鬼箭羽专攻中恶气之毒以病于血者也，用忍冬藤清透毒滞结于气者也。气分滞结散，血分毒气清，故获痊愈。二药均用鲜品，既取其气全味真，又简便廉验。

【功效】主治各类湿疹和一些瘙痒性皮肤病。

【注意】禁荤腥发物。

荆芥防风汤

【组成】荆芥10克，防风10克，薄荷10克，生甘草10克，蝉衣10克，法半夏15克，云苓20克，陈皮15克，赤芍15克，丹参15克，白鲜皮15克，银花15克，生龙骨、牡蛎各20克。

【用法】3剂，水煎服，每日2次，饭后服。

【分析】方用荆芥、防风、薄荷、蝉衣、甘草，皆辛凉之品，疏风清热散邪，丹参、赤芍清热凉血活血，此取"治风先治血，血行风自灭"之义。银花，味甘辛凉，清热解毒，既可清气分之热，又可清血分之热，故为必用之品。法半夏、陈皮、云苓、甘草理气燥湿，健脾化痰，以绝生痰之源，或可使顽疾不犯。佐以龙骨、牡蛎者，乃重镇安神也。全方合力，外疏内化，标本兼治，故能取得满意疗效。

【功效】疏风清热，活血解毒，燥湿化痰，并有镇静之功效。

陈皮

【组成】陈皮6克。

【用法】加开水600~800毫升，闷泡10分钟后饮用，喝完可续水，至味淡后嚼食陈皮。

【分析】陈皮是临床常用的一味中药，其实就是大家非常熟悉的成熟橘子的干燥果皮，由于入药以陈者良，故名陈皮。陈皮气香，味辛，具有理气健脾、燥湿化痰的功效。现代药理研究发现，陈皮中主要含黄酮类、生物碱等有效成分，有抗过敏作用，能够通过抑制过敏介质释放而发挥抗过敏作用。

需要注意，陈皮虽然原料是橘子皮，但是新鲜橘子皮所含的药理成分与陈皮不同，而功效也有差别，所以不能用新鲜橘皮代替陈皮。

【功效】对皮肤过敏有良效。

蛇床子外洗

【组成】蛇床子50克，白矾6克。

【用法】煎汤频洗。

【分析】《神农本草经》谓蛇床子"主妇人阴中肿痛，男子阳痿，湿痒……"《本草正义》云："外疡湿热痛痒，浸淫诸疮，可作汤洗，可为末敷，收效甚捷。"白矾有明显的抗阴道滴虫及抑菌作用，《本草纲目》谓之"治痈疽疔肿，恶疮……"《千金翼方》用之"治妇人阴痒"。二药合用，治妇人阴痒有卓效。

【功效】主治外阴瘙痒。

杏仁

【组成】杏仁150克。

【用法】炒枯研成细末，加麻油75克调成糊状，用时先将桑叶煎水冲洗外阴、阴道，然后用杏仁油糊涂搽，每日1次；或用带线棉球蘸杏仁油糊塞入阴道，24小时后取出。

【分析】《滇南本草》谓杏仁"治痔虫"，《本草纲目》谓之"杀虫，治诸疮疥"。外阴瘙痒多因湿热虫蚀所致，杏仁能杀虫，虫匿则痒不作矣。

【功效】主治外阴瘙痒。

二皮藕汤

【组成】丹皮、白鲜皮各15克，鲜藕100克。

【用法】用纱布包好，与鲜藕100克（切片）加水煎煮20分钟，食藕喝汤，分2次吃完。每周2~3剂。

【功效】对治疗普通皮肤瘙痒以及慢性荨麻疹、湿疹等过敏性瘙痒效果较好。

凉血止痒汤

【组成】地榆30克，生地30克，丹皮12克，黄柏12克，蒲公英30克，地丁30克，败酱30克，苦参15克，蛇床子20克，黄药子12克，槐角15克，虎杖20克，川椒10克，甘草6克。

【用法】水煎服。

【功效】清热解毒，凉血止痒。主治肛门瘙痒。

夏枯草川椒油

【组成】鲜夏枯草50克，川椒10克，麻油适量。

【用法】上药混合，捣拌后外擦即可。

【分析】夏枯草又名筋骨草、金疮小草，性味苦寒，归肺、肝、心三经。《本草拾遗》云："主金疮，止血，长肌，断鼻中衄出，取叶捣碎敷之。"《本草纲目拾遗》云："专清肝火。"《植物名实图考》更直言可"捣敷疮毒"。其功效总不离清热解毒、凉血止血、散结消肿。故夏枯草擅治顽癣。

【功效】对皮肤瘙痒有显著疗效。

二地汤

【组成】熟地10克，生地10克，赤芍10克，当归10~12克，川芎6~9克，女贞子10克，杞子10克，玉竹10克，麦冬10克，生黄芪15~30克，首乌15~30克，菟丝子10克，浮萍10克，刺蒺藜15~30克，防风10克，白藓皮15~30克，防己10克，枳壳10克。

【用法】水煎服。

【分析】方用当归、熟地、首乌养血；以女贞子、杞子、菟丝子、生地、麦冬、玉竹滋阴润肤；用防风、蒺藜、浮萍等加强祛风作用；以赤芍、川芎推动养血作用以达血行风自灭的作用。

【功效】养血，滋阴，润肤，疏风，止痒。主治全身性瘙痒症。

消痒汤

【组成】淫羊藿15克、荆芥15克、苦参15克、黄柏12克、紫草15克、川椒12克、枯矾10克、蛇床子15克、鹤虱15克、五倍子10克。

【用法】将上药煎汁500毫升，每次以其汁加少许开水（其浓度以对皮肤稍有刺激为宜）倒入净盆中，先熏后洗，坐浴更佳，持续15分钟，早晚各1次，10天为1个疗程。

【分析】阴痒原因以湿热下注居多。本方用苦参、蛇床子以杀滴虫，起收敛、吸湿作用；黄柏、川椒、枯矾、鹤虱燥湿杀虫；紫草凉血解毒；五倍子解毒、消肿、敛疮；淫羊藿温肾壮阳、固本；对湿重者配黄柏，以其苦寒制其温燥，重在清热燥湿，配伍得当，疗效满意。

【功效】清热燥湿，凉血祛风，杀虫止痒，温肾壮阳。主治妇女外阴瘙痒（包括真菌性阴道炎、滴虫性阴道炎、外阴炎、外阴白斑引起者）。

十二、带状疱疹

地龙冰片外涂治带状疱疹

【组成】地龙 50 克，白糖 30 克，冰片 5 克。

【用法】先将 50 克鲜活蚯蚓置于水中，目的是使其吐净腹中残物，然后将其置于清洁容器内，加入冰糖 30 克后静置，待蚯蚓体萎缩液化后，用玻璃棒搅成浆，再加入冰片 5 克拌匀，装瓶备用。治疗时，先用生理盐水清洗患处，再用棉签蘸蚯蚓浆液均匀涂抹，每天 2~3 次。一般治疗 1 周可获愈，且无后遗神经痛。

【分析】中医认为："火郁则发之。"蚯蚓大寒，能祛热邪、除大热、泄肝火、解火郁；冰片大辛，气芳香，辛温发散，能引火热之邪从外而出。二者合用，共奏散郁火、除热邪之效。

【功效】主治带状疱疹。

【注意】用药期间避免搔抓，注意保持心情舒畅，饮食清淡，忌食辛辣刺激性食物。

马苋治疗带状疱疹

【组成】鲜马苋 50 克，雄黄粉 10 克，独大头蒜 5 头。

【用法】将大头蒜去皮后，同其他药共捣成糊状，外用涂患处，有燥湿止痛之功。

【功效】主治带状疱疹。

地龙液治带状疱疹

【组成】活蚯蚓若干条。

【用法】挖取在韭菜地中生长的蚯蚓适量，放在冷水中游动 2 小时，使蚯蚓排出腹内泥土，洗净后捞出放于清洁的碗内，加入等量白糖，数小时后，蚯蚓全部溶化。治疗时将溶化的蚯蚓液涂于疱疹患处，立刻产生清凉止痛的感觉，每日涂 5~6 次。

【分析】蚯蚓的中药名为地龙，性味咸寒，功用清肝、熄风、解痉、解毒、定喘、通络利水、清热解毒、消肿止痛。白糖能使创面微生物脱水，对细菌和病毒有抑制作用。两药合用，制作简单，药源丰富，配合精心细致的护理，临床可收到较好效果。

【功效】主治带状疱疹。

蕲冰散

【组成】蕲蛇 30 克，冰片 20 克。

【用法】研细末，用麻油调为糊状涂敷患处，每日 3 次。

【功效】主治带状疱疹。

番薯叶冰片方

【组成】番薯叶 200 克，冰片 20 克。

【用法】将番薯叶洗净后与冰片一起捣成叶泥，敷于患处，每天 2 次。

【功效】有解毒消炎、止痒除燥的功效。主治带状疱疹。

老茶树叶方

【组成】老茶树叶适量。

【用法】晒干研细成粉，再以浓茶汁调涂患处，每天 2~3 次。

【功效】有清热解毒、消肿除痂的作用。主治带状疱疹。

半天青方

【组成】半边莲 50 克，天胡荽 50 克，青黛 3 克。皮损嫩红、口苦尿赤者加重楼 10 克；刺痛舌暗者加刘寄奴 10 克。

【用法】水煎服。本方配合外用：鲜半边莲、鲜天胡荽各 4 份，青黛 1 份，先将前 2 味药捣烂拌入青黛，外涂。

【分析】半边莲清热解毒、利水消肿；天胡荽清热利湿，其水煎剂有抑菌作用；青黛清热、凉血、解毒，历来主治热痛发斑。3 味药合理配伍，具有一定临床疗效。

【功效】清热解毒，凉血利湿。主治带状疱疹。

生大黄治疗缠腰蛇

【组成】生大黄 30 克，冰片 5 克，蜈蚣 3 条。

【用法】共研为末，香油调和搽患处，每日早晚各一次。

【分析】本病多属肝经湿热之故。湿热之毒相互搏击，经络气血不畅，不通则痛，热毒盛则发生赤红灼烫，湿不疏泄则成水疱。治疗当以清热利湿为主。大黄、冰片泻火解毒，可去热毒，蜈蚣搜风通络，以毒攻毒，3 药合用，清热、利湿、解毒，共建其功。

【功效】主治带状疱疹。

瓜蒌红花

【组成】全瓜蒌 30 克，红花 6 克，生甘草 3 克。

【用法】水煎 2 次，共取汁 300~500 毫升，分 2~3 次服用，每天 1 剂，连服 2 周。

【分析】带状疱疹多为肝经郁火、痰浊阻络引起，瓜蒌有清热化痰、散结止痛的作用，佐以红花化瘀止痛，生甘草清热解毒、缓急止痛，可治疗带状疱疹。

【功效】主治带状疱疹。

【注意】服药期间不进食辛辣油腻食物，避免生气。

金挖耳

【组成】金挖耳（又名野向日葵）适量（鲜者为佳）。

【用法】用口嚼烂后敷于患处，每日敷1次，5~7天显效。

【功效】主治带状疱疹。

灯草火灸

【组成】灯草1根，麻油适量。

【用法】取灯草1根蘸麻油后点燃，向着疱疹区域近距离吹灭灯草火，使带有油渍灯草灰沾黏于皮损区，患者有热灼感。每日1次，连用3天。先疱疹簇集区，后散在区，或沿周围神经分布区由内而外火灸，每一灸相隔3~5厘米。密集嵌顿区，可重复灸。第1天火灸后疼痛即可缓解，第2天水疱变浑浊或瘪枯。很少出现神经痛后遗症。

【分析】灯草火灸治带状疱疹之法来自民间。灯草火灸可刺激皮肤血管、淋巴管、神经和皮肤附属器及肌肉组织，改善局部循环，疏通脉络，引邪外出。同时带高热量、有油渍灯草余灰可润养皮肤，起到活血、通经、镇痛的作用。

【功效】主治带状疱疹。

马齿苋解毒汤

【组成】马齿苋15克，板蓝根15克，紫草15克，败酱草15克，黄连10克，酸枣仁20克，煅牡蛎（或灵磁石）30克（先煎）。

【用法】水煎服。

【功效】清热解毒，凉血祛湿，安神止痛。主治带状疱疹。

五香粉敷脐

【组成】木香、降香、乳香、丁香、香附各200克。

【用法】研成细粉，装瓶备用。应用时洗净脐部，将药粉填满脐窝，外贴伤湿止痛膏，每日1次。

【功效】主治带状疱疹。

速效救心丸内服外敷

【组成】速效救心丸若干。

【用法】每次5粒，每日3次，温开水送服。同时取速效救心丸适量，研成细末，以米醋调成稀糊状，用无菌棉签蘸药涂于患处。若溃烂流水者，可直接将药末撒于患处，再以无菌纱布覆盖，每天2~3次。一般用药后2~8天疼痛消失，5~12天可获痊愈。

【功效】主治带状疱疹。

贯众内服

【组成】内服方药：贯众 15 克，马齿苋 30 克，僵蚕 8 克，天花粉 15 克，广胆草 10 克，苍术 10 克，薏苡仁 30 克，板蓝根 10 克，甘草 5 克。

外用方药：马齿苋 50 克，青黛 50 克，僵蚕 30 克，天花粉 50 克，贯众 60 克。

【用法】内服用法：水煎服，饭后温服，每日 1 剂。

外用用法：共研细末，高温灭菌备用，根据疱疹面积适量运用。每次先放一层纱布在疱疹上，将药末薄薄涂在上面，再用纱布敷上，每日 1 次，每次敷 4~6 小时。

【分析】贯众，味苦，性微寒，入肝、脾经，具有清热解毒之功。《别录》载："凡大头瘟疫肿连耳目……但加入贯众一味，即邪势透泄而热解神清。"《中医杂志》的"专题笔谈"栏目报道马齿苋、青黛、僵蚕、天花粉等，对带状疱疹有很好的疗效，内外结合使用，起效更快，缩短治疗时间。再在汤剂中加广胆草、板蓝根清肝泄热，苍术、薏苡仁健脾利湿，甘草调和药味，共奏良效。

【功效】主治带状疱疹。

五味消毒饮加味

【组成】金银花 30 克，蒲公英 30 克，紫花地丁 30 克，野菊花 9 克，天葵子 10 克，板蓝根 30 克，板蓝根 12 克，贯众 10 克，牡丹皮 10 克，知母 12 克，黄芩 10 克，延胡索 12 克。

【用法】水煎服，每日 1 剂。

【分析】方中金银花甘寒，清热解毒消炎；蒲公英、紫花地丁苦寒，长于清热解毒；野菊花苦寒，清热解毒消肿；天葵子苦寒，清热解毒；板蓝根苦寒，清热凉血解毒抗病毒；板蓝根苦大寒，清热解毒抗病毒；贯众苦寒，寒能清热，且可解毒；牡丹皮苦寒，清热凉血；知母、黄芩苦寒，清热泻火滋阴；延胡索苦温，散瘀止痛。全方具有清热泻火解毒抗病毒止痛之功，因而收效良好。

【功效】清热解毒为主，佐以止痛。主治带状疱疹。

蛋清青黛膏

【组成】青黛 50 克，鸡蛋 3 枚（取蛋清）。

【用法】将青黛用蛋清调匀涂抹患处，每日 3 次，一般 3 天左右即可明显见效。

【分析】青黛为马鞭科植物路边青，十字花科植物菘蓝等的加工品，性味咸寒，归肝、脾、胃经。以清热解毒、凉血消斑见长，现代药理研究证实青黛有很强的抗病毒作用。辅以蛋清寒凉清热，二药调和外用，疗效显著。

【功效】主治带状疱疹。

苋蓝方

【组成】板蓝根15克，蒲公英15克，马齿苋60克。疼痛剧烈者加延胡索9克、川楝子9克。

【用法】水煎服。

【功效】清热解毒。主治带状疱疹。

大黄五倍子膏

【组成】生大黄2份，黄柏2份，五倍子1份，芒硝1份。

【用法】共为细末，过120目筛，加凡士林配成30%的软膏备用。常规消毒皮损部位，按皮损面积大小将药膏平摊于纱布或麻纸上约0.2厘米厚，贴敷患处，用胶布或绷带固定，隔日换药1次。

【分析】方中生大黄、黄柏苦寒清热燥湿，散瘀活血止痛；五倍子、芒硝功善清热利湿、消肿敛疱。全方制成膏剂，直接外敷，其药力直达病所，苦寒清热以泻肌肤热毒，收湿敛疱促进水疱吸收，对带状疱疹之灼烧刺痛、湿毒水疱确有良效。

【功效】泻火解毒，清热利湿。主治带状疱疹。

红忍络三藤方

【组成】红藤28克，忍冬藤30克，地丁30克，白花蛇舌草30克，络石藤15克，生地15克，虎杖20克，连翘20克，丹皮10克，贯众10克。发热加知母10克、地骨皮30克；湿热甚者加青蒿20克、黄芩10克；发于上部加牛蒡子10克、野菊花20克；发于腰肋部及胸肋部者加郁金15克、绿萼梅9克；发于下部加川牛膝15克、车前子（包）30克。

【用法】水煎服。

【功效】凉血泻火，解毒通络。主治带状疱疹。

【注意】服药期禁食辛辣荤腥之物，忌烟酒。

十三、银屑病

复发青黛丸

【组成】青黛、白芷、焦山楂、建曲、五味子、白藓皮、乌梅、土茯苓、萆薢等份。

【用法】将上药研末泛丸，每100丸含生药6~7克，每次服100丸，每日2次，小儿酌减，30日为1个疗程。一般需服2~3月。

【分析】本方具有清热解毒、消斑化瘀、祛风止痒之功效，宜用于血热风燥型银屑病进行期的治疗。对脓疱型患者本疗法似有一定效果。

【功效】清热解毒，消斑化瘀，祛风止痒。主治银屑病。

巴豆治银屑病

【组成】巴豆10克（去壳），雄黄3克，黄柏8克，青黛8克，冰片5克。

【用法】共研为粉末，加猪油适量调成糊状油膏，使用前先用苦参30克，艾叶15克，煎水洗患部，再蘸取油膏涂擦患部，每日3次，10日为1个疗程。

【功效】主治银屑病。

紫连汤

【组成】紫草15克，连翘9克，秦艽9克，赤芍15克，红花6克，乌梅30克，莪术9克，甘草12克，地肤子15克，生牡蛎30克。

【用法】水煎服。2个月为1个疗程。

【分析】方中连翘、甘草具有清热解毒作用；紫草、赤芍、红花具有凉血活血作用；地肤子清湿热；牡蛎、莪术、乌梅软坚；秦艽散风。上药合用具有清热解毒、活血散风软坚的功效。

【功效】清热解毒，活血散风软坚，主治银屑病。

蚕茧熏洗治疗银屑病

【组成】蚕茧50克。

【用法】加水2000~3000毫升，煮沸10分钟后，将药液倒入盆中，先熏蒸患处，待水温降至适宜温度时，再泡洗，熏洗至药液温度下降至凉为止。每日1次，25日为1个疗程。

【功效】主治银屑病。

克银方

【组成】生地30克，玄参30克，麻仁10克，北豆根10克，苦参10克。

【用法】水煎服。

【功效】能滋阴养血润燥，清热解毒。主治银屑病。

白癣汤

【组成】生地30克，当归15克，土茯苓25克，赤芍15克，丹参20克，地丁20克，连翘15克，玄参20克，麻仁15克，白藓皮20克。

【用法】水煎服。

【分析】舌暗或有瘀斑加莪术、漏芦；大便秘结加苁蓉。

【功效】滋阴润燥，解毒化瘀，主治银屑病缓解期（阴虚型），证见皮损多呈斑块或蛎壳状，干燥伴皲裂，大便秘结。

中药外洗治牛皮癣

【组成】麻黄10克，桂枝10克，防风10克，苦参15克，蒲公英15克，荆芥10克，柴胡6克，升麻6克，黄芪

15 克, 当归 15 克, 赤芍 15 克, 艾叶 10 克, 杏仁 10 克, 地肤子 10 克, 葱白 2 根。

【用法】上药加水 1500 毫升, 煎至 1200 毫升, 温洗患处。

【功效】适用于牛皮癣急性期, 症见发病迅速, 皮疹多呈点滴状, 新生皮疹不断出现, 基底有点状出血, 多在上半身。

祛风解毒汤

【组成】荆芥 10 克, 防风 10 克, 羌活 10 克, 威灵仙 15 克, 当归 12 克, 川芎 10 克, 乌梢蛇 30 克, 白鲜皮 15 克, 苍术 15 克, 蜈蚣 2 条, 川牛膝 20 克, 制附子（先煎）10 克, 麻黄 6 克, 甘草 10 克。

【用法】共服 7 剂, 水煎服, 每日 1 剂, 早晚饭后半小时温服。

【分析】荆芥祛风解表, 防风祛风胜湿; 羌活、独活表散风寒, 祛风胜湿, 苍术祛风燥湿, 威灵仙祛风除湿通络, 白鲜皮祛风除湿止痒, 驱邪外出。乌蛇搜风通络, 蜈蚣、全蝎以毒攻毒, 熄风止痒; 遵"治风先治血"之旨, 佐当归、川芎养血活血, 和营润燥; 甘草解毒和中。

【功效】主治银屑病。

凉血祛风汤

【组成】生地 12 克, 丹皮 9 克, 黄芩 9 克, 槐花 9 克, 紫草 9 克, 板蓝根 15 克, 生米仁 15 克, 白蒺藜 12 克, 茯苓皮 12 克, 生甘草 5 克。微痒者加珍珠母 30 克, 灵磁石 30 克, 佛耳草 15 克。

【用法】水煎服。

【功效】凉血祛风。主治类银屑病。

十四、扁平疣

鲜姜醋

【组成】质优米醋 100 克, 鲜姜 50 克。

【用法】将鲜姜切碎, 浸泡在米醋中 10 天即可。用脱脂棉蘸醋少许, 抹在瘊子局部, 每日擦洗 1~2 次, 7 日后, 瘊子（寻常疣）即见萎缩, 逐渐缩小, 以致消失。如能察知母瘊, 即第一个生长出来的瘊子, 个大, 表面粗糙, 顶部开花, 呈絮珠状, 此为母瘊。用此醋擦之, 至母瘊消失, 其他瘊子也能自然消失。

【功效】主治寻常疣。

红花炒田螺肉

【组成】红花 10 克, 田螺肉 200 克, 料酒 3 毫升, 盐、味精各 3 克, 植物油 25 毫升。

【用法】红花、田螺肉洗干净, 把田螺肉切成薄片。炒锅置武火上烧热, 再加入植物油, 烧至六成热时, 下入田螺肉、料酒, 炒变色, 下入红花, 加入盐、味精即成。每日 1 次，每次吃田螺肉、红花 100 克。佐餐食用。

【功效】活血化瘀，凉血除疣。对扁平疣有疗效。

除疣汤

【组成】菊花 20 克，桑叶 15 克，板蓝根 10 克，白花蛇舌草 10 克，鱼腥草 10 克，凤尾草 10 克，牡蛎 10 克，代赭石 10 克，珍珠 18 克，甘草 10 克。

【用法】每日 1 剂，取汁分次温服。10 天为 1 个疗程。

【功效】本方具有散风平肝，清热解毒，止痒祛疣之功效。

消疣汤

【组成】金银花 30 克，防风 20 克，荆芥 10 克，桑叶 10 克，板蓝根 10 克，蝉衣 10 克，丹皮 10 克，苍耳子 10 克，甘草 10 克。

【用法】每日 1 剂，水煎 3 次，药汁混合，一半分 2 次口服，一半外洗。

【功效】对扁平疣治疗有非常好的效果。

消疣冲剂方

【组成】桑叶 15 克，菊花 10 克，僵蚕 10 克，苦参 10 克，土茯苓 10 克，乌梅 10 克，薏苡仁 10 克，灵磁石（先煎）30 克，甘草 10 克。

【用法】上方为 1 日量，将 3 日量按中药冲剂的制作工艺，浓缩成 300 克冲剂，装瓶备用。每日 2 次，每次 50 克，连服 1 个月为 1 个疗程。

【功效】对扁平疣治疗有效。

四季豆汁涂擦

【组成】新鲜四季豆数根。

【用法】洗净患处后取其汁涂擦，每日 3 次，连用 1 周，大多数患者于第 2 周疣体即自然脱落，患处全无痕迹。

【功效】主治扁平疣。

中药熏洗

【组成】苦参、地肤子各 150 克，明矾 50 克。

【用法】将苦参、地肤子加水 3000 毫升，煎煮 1~2 小时至约 300 毫升时去渣，加入明矾 50 克，先熏蒸患病部位，以不烫伤为宜，熏蒸 20 分钟后，待水温降至 50℃~60℃时外洗患处，每日 3 次，1 周为 1 个疗程。

【分析】扁平疣为风火热毒之邪客于肌表所致。方药中苦参、地肤子有清热解毒、祛风凉血之力；明矾具有较强的收敛祛湿、止痒抗菌之功效。三者共奏清热解毒、活血散瘀、抗病毒作用，使疣体坏死脱落。上述药物煎煮后产生的蒸气熏蒸患病部位，通过热能使毛孔张开，微循环疏通，也可直接刺激皮肤经络畅通，再配合药液外洗，通过局部毛孔快速渗入皮肤病变部位，使药效迅速作用于疣体，使之脱落。本法简便易行，无痛苦，不留疤痕。

【功效】对扁平疣的治疗有很好的效果。

红花煮薏米

【组成】红花6克，薏米30克，粳米100克，白糖30克。

【用法】粳米、薏米淘洗干净，放入铝锅内，加水适量。铝锅置武火上烧沸，再用文火煮30分钟，加入红花、白糖搅匀即成。每日1次，吃粥150克。

【功效】活血化瘀，清热利湿，对扁平疣有疗效。

香附鸡蛋

【组成】制香附200克，生鸡蛋1枚。

【用法】香附研为细末，分装成15份备用。生鸡蛋1枚，打碎，与1份香附搅匀；取花生油15毫升，置锅内烧热后，放入拌匀的香附鸡蛋，煎熟后调入10毫升米醋，趁热食用。每天1次，连服15天为1个疗程。

【功效】主治扁平疣。

木贼香附水煎

【组成】木贼、薏苡仁各100克，香附150克。

【用法】加水1升，浸泡后煮沸，倾出药液；药渣加水再煎取药液。2次药液混合，以药液洗擦患处并用力擦至疣破。每日2次，10天为1个疗程。

【功效】解毒、化疣，主治扁平疣。

鸦胆子药棒方

【组成】鸦胆子油2克，石蜡36克，凡士林18克，液状石蜡44克。

【用法】鸦胆子油提取：鸦胆子研碎后用3倍量的95%乙醇回流提取3次，过滤，合并滤液，回收乙醇即得鸦胆子油。药棒的制备：按处方量称取石蜡、凡士林、液状石蜡，并置一容器中，加热熔化后定量加入上述提取的鸦胆子油搅拌均匀，趁未凝固前倒入固定模中冷却即成。外用，每日2次。

【功效】清热燥湿，杀虫解毒。主治扁平疣。

冰玄方

【组成】冰片10克（另包），玄明粉10克（另包），苦参30克，板蓝根30克，鱼腥草30克，桃仁10克，红花10克。

【用法】先将冰片、玄明粉共研极细末备用。然后将余药煎汤取浓汁，待冷却至皮肤可耐受温度时，用毛巾或棉球蘸药水于患处反复擦洗15~20分钟，再将备用之冰片、玄明粉用冷开水调成糊状，反复涂擦患处15~20分钟，用力以能耐受为度。每日1剂，分2次外用，5日为1个疗程。

【分析】扁平疣脾肺湿热瘀滞，郁结肌肤而成，当以燥湿清热、软坚祛瘀论治。方中苦参清热燥湿去湿；玄明粉软坚散结，清热泻火，疗皮肤疮疹；桃仁、红花活血祛瘀；板蓝根、鱼腥草清热凉血，又能抗病毒；冰片清热消肿止痛。诸药配伍，治疗扁平疣有良效。治疗中注意避免烫伤及擦伤。

【功效】燥湿清热，软坚去瘀。主治扁平疣。

草仁蓝根方

【组成】夏枯草10~15克，薏苡仁20~30克，板蓝根15~20克，木贼草10~15克，赤芍10~15克，白芍10~15克，当归10~15克，川芎10~12克，熟地15~20克，桃仁10~15克，香附10~15克，首乌10~15克，红花10~12克，甘草3~6克。

【用法】水煎服。儿童用量酌减，孕妇慎服。15天为1个疗程，中间间歇1天。

【分析】本方内服后，应将药渣再加水煎，趁热轻轻擦洗患处，每晚1次，每次10~15分钟，以局部皮肤显现微红为度。若外洗后，患处出现轻微的类似

皮炎现象，仍属正常反应，较重者可暂停外洗，1~2日或隔日洗1次。

【功效】清热利湿，养血活血行气。主治扁平疣。

蓝酱去疣方

【组成】板蓝根30克，败酱草30克，露蜂房10克，马齿苋15克，夏枯草10克，赤芍10克，红花10克，香附12克，木贼草10克，牡蛎30克（先煎），生薏苡仁30克。皮疹颜色偏红加紫草；痒甚加白藓皮；病程较久，皮疹深褐色加灵磁石或莪术。

【用法】水煎服。同时取其药渣局部清洗1次，每次20分钟，5周为1个疗程。

【分析】扁平疣的病因为脾湿肝郁，外感风邪，郁久化热，气血凝滞。本方治疗除清热解毒药物外，夏枯草清肝经郁热兼有软坚之功；赤芍、红花活血化瘀；香附解郁疏肝；木贼草清肝疏风；牡蛎平肝软坚；生薏苡仁健脾利湿，临床有效率83.8%，确非偶然。

【功效】清热解毒，活血软坚。主治扁平疣。

黄豆芽马齿苋汤

【组成】黄豆芽、鲜马齿苋各150克，盐、味精各3克。

【用法】黄豆芽、马齿苋洗净，马

齿苋切成4厘米的段。锅中加入水500克，置武火上烧沸，下入黄芽、马齿苋，加入盐、味精即成；每天1次，每次吃黄豆芽、马齿苋150克，喝汤（忌食油类）。

【功效】祛湿，消炎，对扁平疣有较好疗效。

蓝薏方

【组成】板蓝根60克，生薏苡仁80克，柴胡10克，黄芩10克，连翘10克，桃仁10克，防风8克，陈皮6克，生川军6克，麻黄5克，甘草9克。颜面部扁平疣加桑叶6克，桔梗8克；在下肢者加牛膝10克；皮疹呈深褐色，且发展快，舌质红，脉数者加青黛10克，夏枯草10克，皂角刺6克；痒甚者加蝉蜕6克，荆芥5克；月经期去桃仁。

【用法】水煎服。

【分析】本方清热解毒与疏散风热相配伍，又辅以疏风达邪，活血散结，以去除阻于经络的风毒之邪而去疣。

【功效】清热解毒，疏风达邪，活血散结。主治扁平疣。

苋酱紫蓝方

【组成】马齿苋60克，败酱草15克，紫草15克，板蓝根15克。

【用法】水煎服。7~14剂为1个疗程。

【功效】清热利湿，凉血解毒。主治扁平疣。

十五、脂溢性皮炎

芪白汤

【组成】黄芪20克，白术15克，防风15克，黄芩10克，僵蚕10克，蝉衣10克，牡蛎30克，板蓝根30克，甘草3克。

【用法】水煎服，每日1剂，每日3次。

【分析】本方用黄芪、白术、防风益气固表，健脾化湿；用黄芩清热解毒；用僵蚕、蝉衣祛风止痒；用牡蛎起重镇止痒；甘草则和诸药。

【功效】益气固表，健脾除湿，清热解毒，祛风止痒。主治脂溢性皮炎。

野菊牛子汤

【组成】野菊15克，生地15克，赤石脂15克，牛蒡子10克，丹皮10克，荆芥9克，防风9克，生米仁30克，白矾12克，甘草6克。湿重（以水疱，糜烂为主）加苦参9克，云苓12克，滑石20克；瘙痒明显者加蝉衣6克，僵蚕9克，白藓皮15克；头面部显著者加羌活6克，蔓荆子12克，薄荷6克；油腻性痂皮明显者加苍白术各12克，山楂15克。

【用法】水煎服，每日1剂，每日3次。

【分析】本方用野菊祛风清热利湿；用生地、丹皮凉血清热；用牛蒡、薏苡仁加强清热利湿作用；防风、荆芥祛风止痒；明矾收敛。一般治愈病例服药均在30剂以下，平均18剂，效果尚满意。

【功效】凉血清热，祛风利湿。主治湿性脂溢性皮炎。

蛇胆膏

【组成】蝮蛇的胆汁0.5毫升，雪花膏500克。

【用法】蝮蛇的胆汁0.5毫升，加雪花膏500克混合调匀即得。每日早晚用温水洗脸，待干后擦皮损处。

【分析】蝮蛇胆性味苦、微寒，有毒，含多种氨基酸，并含有分解脂肪的脂肪酶，参与皮脂代谢功能。临床观察具有消炎、抑菌、杀虫、溶解皮脂、脱色及止痒的功效。

【功效】消炎，杀虫，止痒。主治脂溢性皮炎、痤疮。

新清胃散

【组成】黄连5克，黄芩20克，连翘15克，蒲公英15克，知母15克，丹皮15克，生地15克，当归20克，升麻10克，白芷15克，石膏30克，甘草20克。

【用法】水煎服，每日3次，每次服150毫升。一般常合外用药，取地榆20克、黄芩20克、甘草20克、艾叶20克、丹皮20克、连翘20克，水煎冷敷，每日敷3次，每次30分钟。

【分析】方中黄连、黄芩、连翘、蒲公英、石膏、知母清热泻火除湿；以丹皮、生地凉血活血；当归养血和血；升麻散火解毒；配合外洗，共奏疏风清热之功效。

【功效】清热除湿，疏风止痒。主治头面部脂溢性皮炎。

香柏波

【组成】洗发液200毫升，香附、侧柏叶各20克的颗粒剂。

【用法】将香附和侧柏叶的颗粒剂倒入洗发液中，充分摇晃5分钟以上，静置24小时以后再使用，洗头时可以按正常使用。

【分析】通过大量的研究，发现香附具有非常强的抑制马拉色菌的作用，所以用它治头皮屑效果很好。而侧柏叶具有良好的抗脂消炎作用，2味药配合起来就能标本兼治，对抗头皮屑和脱发。

【功效】主治头皮脂溢性皮炎。

猪胆汁外洗方

【组成】猪胆1只。

【用法】将胆汁倒入半盆温水中，搅拌后洗患处，把油脂状鳞屑清除干净，再用清水清洁 1 次，每日 1 次。

【分析】本方用于湿性脂溢性皮炎。猪胆汁具有清热解毒、祛油脂、止痒利湿的作用。

【功效】清热解毒，利湿去脂。主治小儿脂溢性皮炎。

大黄冰片方

【组成】生大黄 100 克，冰片 20 克，食醋 250 克。

【用法】上药混合密封瓶中浸泡 7 天，待变成深棕色后方可应用，如大黄研末放入瓶中则更佳。每日外涂 3 次。

【分析】治疗时先用酒精消毒患处，再涂本方。有汁液外溢者先用清热收敛之品治疗，然后再用本方。用药后皮肤有轻度刺激，几分钟后便消失。

【功效】清热解毒化湿。主治脂溢性皮炎。

【注意】忌辛辣刺激食品，保持皮肤清洁，禁用碱性强的化妆品。

茯苓黑豆蒲公英粥

【组成】蒲公英 60 克，茯苓、黑豆各 500 克。

【用法】装入纱布袋内，扎紧口，放入砂锅内，加水适量。待煮成糊状后掺出，去掉纱布袋及蒲公英渣。加冰糖 150 克，入锅同煮，文火收干，冷藏于冰箱内备用。

饭前空腹服用，每日服 3 次。每次 20 克。

【功效】此方适用于脂溢性皮炎、脱发、斑秃。

四味汤

【组成】白鲜皮、苦参、皂荚、透骨草各 30 克。

【用法】用 2000 毫升水浸泡 1 小时后，持续煮沸 30 分钟，关火过滤药液，待药液温度降至 45℃ 左右时，加入食醋 150 毫升混匀。用药液洗涤或湿敷患部，时间不少于 30 分钟，洗后晾干，每日 1 次，15 次为 1 个疗程。

【功效】主治脂溢性皮炎。

中药益母草

【组成】益母草 100 克。

【用法】加水煎煮半小时后，取汁 400 毫升，加入 10 毫升食醋，用消毒纱布蘸湿后，温敷患部。如为头皮部皮炎，应洗净头发后，用上述药剂均匀淋于头皮部，用手轻轻按摩，保留 10~20 分钟后，再用清水洗净，每天 2 次，每次 10~20 分钟。

【功效】主治脂溢性皮炎。

大黄冰片

【组成】取大黄 100 克，冰片 20 克。

【用法】共研细粉，放入小口瓶中，加入食醋 250 毫升，密封浸泡 7 天，当醋变成深棕色后使用，用时每日取适量涂抹患处 3 次。

【功效】主治脂溢性皮炎。

十六、神经性皮炎

绿豆百合薏米粥

【组成】薏米 50 克，绿豆 25 克，鲜百合 100 克。

【用法】将百合瓣成瓣，去内膜，绿豆、薏米加水煮至五成熟后加入百合，用文火熬粥，加白糖调味。每日 1~2 次。

【功效】养阴清热，除湿解毒。对神经性皮炎有效。

双叶水煎

【组成】陈茶叶 25 克，艾叶 25 克，老姜 50 克，紫皮大蒜头 2 个。

【用法】将大蒜捣碎，老姜切片与茶叶、艾叶共煎 5 分钟后，加食盐少许，趁热先熏后洗患部。每日 2 次。

【功效】主治神经性皮炎。

首乌饮

【组成】首乌 15 克，丹皮 8 克，生地 12 克，熟地 10 克，当归 10 克，红花 3 克，地肤子 5 克，白蒺藜 5 克，僵蚕 5 克，玄参 5 克，甘草 5 克。

【用法】水煎服。外搽枫银膏，将大枫子仁与水银按 3：1 制成硬膏。

【分析】瘙痒剧烈、病变扩散、食欲不振者加苍术或焦术；四肢倦怠、消化不良、脉浮虚者加白术；瘙痒过甚、烦躁、睡眠不佳者加蛇床子、地骨皮。

【功效】祛风凉血，健脾利湿。主治神经性皮炎。

【注意】枫银膏中含有水银，不适宜大面积应用。

青蒿油

【组成】青蒿适量。

【用法】将青蒿蒸馏分离而得青蒿油。每日外搽 2 次。

【功效】清热润肤，止痒，主治神经性皮炎。

老黄瓜

【组成】老黄瓜 500 克，冰片 10 克。

【用法】将老黄瓜捣烂如泥，取其汁加入冰片充分摇匀后涂搽患部。每日 3 次。

【功效】主治神经性皮炎。

石榴皮

【组成】石榴皮、明矾末适量。

【用法】石榴皮蘸极细的明矾末搽患处，初搽时有微痛。

【分析】《本草求原》云石榴皮"洗疥癞"。二药均有抑制致病真菌生长的作用，故用以治牛皮癣。《医学正宗》还以"酸榴皮煎汤冷定，日日扫之，取愈乃止""治脚肚生疮，初起如粟，搔之渐开，黄水浸淫，痒痛溃烂，遂致绕胫而成痼疾"。

【功效】主治神经性皮炎。

醋蛋

【组成】鸡蛋2个。

【用法】将鸡蛋用酒精消毒外壳后，放入洁净瓶内，加入陈醋，以淹过鸡蛋为度，盖好瓶口。浸泡7~10天后，取出鸡蛋，将蛋壳去掉，再放入消毒瓶内搅匀即可。治疗时，先将患部用温开水洗净，然后用棉球蘸药涂于患处，每日早、晚各1次，每次反复搽1~2分钟，一般搽药5次左右可见效，最多20次即可痊愈。

【功效】主治神经性皮炎。

【注意】保持患部清洁，切忌用生冷水洗。

斑蝥酊

【组成】斑蝥、蜈蚣各10克。水杨酸30克，樟脑、薄荷脑各10克。

【用法】斑蝥、蜈蚣用75％酒精1000毫升，浸泡1周后取药液加水杨酸、樟脑、薄荷脑溶解，用棉棒蘸药液外涂皮损处，每天1~2次。

【功效】主治神经性皮炎。

【注意】治疗期间避免辛辣、酒等刺激性食物；避免局部搔抓、摩擦等刺激。解除精神紧张、焦虑，保持心情舒畅，保证充足的休息和睡眠。

花椒叶

【组成】鲜花椒叶适量。

【用法】取鲜花椒叶适量，放入冷水煮沸，洗敷患处，每次30分钟左右，水凉可加温后再洗，每日2~3次，至痊愈，再巩固1~2天防复发，整个过程大约需4~5天。

【功效】主治顽固性神经性皮炎。

第八章

眼科

中华传统养生智慧

一、老花眼

冷热水敷眼

【用法】每晚睡前准备1条小毛巾，先浸入温水后放在闭合的双眼上，5分钟后换冷毛巾，最后再换回热毛巾。冷水能够促使血管收缩，刺激眼部供血循环；热水能够促使血管扩张，促使眼部血液流量增大。二者交替，可以使日间的视力疲劳得到改善，推迟视觉功能老化。

【功效】对改善视觉功能有效。

西红柿黄瓜汁

【组成】黄瓜、西红柿各150克，柠檬汁5毫升。

【用法】将黄瓜和西红柿切碎，一起放入榨汁机中榨成混合汁，再在此混合汁中加入柠檬汁，搅拌均匀即成。此饮料可早、晚各饮1次。

【功效】对改善老花眼有效。

苹果芦柑蛋奶

【组成】苹果、芦柑、鸡蛋各1个，牛奶200毫升，蜂蜜10毫升。

【用法】将苹果和芦柑切成小块，一起放入榨汁机中榨成混合汁待用。将鸡蛋打入碗中搅匀待用。将牛奶倒入锅中，用中火煮至快沸腾时加入搅匀的鸡蛋，煮沸后离火，趁热加入混合汁和蜂蜜，搅拌均匀即成。此饮料可早、晚各饮1次。

【功效】适用老花眼的治疗。

芹菜鲜藕黄瓜汁

【组成】芹菜、鲜藕各150克，黄瓜100克，柠檬汁5毫升。

【用法】将芹菜、鲜藕和黄瓜切碎，放入榨汁机中榨成混合汁，再在此混合汁中加入柠檬汁，搅拌均匀即成。此饮料可早、晚各饮1次。

【功效】适用老花眼的治疗。

胡萝卜苹果豆浆

【组成】胡萝卜、苹果各50克，豆浆200毫升，柠檬汁5毫升。

【用法】将胡萝卜、苹果切碎，与豆浆同时放入榨汁机中榨成混合汁，再在此混合汁中加入柠檬汁，搅拌均匀即成。此饮料可早、晚各饮1次。

【功效】对老花眼治疗有效。

杞明菊花茶

【组成】枸杞子、决明子各15克，菊花5克。

【用法】沸水冲泡当茶饮，每日1剂。

【功效】有滋补肝肾、清肝明目之效，且有降低血压的功效，可经常饮服。

菊花枸杞茶

【组成】白菊花、枸杞各5克。

【用法】开水冲泡当茶饮，服半个

月见效。

【分析】中医认为，老花眼主要是由于脾胃肝肾的自然衰老，脏腑精气不能上输营养目瞳所致。枸杞子为补益肝肾的要药，能明目；菊花可清肝明目。两者配合在一起，一清一补，标本兼顾，对眼睛有明显的保护作用。

【功效】清肝明目，保护眼睛。

芝麻花生豆奶

【组成】黑芝麻15克，花生仁25克，豆粉50克。

【用法】先将黑芝麻、花生仁一起入锅炒熟，研成细末待用。将豆粉入锅加适量清水煮沸，再加入花生仁末和黑芝麻末，搅拌均匀即成。此豆奶可早、晚各饮1次。

【功效】补气养血，健脾益气。适用于气血两虚型老花眼病人。

黑豆粥

【组成】黑豆、粳米各100克，浮小麦50克。

【用法】将浮小麦用纱布包好与黑豆一起入锅加水煎煮，待黑豆煮开花后，取出装有浮小麦的纱布包，再加入粳米煮粥，煮熟即成。此粥可天天早、晚各食用1次。

【功效】适用于各型老花眼病人，常吃此粥还有防治高血压、增强老年人体质的作用。

枸杞叶猪肝汤

【组成】枸杞叶100克，猪肝200克，调味品适量。

【用法】将枸杞叶洗净待用。将猪肝洗净切片，放入煮沸的汤锅中，再加入料酒、姜末、葱花等调料，煨煮30分钟，待猪肝煮熟后加入洗净的枸杞叶，再煮10分钟左右即成。此菜可天天佐餐食用。

【功效】滋肾，养肝，明目。适用于肝肾不足型老花眼病人。

女贞子粥

【组成】女贞子、枸杞子各50克，粳米300克，冰糖适量。

【用法】先将女贞子和枸杞加清水小火煮沸30分钟，然后去渣留汁，再将粳米一起加入上药汁中煎煮成粥，每天早晚食用。

【功效】有治疗眼花的功效，尤其适用于肝肾阴虚所致的眼花。

胡萝卜粥

【组成】胡萝卜250克，粳米150克。

【用法】先将胡萝卜切成细丝，再与粳米一起加适量水煮成稀粥，每天早晚食用。

【功效】不但对老年人视物不清有改善作用，还可防治高血压，增强老年人体质。

桑麻汤

【组成】桑叶 10 克（干品），黑芝麻 20 克。

【用法】加水 300 毫升煎煮 15 分钟，去渣取汁，用桑叶汁冲服炒熟碾碎的黑芝麻 20 克，每天早上空腹食用。长期坚持，效果更好。

【分析】桑叶性味苦甘寒，具有平肝明目的功效；黑芝麻可补肝肾、益精血。

【功效】防止眼花加重。

决明枸杞茶

【组成】决明子、枸杞各 12 克。

【用法】沸水冲泡当茶饮服。

【功效】有滋补肝肾，清肝明目的功效。

运目活动法

【用法】利用一开一闭的眨眼来兴奋眼肌，并上下左右转动眼球，顺时针和逆时针循环旋转，改善眼肌血液循环，振奋和增强眼肌功能，延缓衰老。具体做法是一开一闭眨眼，每次 15 次左右，同时用双手轻揉双眼，滋润眼球。

【功效】能有效预防老花眼。

枸杞桑葚汁

【组成】枸杞子、桑葚子、山药各 10 克，红枣 10 个。

【用法】将上述 4 种药物水煎 2 次（分头汁、二汁）。服用时，头汁、二汁要相隔 3~4 小时服用。

【功效】视力疲劳者如能坚持服用较长时间，既能消除眼疲劳症状，又能增强体质。

按五穴延缓眼花

【用法】1. 先分别用双手食指和中指点按双侧的攒竹穴（眉头凹陷中）和丝竹空穴（眉梢处的凹陷中），各点按 48 次。

2. 用双手食指点按双侧的睛明穴（内眼角旁 0.1 寸），各点按 48 次。

3. 用拇指和食指捏双侧耳垂正中的耳垂穴（耳垂正中心），各捏 48 次。

4. 用拇指点按光明穴（下肢外踝上 5 寸处，腓骨前缘），左右侧两穴各点按 48 次。

【功效】长期坚持按摩，可以有效地延缓中老年人眼花昏视。

眼瑜伽防治老花眼

【用法】背靠椅子坐下，闭目，头尽力向后仰，感觉后颈凹处微微酸痛。后颈凹处有 2 个能防治老花眼的穴位，叫风池穴和天柱穴，这 2 个穴位距离很近，在后颈凹左右 2 厘米处，后仰时这 2 个穴位得到压迫。头后仰保持 15 秒后缓缓伸直，猛睁开眼睛，往远处看约 1 分钟。然后再重复闭目头后仰动作，反复练习 10 次。最后转动眼球 5 次，让眼球尽力向左右斜上方看 15 秒，以牵拉锻炼眼睛睫状肌，增强弹性。每天早、晚各 1 次，长期坚持效果尤佳。

【功效】通过眼肌的伸展和收缩锻炼来防治老花眼。

导引功养元明目

【用法】取平卧位，舌尖轻抵上腭，自然呼吸，全身放松，大脑入静。先俯卧在床上，深呼吸 3 次后，用两手抓起后颈项两旁大筋，抖动 5 次；再翻身仰卧，伸直两腿固定不动，尽力将头低下直至能贴到胸前，然后再抬起尽量后仰，如此抬头低头，一上一下，共行 3 次。不论在头低下或抬起的过程中，意念都要认为会被一股抗阻力所阻挡，为对抗该阻力必须缓缓进行。最后再用两手抓起后颈项两旁大筋，抖动 5 次。

【功效】防治老年性的视力下降效果不错。

二、结膜炎

菊红汤

【组成】杭菊花 15 克，红花 30 克，乌梅 4 个，冰糖少许。

【用法】将上药密封杯缸中，开水冲泡半小时后可饮用。每日早晚各饮 1 次，每次饮约 60 毫升。

【功效】此汤治疗突发不明原因的眼球结膜下出血（多为凝固血斑片状）。此症多为晨起后发现，且无其他不适。疗效显著。

苦瓜木贼草汤

【组成】鲜苦瓜 250 克切薄片（干苦瓜 125 克），木贼草 15 克，切 3~5 厘米长短节。

【用法】2 味同时放入砂锅，注入清水，文火煎至 2 碗，将药渣滤去服用。早晚各 1 次，3 天 1 个疗程，可缓解或治愈红眼病。

【功效】可缓解急性传染性结膜炎。

祛风清热方

【组成】银花 12 克，野菊花 12 克，连翘 12 克，紫地丁 30 克，甘草 6 克，桔梗 4.5 克。

【用法】水煎服。并用以洗眼，每日 2~3 次。

【功效】祛风清热。主治急性结膜炎。

儿童结膜炎治疗偏方

【组成】鲜羊胆1个。

【用法】洗净以碗盛之,加蜜糖1匙,上笼隔水蒸1小时后,用小刀将羊胆刺破,使胆汁流出后饮其汁。3天服1次。

【功效】用于学龄前儿童患结膜炎反复发作者。

柴胡菊花汤

【组成】柴胡、板蓝根、野菊花各15克,黄连、黄芩、陈皮、大力子、薄荷、僵蚕、升麻、大黄各9克,元参12克,甘草3克。

【用法】每日1剂,水煎,分2次服。

【功效】主治红眼病。

车前薄荷治红眼病

【组成】车前子(或车前草)50克,薄荷叶10克。

【用法】分2次煎汤至500~600毫升。待药液凉后,用消毒纱布蘸药液洗患眼,洗时拨开上下眼睑,使药物进入眼球结膜,每日1剂,每日洗3~5次。

【分析】车前子,味甘、咸,气微寒,无毒。入膀胱、脾、肾三经。功专利水,通尿管最神,止淋漓泄泻,能闭精窍,祛风热,善消赤目,催生有功。但性滑利水可以多用,以其不走气也。泻宜于少用,以其过于滑利也。

【功效】主治急性结膜炎。

密蒙花治细菌性结膜炎

【组成】密蒙花30克。

【用法】水煎,趁热时以热气熏眼15分钟;温时,可用纱布蘸水,敷于眼睛10~20分钟,每日2次。

【分析】密蒙花为常用中药,具有清热养肝,明目退翳的功能,主治目赤肿痛,多泪,眼生翳膜,肝虚目暗,视物昏花等眼部疾病。现代研究发现,密蒙花对金黄色葡萄球菌、乙型溶血性链球菌等多种致病细菌均有抑制作用。

【功效】主治细菌性结膜炎。

秦皮汤治疗眼结膜炎

【组成】秦皮(去粗皮)50克,桑根白皮50克,玄参75克,葳蕤50克,川大黄25克,竹叶100克,栀子仁25克,青盐25克(未成汤下)。

【用法】研成粗末,以水2大盏,煎至1盏半,入盐,滤去滓,微热淋洗,冷即再暖洗之。

【分析】秦皮,内服止痢疾,外洗消目赤肿痛。

【功效】本方有清热解毒之功,用于治疗眼结膜炎最有效。

夏枯草汤

【组成】夏枯草30克，黄芩10克，赤芍12克，荆芥10克，防风10克，陈皮10克，半夏10克，茯苓10克，枳壳10克，竹茹10克，乌梅3个，丹皮10克，甘草3克。

【用法】水煎服。

【功效】清热祛风，燥湿化痰。主治春季卡他性结膜炎。

巧用"双黄"治疗"红眼病"

【组成】黄连和大黄等份适量。

【用法】将黄连放入水中浸泡15分钟后用火煎开，把煎好的药水倒出，把大黄放入药水中浸泡。晚上睡觉之前将泡好的大黄敷在双眼上，大约2~3小时即可。

【功效】主治急性结膜炎。

茵陈防己汤

【组成】茯苓皮10克，茵陈12克，防己12克，薏苡仁30克，防风10克，白芷10克，地肤子30克，金银花12克，连翘12克，鱼腥草30克，焦山栀6克，乌梢蛇15克，老鹳草20克。

【用法】水煎服，每日1剂。

【分析】方中茯苓皮、茵陈、防己、薏苡仁除湿利水；防风、老鹳草、乌梢蛇等疏风除湿；连翘、焦山栀、鱼腥草清热解毒；白芷清热止痒。

【功效】祛风除湿，清热解毒止痒。主治春季卡他性结膜炎及一切过敏性眼炎，眼睑湿疹等。

豆腐扁豆治红眼

【组成】豆腐1500克左右，扁豆300克~500克，姜丝、葱花、精盐、味精、淀粉、食用油等适量。

【用法】将扁豆去掉老筋，洗净、切片后，先用沸水焯一下，然后在冷水中冷却后沥干；豆腐切成小块即可。锅内放入食用油烧热，下豆腐块煎至两面呈金黄色时起锅。锅内留少许底油，放姜丝煸香，然后将豆腐块、扁豆片入锅，再加适量配料、精盐一起烧至入味，加入味精，用淀粉勾芡，撒上葱花、淋入香油即成。

【分析】从中医的角度来说，豆腐味甘，性凉，入脾胃经，具有益气、生津解毒的功效，可用于治疗红眼、消渴等症状。现代营养学则认为，扁豆中含有多种维生素，其中的维生素A能促进视网膜内视紫质的合成或再生，维持正常视力。

【功效】可明目。对急性结膜炎有效。

三、白内障

治早期白内障

【组成】桑叶、黑芝麻各 300 克，青葙子 15 克。

【用法】共同研为细粉，每次服 10 克，每日 2 次，连服 2 周。

【功效】适用于白内障早期治疗。

内服外洗治疗白内障

【组成】内服方药：龙胆草 40 克，茺蔚子 30 克，白芍 30 克，旱莲草 50 克，丹参 40 克，丹皮 20 克，刺蒺藜 50 克。

外用方药：谷精草、木贼草、白芍各 15 克，决明子 12 克，菊花、玄参各 15 克。

【用法】内服用法：将上药研末混匀，蜂蜜为丸，每次 9 克，每日 2 次，温开水送服。连服，至视力恢复至 5.0 以上停服。

外用用法：水煎。用无菌纱布蘸取该液擦洗患眼，每日 3 次，每次 15 分钟。

【功效】主治白内障。

菊苗粥

【组成】甘菊新鲜嫩芽或幼苗 30 克，粳米 60 克，冰糖适量。

【用法】甘菊嫩芽洗净切细，同粳米、冰糖常法煮粥。

【功效】清肝明目。适用于肝阳偏亢的老年性白内障患者。

芥蓝柠檬汁

【组成】芥蓝菜 150 克，柠檬汁 10 毫升。

【用法】将芥蓝菜洗净切小段焯过后，加少许温水打成汁，再加入新鲜柠檬汁约 10 毫升饮用。每天 1 次，长期坚持效果更好。

【分析】芥蓝富含叶黄素和玉米黄质，具有抗氧化作用，能吸收进入眼球内的有害光线，将晶状体细胞所受的紫外线辐射损伤降低，起到保护晶状体的作用。另外，柠檬中含有的维生素 C，可减少氧对晶状体的损害，防止晶状体氧化、变性。

【功效】对预防白内障有效。

桑寄生煮鸡蛋

【组成】桑寄生 15 克，鸡蛋 2 个，白糖适量。

【用法】将桑寄生洗净；鸡蛋煮熟去壳。将桑寄生、鸡蛋放入锅内，加水适量，煮 25 分钟，加入白糖即成。每日 1 次。

【功效】退翳障，明眼目。适用于白内障患者食用。

消障灵

【组成】黄芪 60 克，党参 30 克，白术 25 克，茯神 20 克，远志 25 克，桂圆肉 15 克，当归 10 克，丹参 25 克，杞子 30 克，木香 15 克，赤芍 15 克，牛膝 10 克，三棱 10 克，莪术 10 克，磁石 20 克，红枣 10 克，川贝 10 克，生姜 6 克。

【用法】共研末，加蜜为丸。每日 2 次，每次 10 克。

【分析】本方调补心脾，活血行气，使精藏于肾汇于目，目得养而光明。

【功效】健脾养心，益气补血。主治老年性白内障早期。

车前子水煎外洗

【组成】车前子 20 克（1 次量）。

【用法】用布包煎（不要包得过紧）半小时，水以没过药包为度。1 剂药煎 2 次，第 1 次药液内服，第 2 次清洗患目，每日 3 次。

【分析】车前子为车前科植物车前或平车前的成熟种子。其味甘、性寒，有利水通淋、渗湿止泻、清肝明目、清热化痰之功效。临床用以治疗老年性白内障，具有良好疗效。

【功效】主治白内障。

桑麻糖

【组成】黑芝麻 250 克，桑叶 100 克，蜂蜜适量。

【用法】将桑叶干品研成粉备用。黑芝麻捣碎，与蜂蜜加水适量煎至浓稠，加入桑叶粉拌匀，做成糖块。每次嚼食 10 克，每日 2 次。

【功效】具有养肝、清热、明目的功效。

鸡肝荠菜汤

【组成】鸡肝、荠菜各 150 克，鸡蛋 1 个，姜末、食盐各适量。

【用法】将鸡肝洗净切小块；荠菜洗净切碎，二者共放入锅内，加水适量煎煮至沸后，把鸡蛋打碎入锅，煮 3 分钟，加入调料调味即可，佐餐食用。

【功效】具有平肝明目的功效。主治白内障。

清蒸桂圆枸杞

【组成】枸杞子 30 克，桂圆肉 20 克。

【用法】共放入碗内，加水适量蒸熟即可。每日分 2~3 次吃完。

【功效】具有养血明目、补肝益肾的功效。

熟地党参治老年性白内障

【组成】熟地、党参、茯苓、炒山药各 15 克，菊花、黄精、制首乌各 12 克，川芎 9 克，红花 10 克，沙苑子、白芍、枸杞子、当归、女贞子、制桃仁各 12 克，车前子、神曲、夏枯草各 10 克，陈皮 6 克。

【用法】水煎服。

【功效】治老年性白内障初发。

珠粉治早期白内障

【组成】珠粉 5 克，螺蛳壳粉 30 克，炉甘石粉 20 克，枸杞子 20 克，菟丝子 20 克，楮实子 20 克，怀牛膝 20 克，当归 20 克，五味子 20 克，熟地黄 30 克，川椒 5 克。

【用法】以草药煎汤去渣，澄清液入余药粉晒干研细，外用。

【功效】退障明目。适用于各种原因引起的早期白内障。

乌贼骨治白内障

【组成】乌贼骨 50 克，白菊花、蛇蜕、木贼、归尾各 15 克，青葙子、茺蔚子、石决明各 25 克，蝉衣 5 克。

【用法】共研细末，每服 15 克，每日 3 次，饭前白开水送服。

【功效】主治白内障。

夜明砂粥

【组成】夜明砂 9 克，淮山 30 克，菟丝子 9 克，粳米 60 克，红糖适量。

【用法】将夜明砂、淮山药、菟丝子用布包好，加水 5 碗，煎成 3 碗，去渣后入粳米、红糖煮粥。每日 1 剂，连服 15~20 天。

【功效】健脾益肾，清热明目，主治脾虚气弱的老年性白内障。

四、角膜炎

养肺清肝汤

【组成】决明子、麦冬各 15 克，生地、沙参、白芍、白及、龙胆各 12 克，菊花、黄芩各 9 克。

【用法】水煎 3 次，合并药液，分 3 次服用。

【功效】主治角膜炎。

黄芩鱼腥草

【组成】鱼腥草、黄芩各 50 克。

【用法】冷水 1000 毫升浸半小时，置火上煎至水沸，改用文火续煎 10 分钟，滤出药液；再加水 500 毫升，煎至水沸后 5 分钟，过滤去渣。2 煎药液混合，取 2/3 量分 3 次口服；另 1/3 药液分 4 次冲洗患眼。每日 1 剂，5 日为 1 疗程。

【功效】主治病毒性角膜炎。

银花解毒汤

【组成】金银花 15 克，蒲公英 15 克，桑皮（蜜炙）4.5 克，蔓荆子 4.5 克，黄芩 9 克，枳壳 3 克，龙胆草 4.5 克，生川军（后下）9 克，天花粉 9 克，生甘草 1.5 克。

【用法】水煎服，每日 1 剂，分 3

次服用。

【功效】清热解毒。主治角膜实质炎。

去毒汤

【组成】银花 15 克，菊花 15 克，蒲公英 15 克，紫地丁 15 克，防风 15 克，荆芥 15 克，薄荷（后入）15 克，生地 15 克，板蓝根 15 克。

【用法】每日 1 剂，煎 3 次，1、2 汁内服，3 汁趁热熏眼约 20 分钟，之后可加热熏眼，每日 2~4 次，7 天为 1 个疗程。

【功效】祛风清热，退翳明目。主治毒性角膜炎。

消毒饮

【组成】柴胡 12 克，夏枯草 15 克，钩藤 30 克（后入），蝉衣 10 克，赤芍 15 克，蒲公英 15 克，菊花 15 克，甘草 6 克。

【用法】水煎服，每日 1 剂，分 3 次服用。

【功效】疏散风热，清热解毒。主治单纯疱疹病毒性角膜炎。

蜂蜜方

【组成】蜂蜜 50 毫升，蒸馏水 50 毫升，碳酸氢钠 0.5 克。

【用法】用蜂蜜与蒸馏水混合后，遂加重碳酸氢钠，调节 pH 值，使之中性为度，然后高温消毒，密封待用。每 2 小时滴眼 1 次。

【分析】蜂蜜含有果糖和葡萄糖约 75%，还含有蛋白质、酶类、有机酸、微量元素及多种维生素。蜂蜜虽无杀菌或抑菌作用，但其疗效可能是增强机体防卫能力或促进病变部位的新陈代谢所致。蜂蜜外用对创面有收敛和促进愈合作用。

【功效】润肺补中，解毒通便。主治角膜溃疡。

蠲翳汤

【组成】羌活 10 克，川芎 6 克，陈皮 6 克，半夏 10 克，茯苓 15 克，麻黄 10 克，白芷 10 克，黄芩 10 克，藁本 10 克，板蓝根 30 克，茺蔚子 10 克。

【用法】水煎服。

【分析】本方寒温同用，麻黄辛温，黄芩苦寒；养血活血同用，茺蔚子养血，川芎活血。此法独到，以致用药不至于过寒而凝，邪去脉通，目得血养，药到病除。

【功效】散风清热，燥湿化痰。主治单疱病毒性角膜炎。

【注意】治疗期间，禁食肥甘厚味。

五、眼干燥症

决明子茶

【组成】决明子 10 克，菊花 5 克，山楂 15 克。

【用法】决明子略捣碎后，加入菊花、山楂，以沸水冲洗，加盖焖约 30 分钟，即可饮用。

【分析】菊花性甘、味寒，具有散风热、平肝明目之功效。菊花茶能让人头脑清醒、双目明亮，特别对肝火旺、用眼过度导致的双眼干涩有较好的疗效。菊花性凉，虚寒体质、平时怕冷、易手脚发凉的人不宜经常饮用。决明子、菊花皆有清肝明目之功效，主治头部晕眩、目昏干涩、视力减退。

【功效】对眼干燥症有效。

菠菜护眼汤

【组成】猪肝 60 克，菠菜 130 克，食盐、香油各少许，清高汤 2 升。故纸、谷精、甘杞、川芎各 15 克。

【用法】将 4 味中药材洗净加水 1 升，煎煮约 20 分钟，滤渣留汤备用。猪肝去筋膜洗净后切薄片，菠菜洗净后切成小段备用。先用少量油爆香葱花，加入中药汁、猪肝、菠菜，煮开后放入适量食盐，搅匀后起锅加入少许香油即可食用。

【功效】本汤具有补肝养血、明目润燥的作用。常食可改善视力，并可治疗小儿夜盲症、贫血症，均有良好的补益作用。

润目增液方

【组成】决明子 30 克，玄参 20 克，麦冬 20 克，生地 15 克。

【用法】水煎 20 分钟，取药液 50 毫升，待到水温降至 40 摄氏度时，用药液浸湿小毛巾，敷在眼部，每天 2 次，每次 15 分钟。

【功效】主治眼干燥症。

山楂乌梅饮

【组成】山楂 9 克，乌梅 3 枚，百合 9 克，冰糖适量。

【用法】将山楂、乌梅、百合放入锅中，加适量水开大火煮开后，转中小火约 5 分钟即关火，焖 5 分钟加入冰糖即可。热饮或冷饮皆可。

【功效】适用于眼干燥症。

百合红枣粥

【组成】百合 10 克，山药 15 克，薏苡仁 20 克，红枣（去核）10 个。

【用法】将其洗净后，共同煮粥食用。

【分析】百合滋阴降火；山药滋肾润肺；薏苡仁利湿健脾、清热排脓；红枣素有天然维生素丸之称，不但富含维生素 C，还含有大量的维生素 A。

【功效】此粥不仅防治干眼效果好，还用于明目。

第九章

耳鼻喉科

中华传统养生智慧

一、耳鸣

柿枣饼

【组成】柿饼、红枣各 30 克，山萸肉 10 克，面粉 100 克。

【用法】制作成饼。每日 2 次，早晚服用。

【功效】适合脾虚导致的耳鸣。

莲实粥

【组成】莲子适量。

【用法】将莲子研为碎末，每次取莲子粉 15 克，加入糯米 30 克，煎煮服用；或新鲜莲子，放入粥中服用。

【功效】适合心脾两虚导致的耳鸣。

丹栀逍遥散

【组成】柴胡 5 克，栀子 9 克，牡丹皮 9 克，当归 18 克，炒白芍 12 克，制首乌 10 克，薄荷 5 克，灵磁石 9 克，生龙骨 30 克，生牡蛎 30 克，甘草 5 克。

【用法】水煎服，共服 3 服，每日 1 服。

【功效】对产后耳鸣有很好的效果。

耳聋左慈丸

【组成】熟地、山药、磁石各 20 克，山茱萸、牡丹皮、泽泻、茯苓、五味子、石菖蒲各 10 克。

【用法】每日 1 剂，水煎两次，分 2~3 次温服，10 天为一疗程。

【功效】补肾益精，潜阳肃窍。主治肾精亏损型耳鸣，症见耳如蝉鸣，夜间较甚，听力下降，头晕眼花。

黄连温胆汤

【组成】半夏、陈皮、黄芩、枳实、杏仁各 10 克，全瓜蒌、茯苓各 15 克，黄连、胆南星、甘草各 6 克。

【用法】每日 1 剂，水煎 2 次，分 2~3 次温服，10 天为 1 个疗程。

【功效】清火化痰，降浊开窍。主治痰火郁结型耳鸣，症见耳如蝉鸣，听力下降，头昏沉重，胸闷脘痞，咳嗽痰多。

龙胆泻肝汤

【组成】龙胆草、生大黄各 6 克，栀子、黄芩、柴胡、木通、车前子、泽泻、石菖蒲各 10 克。

【用法】每日 1 剂，水煎 2 次，分 2~3 次温服，10 天为 1 个疗程。

【功效】清肝泄热，解郁通窍。主治肝火上扰型耳鸣，症见耳如雷鸣，生气加重，耳胀耳痛，头痛眩晕，目红面赤，口苦咽干。

益气聪明汤

【组成】党参、黄芪各 20 克，白术、葛根、蔓荆子、石菖蒲各 10 克，当归 15 克，陈皮、川芎、柴胡、升麻各 6 克。

【用法】每日 1 剂，水煎 2 次，分 2~3 次温服，10 天为 1 个疗程。

【功效】主治脾胃虚弱型耳鸣，症见耳鸣劳累后加重，耳内空虚或发凉。

当归玉米酒

【组成】当归 150 克，杜仲、丹参各 80 克，枸杞子 250 克，黄芪 250 克，野菊花 150 克，玉米 2000 克，酒曲适量。

【用法】将上药水煎弃渣，取药汁；玉米研粗末，水浸 6 小时，沥干，蒸熟候冷，置于酒坛中，加入药汁、酒曲搅匀，密封 2~3 天，闻有酒香后，将酒坛埋入潮湿黄土中，经 10 日后开封，置阴凉干燥处保存饮用。每日 2 次，每次 30~50 毫升温服。

【功效】该药酒可滋阴平肝，益血祛风，适用于高血压、眩晕、耳聋、耳鸣等。

百合研粉治疗耳鸣

【组成】百合 90 克，研成粉末。

【用法】每次用温水冲服 9 克，每日 2 次。

【功效】对阴虚火旺所致的耳鸣及听力减退疗效较好。

白术治疗耳鸣

【组成】白术 18 克，白扁豆、山药各 20 克，适量红糖。

【用法】白术煎汤除渣，加入白扁豆、山药及适量红糖煮烂。汤、豆、药均服，每日 1 剂，连服 7 天。

【功效】此方对耳内流脓清稀，耳鸣耳聋，头昏眼花，食欲不振等疗效更佳。

薄菊粥

【组成】薄荷、菊花各 9 克，桑叶、淡竹叶各 6 克。

【用法】加入水中煎 5 分钟，去渣，加入粳米 100 克煮粥。每天早晚各吃 1 次。

【功效】疏风清热、通窍。主治风热型耳鸣，症见耳鸣声音类似风吹声。耳朵内部有憋气、堵塞的感觉，耳朵内发痒，听力有所下降。

二陈礞石粥

【组成】陈皮 9 克，茯苓 15 克，礞石 18 克，莲子 30 克，粳米 50 克。

【用法】加水煎煮，去渣留汁，加入莲子 30 克，粳米 50 克煮粥，起锅后加入红糖食用。早晚各吃 1 次。

【功效】清火化痰、通窍。主治痰火型耳鸣，症见耳鸣多为"呼呼"作响，有时候有耳朵闭塞的感觉，同时会有咳嗽出现，痰多且发黄，有轻微腹泻症状。

黄精聪耳粥

【组成】黄精 15 克，茯苓 10 克，葛根 15 克，粳米 150 克。

【用法】上药加入粳米 150 克，加水泡 30 分钟。去渣，文火煮粥。早晚各吃 1 次。

【功效】温肾壮阳，散寒止鸣。主治肾阳虚型耳鸣，症见耳鸣声细微且持续不断，白天轻晚上重，健忘，经常手脚发冷，经常起夜。

耳鸣中药方

【组成】柴胡、石菖蒲、法半夏各 10 克，葛根 30 克，天麻 20 克，钩藤 15 克，全蝎 5 克，牛膝、白芍各 30 克。胸闷痰多加枳壳、瓜蒌各 9 克；睡眠欠佳加酸枣仁、柏子仁各 15 克；双耳鼓膜见钙化斑加丹参 20 克，桃仁、红花各 6 克。

【用法】每日 1 剂，水煎，分 3 次服。15 天为 1 个疗程。

【功效】主治耳鸣肝气郁结、风痰上扰型。患者除耳鸣外，大部分伴有听力下降，头痛心烦，口苦咽干，睡眠欠佳。

杜仲米酒治疗耳鸣

【组成】杜仲、枸杞子、当归各 15 克，糯米 20 克，白糖 50 克。

【用法】加入白酒 500 毫升，同入密闭容器中密封保存，置阴凉处存放 1 个月后饮用。每日 2 次，每次 20 毫升。

【功效】这个方子有补中益气、滋阴补肾的作用，有助于尽快消除耳鸣等症状。

枕聪耳枕

【组成】荷叶、苦丁香、菊花、夏枯草、蔓荆子、石菖蒲各等分。

【用法】制成枕芯，经常枕之，有聪耳明目之效。

【功效】适用于耳鸣。

热盐枕耳治耳鸣

【组成】盐（最好是粗盐）250 克。

【用法】炒热，装入布袋中，以耳枕之，袋凉即换。每日早晚各 1 次，每次 15 分钟，发病越早应用此法效果越好。

【分析】肾开窍于耳，热盐敷于耳部，既可以温肾益精，又可以行气活血，通络开窍，起到扩张血管，改善局部微循环的作用。

【功效】主治耳鸣。

黑芝麻山药羹

【组成】黑芝麻 5 克，山药粉 50 克。

【用法】黑芝麻炒香，研成细粉，与山药粉混匀。锅内加水 300 毫升，置武火上烧沸，将黑芝麻和山药粉徐徐加入沸水锅内，不断搅拌，煮 30 分钟即成。

【功效】补肾填精。主治肾虚型耳鸣，症见耳鸣眩晕、腰酸腿软、阳痿遗精、小便频数等。

山楂汤治疗耳鸣

【组成】生山楂 10 克。

【用法】打碎，加少量红糖煎汤，隔天晚饭前 30 分钟温服，连服 30 次可见效。

【分析】由于脾胃动力不足导致瘀血阻碍于耳部经络，治疗以健胃消食、活血化瘀为主。山楂能健胃消食，增加脾胃动力，动力足能有效地将气血输送到耳部。同时，山楂能活血化瘀，可疏通阻碍于耳部经络的瘀血，对治疗久治不愈的耳鸣大有帮助。

【功效】对久治不愈耳鸣有效。

二、中耳炎

吹入中药粉治急慢性中耳炎

【组成】五倍子 2.5 克，枯矾 7 克，冰片 1.2 克。

【用法】将五倍子敲破，剔去其中杂质，炒黄后与枯矾、冰片一起研末，装瓶备用。用时先用棉签蘸过氧化氢把耳内脓液拭净，再用棉签把耳内拭干，然后吹入药粉。换药时先将耳内的药拭净，再上新药。

【分析】药到痛止，一次见效，为巩固疗效，可连续 3 日上药，无副作用。

【功效】适用于急慢性中耳炎、外耳道炎。

冰片油治疗中耳炎

【组成】冰片 1 克，核桃油 10 毫升。

【用法】冰片研细末，放入核桃油 10 毫升，不断搅和，使其溶解，用时先洗净外耳道内的脓性分泌物，用棉球拭干后滴入药液 2~3 滴，再用棉球将外耳道堵住，以免药液外溢。

【功效】急性者一般 5 天（每日滴药 1 次）痊愈，慢性者 8~10 天痊愈。

鲜桑叶汁治疗中耳炎

【组成】鲜桑叶数片。

【用法】鲜桑叶数片洗净后，捣烂取汁，每次将 1~2 滴桑叶汁滴入耳道内，每日 3 次，一般连用 2~3 天即愈。

【功效】对中耳炎有效。

苦参黄柏油治疗中耳炎

【组成】冰片 1.2 克，枯矾 1.8 克，苦参、黄柏各 6 克。

【用法】将苦参、黄柏烤焦，研为细末；冰片、枯矾砸碎研细末。麻油 60 克，烧开冷却数分钟，把 4 味药入麻油中调匀，装瓶备用。使用时，先用双氧水洗净耳中脓液，擦干滴入药液 2~3 滴，每日 2 次。

【功效】急性中耳炎 3 天显效，慢性中耳炎 6~7 天痊愈。

鲜蒲公英治中耳炎

【组成】鲜蒲公英适量。

【用法】使用时，先用双氧水洗净耳中脓液，擦干捣汁滴耳，每日 3~4 次。

【分析】据现代药理研究证明，蒲公英对金色葡萄球菌耐药菌株、溶血性链球菌有较强的杀菌作用，故用于治疗中耳炎有良效。

【功效】对中耳炎有效。

蚕蛹治流脓中耳炎

【组成】桑蚕蛹 1 只（焙干），银珠、冰片、生石膏（烧熟）各 5 克。

【用法】共研为粉末，密封备用。用时取少许油调入药内，再点入耳内，一般 1 次即愈。

【功效】适用于治疗中耳炎。

蛋黄油治中耳炎

【组成】鸡蛋 6 个。

【用法】煮熟，将蛋黄放入铁锅（勺）内，用文火熬至油出，备用。用时，先按常规消毒，然后将蛋黄油滴入耳中（如凝固可加温溶化），每次 3~4 滴，每日 2~3 次，一般连用 4~6 日症状减轻，7~16 日痊愈。

【功效】本方具有清热消肿之功效，适用于急、慢性中耳炎。

连硼方

【组成】黄连 100 克，硼砂 6 克，梅片 2 克。

【用法】将黄连和硼砂捣碎研成粉末，放入 500 毫升稍温的蒸馏水内，加梅片后浸泡 3 天，过滤即成，备用（夏天应放置阴凉处）。点耳前先清洗耳内脓性分泌物，患耳向上点药 3~4 滴，然后用食指轻压耳屏数次，使药液易进入中耳，静卧 5 分钟左右。每日滴药 3~4 次，治疗 3~4 周即可。

【分析】方中黄连清热燥湿；硼砂清热解毒，消肿防腐；梅片清热止痛，祛腐生肌。药理研究证明，本方对链球菌、葡萄球菌、变形杆菌及大肠杆菌有抑菌和杀菌作用，应用于脓耳疗效较好。

【功效】清热解毒，燥湿收敛。主治慢性单纯性化脓性中耳炎。

耳炎灵方

【组成】大黄 20 克，黄芩 20 克，黄连 20 克，黄柏 20 克，苦参 20 克，冰片面 6 克，香油 500 毫升，液状石蜡 1000 毫升。

【用法】先将前 5 味药放入香油锅内浸泡 24 小时，然后加热，炸至药枯成黑黄色时，滤药渣，再加石蜡、冰片面拌匀、过滤，分装于空眼药水瓶内备用。

用棉签拭净耳内脓液,然后滴入1~2滴药,每日1次。

【分析】脓耳由于风热兼湿毒上蒸耳窍,以致热郁耳络则现耳外肿痛,热灼鼓膜则穿孔,热腐肌膜则流脓。方中大黄、黄芩清热消肿;配伍黄连、黄柏、苦参燥湿解毒排脓;佐冰片祛腐生肌;另加香油、液状石蜡清热滑润,调和诸药。

【功效】清热解毒,消肿止痛,祛腐生肌,燥湿排脓。主治慢性化脓性中耳炎。

双粉散

【组成】轻粉0.5克,红粉0.1克,冰片0.2克,滑石0.2克,人工合成麝香0.1克。

【用法】上药共碾为细末备用。先将外耳道用淡盐水洗净,取药粉少许,以纸卷轻轻吹或顿入即可。每日2次。

【分析】方中轻粉、红粉托毒排脓;麝香、冰片清热消肿止痛;滑石粉清湿热。五药相配,使脓清肿消,脓耳渐愈。

【功效】清热解毒,排脓消肿。主治慢性中耳炎。

紫草麻油治中耳炎

【组成】紫草3克,麻油40克。

【用法】紫草3克,放入40克麻油内,置于火上煎炸,待油变紫后滤取油液,装瓶备用。用时洗净患处,拭干后滴入上药。每次2~3滴,每日2~3次。

【功效】主治中耳炎。

通耳散吹耳治疗中耳炎

【组成】枯矾、五倍子、全虫、硼砂各10克,冰片25克,黄丹5克。

【用法】将上药共研极细粉装瓶备用。常规消毒耳门、耳郭皮肤,用3%过氧化氢溶液清洗外耳道分泌物,将通耳散用硬纸筒吹入耳道,每日2次。

【功效】祛风湿、除痒痛、消肿胀、活血络、通耳窍。主治中耳炎。

苦参冰片油

【组成】苦参15克,冰片6克,香油30克。

【用法】将油烧沸,立即将苦参投入,待药焦黄后捞出,再将冰片放入搅匀,置凉备用。每日滴耳3次,每次2~3滴。

【功效】清热解毒、杀菌。主治化脓性中耳炎。

花椒油治小儿中耳炎

【组成】花椒20~30粒,香油少许,明矾适量。

【用法】取1勺纯香油,放在火上加热,然后放入20~30粒花椒,待花椒在油中变成深黄后,放1小块明矾(俗称白矾,大小同一小枣即可),然后关火,等油凉后，用卫生棉签蘸着涂抹患处，每日早晚各 1 次，3~4 天即可痊愈。

【功效】对少儿中耳炎治疗有效。

风聋方

【组成】银花 12 克，连翘 12 克，黄芩 12 克，菊花 9 克，牛蒡 12 克，辛夷 12 克，泽泻 15 克，车前子 9 克，石菖蒲 15 克，柴胡 12 克。

【用法】水煎服。

【分析】方中以银花、连翘为主，在于疏散在表之邪，祛除病因，疏通经气；行气通窍以石菖蒲、辛夷等为主，石菖蒲、辛夷通利九窍，相互配伍，可使耳窍气行血流。

【功效】能疏风清热，利湿通窍。主治分泌性中耳炎。

泽苓汤

【组成】泽泻 15~30 克，茯苓 15~30 克，石菖蒲 10~15 克。

【用法】水煎服。

【分析】方中泽泻有利水渗湿之功，使清气上升而除头目诸痰；茯苓健脾利水，助泽泻去痰湿；石菖蒲味辛性温，辛者串通九窍，温则可化饮祛痰湿，能助茯苓、泽泻化痰祛浊；石菖蒲的开窍作用可能对咽鼓管起到扩张作用。气道得通，水湿祛除，则耳能闻五音矣。

【功效】利湿祛痰，开通耳窍。主治中耳积液。

消水方

【组成】麻黄 6 克，杏仁 10 克，薏苡仁 10 克，桔梗 10 克，远志 10 克，木通 10 克，防风 7 克，防己 7 克，蝉衣 5 克，制南星 4 克，木香 4 克。

【用法】水煎服。

【分析】方中麻黄、防风、蝉衣疏风散邪；木香行气开郁；薏苡仁、防己、木通、制南星利水渗湿。诸药合用使邪去耳聪。

【功效】疏风散邪，行气化湿。主治中耳积液。

疏风通窍汤

【组成】炙麻黄 3 克，石菖蒲 6 克，防己 6 克，杏仁 10 克，葶苈子 3 克，甘草 3 克。

【用法】水煎服。

【分析】方中麻黄疏风散邪；石菖蒲辛散通窍；防己、葶苈子利水渗湿。现代医学认为本病与鼻及鼻窦的炎症关系密切，故以杏仁、葶苈子宣肺，肺气行则鼻窍通，耳有所闻。

【功效】疏风渗湿，宣肺通窍。主治分泌性中耳炎。

三、耳聋

核桃芝麻粉

【组成】核桃仁 250 克，黑芝麻 250 克。

【用法】各炒至微黄，碾碎，加冰糖适量，和匀为核桃芝麻粉。每次 1 汤匙，加水冲服或干吃皆可，每日 2 次。

【分析】核桃仁味甘，性温，有补肾固精的作用；黑芝麻味甘，性平，有滋补肝肾的功效。

【功效】此方常食可以延缓听力衰退，预防耳聋。

通窍益气汤

【组成】蔓荆子 10 克，软柴胡 10 克，大川芎 10 克，粉葛根 30 克，黄芪 30 克，丹参 30 克，桃仁泥 10 克，红花 10 克，赤芍 10 克，青葱管 5 支。

【用法】水煎服。

【分析】本方以蔓荆子、葛根、柴胡升发清阳；丹参、赤芍、川芎、桃仁、红花活血化瘀；黄芪益气升阳，青葱管引诸药通耳窍之闭，药症合拍，故收效较好。

【功效】升阳通窍，益气活血。主治突发性耳聋。

化瘀复聪汤

【组成】丹参 30 克，赤芍 12 克，川芎 15 克，当归 12 克，三棱 12 克，香附 9 克，郁金 12 克，葛根 30 克，石菖蒲 15 克，地龙 9 克，路路通 9 克。

【用法】水煎服。20 天为 1 个疗程。

【分析】方中川芎、赤芍、当归、三棱专于活血化瘀；香附、郁金行气通脉；地龙、路路通疏经通络；葛根、菖蒲宣通耳窍；再配以重剂丹参，合方既可行血分之瘀阻，又能解气机之瘀滞。本方气血兼顾，重在化瘀，使耳脉得以灌注。

【功效】行气通窍，活血化瘀。主治突发性聋。

芍红方

【组成】赤芍 9 克，红花 9 克，桃仁 9 克，川芎 6 克，参三七 3 克，水蛭 6 克，没药 9 克，白芷 9 克，干姜 3 克，大枣 15 枚。

【用法】制成冲剂。每日 2 次，每次 1 包。2 周为 1 个疗程。

【分析】突发性耳聋发病机理为气血瘀结，治则当以活血化瘀。方中赤芍、桃仁、红花、参三七、没药活血祛瘀；水蛭功擅破血逐瘀，与上述药物合用以增强消散瘀结之力；川芎为血中之气药，具有通达气血的功能；干姜温通，以助化瘀；白芷芳香上达，能引诸药上行；配以大枣补益气血，使瘀血去而正气存。实验数据经统计学处理，证明本方有"活血"作用，能增强纤维蛋白溶解活力，改善内耳微循环。

【功效】活血化瘀。主治突发性耳聋。

【注意】有脑血管疾患或出血倾向者不宜服本方。

耳聋方

【组成】磁石60克，葛根45~60克，骨碎补30~60克，山药30克，白芍15克，川芎15克，石菖蒲9克，酒大黄15~18克，甘草12克，大枣15克。

【用法】水煎服。

【分析】叶天士《临床指南医案》指出："肾开窍于耳，心亦寄窍于耳，胆络脉附于耳。制虚失聪，治在心肾；肝郁窍闭，治在肝胆。"本方中磁石能安神补肾潜阳；骨碎补益肾活血；大黄、川芎活血祛瘀；白芍、山药、大枣养血柔肝；葛根升发清阳，引药上行；石菖蒲开窍。综合全方以补肝肾、活血化瘀为主，且有清上镇下之力。

【功效】补益肝肾，活血祛瘀。主治突发性耳聋。

桑葚膏

【组成】桑葚250克。

【用法】洗净加水适量，煎煮30分钟后取汁1次，加水再煎，共取煎液2次。合并2次煎液，再以小火慢熬浓缩至较

黏稠时，加入蜂蜜50~80毫升煮沸，起锅待冷装瓶。每次取1小匙（约6克），温水冲服，早晚各1次。

【分析】桑葚味甘、酸，性微寒，入心、肝、肾经，为滋补强壮良药。

【功效】擅治阴血不足所致的头晕目眩，耳鸣耳聋，腰膝酸软，须发早白等症。

葛根甘草汤治疗突发性耳聋

【组成】葛根20克，甘草10克。

【用法】将葛根、甘草水煎2次，每次用水300毫升煎半小时，2次混合。分2次服。

【功效】改善脑血流、增加内耳供血。适用于突发性耳聋。

桃仁治年久耳聋

【组成】桃仁研泥，红花、鲜姜切碎各9克，赤芍药、川芎各3克，红枣去核7个，老葱白切碎3根，麝香0.15克，绢包，用2次。

【用法】黄酒250克，将前7味药煎至1盅，去渣，然后将麝香入酒内，再煎2沸，晚间睡眠前服。每日早晨再服通气散1次。

【功效】治年久耳聋。

柴胡治耳聋

【组成】柴胡12克，制香附9克，川芎12克，石菖蒲12克，骨碎补9克，

六味地黄丸（包煎）30 克。

【用法】先把上药用水浸泡 30 分钟再放火上煎煮，开后 15 分钟即可。每剂煎 2 次，将 2 次煎出的药液混合。每日 1 剂，每日服 2 次。

【功效】用治肾虚耳聋。

四、慢性鼻炎

木棉药茶治疗慢性鼻炎

【组成】木棉花（干品）适量。

【用法】沸水浸泡约 15 分后代茶饮。1 周为 1 个疗程。治疗期间停用其他药物。

【分析】木棉花为木棉科植物木棉的花，晒干后可作药用，其味甘淡、性凉，具有清热利湿、解表、利尿消暑、止血的功效，临床上常用于治疗痢疾、泄泻、血崩、疮毒、肠炎、中暑等病。

【功效】用于治疗慢性单纯性鼻炎效果好。

吹鼻法治疗慢性鼻炎

【组成】甜瓜蔓适量。

【用法】烧炭存性，研末，取少许以管吹入鼻中，每日 3 次。

【功效】主治慢性鼻炎。

薏苡仁防风汤

【组成】薏苡仁 15 克，防风 3 克，木瓜 9 克，桔梗 3 克，细辛 1.5 克，薄荷（后下）1.5 克，银花 9 克，鱼腥草 9 克，地丁 9 克，蒲公英 12 克，赤芍 9 克，川芎 4.5 克。

【用法】水煎服。

【分析】方中防风、薄荷、细辛祛风通窍；银花、地丁、蒲公英清热解毒，鱼腥草、桔梗宣肺排脓；薏苡仁、木瓜利水渗湿；川芎、赤芍活血消肿。

【功效】祛风清热，通窍。主治慢性鼻炎。

麻苍芩方

【组成】黄芩 9 克，苍耳子 9 克，鹅不食草 9 克，白芷 9 克，辛夷 9 克，薄荷 4.5 克，麻黄 4.5 克。

【用法】水煎，加糖适量，成 100 毫升，为 1 日量，分 3 次饭后服用。

【分析】本病由风邪外袭，肺气壅塞，鼻窍不利而成。方中麻黄、薄荷疏风宣肺；苍耳子、鹅不食草、辛夷、白芷散风通窍；黄芩清肺热。诸药合用，则肺气得宣，鼻窍得通。

【功效】疏风宣肺通窍。主治慢性鼻炎。

石斛粥

【组成】鲜石斛 20 克，粳米 30 克，冰糖适量。

【用法】先将鲜石斛加水煎煮，去

渣取汁；用药汁熬粳米成粥，加入冰糖，早晚服食。

【功效】主治慢性鼻炎。

老刀豆壳治慢性鼻炎

【组成】老刀豆壳 200 克。

【用法】焙干研末，每次 10 克，黄酒调服，每日服 2 次。

【功效】主治慢性鼻炎。

鼻炎丸

【组成】柴胡 10 克，薄荷 10 克，菊花 10 克，蔓荆子 10 克，防风 10 克，芥穗 10 克，黄芩 10 克，桔梗 10 克，川芎 10 克，白芷 20 克，枳壳 10 克，牛角 100 克，细辛 5 克，龙胆草 5 克，辛夷 15 克。

【用法】共为细末；制成蜜丸，每丸重 3.5 克。每日服 2~3 次，每次 1~2 丸。小儿酌减，孕妇慎服。

【分析】方以柴胡、防风、白芷等发表散风，治头痛、头胀；黄芩、牛角清热解毒；桔梗宣肺排脓；枳壳消肿、退黏膜肥厚；薄荷、龙胆草开窍，以利鼻腔通气。

【功效】发表散风，清热解毒，宣肺通窍。主治慢性鼻炎。

鼻炎方

【组成】紫苏 10 克，杭菊 10 克，薄荷 10 克，苍耳子 10 克，辛夷 10 克，白芷 10 克，黄芩 12 克，石菖蒲 12 克，鱼腥草 15 克。

【用法】水煎服。

【分析】《灵枢·脉度篇》说："肺气通于鼻，肺和则鼻能知香臭矣。"肺气宣畅，则清窍通利。方中紫苏、杭菊、薄荷宣肺散热；苍耳子、辛夷、白芷通利鼻窍；黄芩、石菖蒲、鱼腥草清热通窍。全方合用对慢性鼻炎有显效。

【功效】宣肺清热，通利鼻窍。主治慢性鼻炎。

熏鼻法治疗慢性鼻炎

【组成】苍耳子、辛夷花、薄荷各 15 克，白芷 20 克。

【用法】加水 1000 毫升，煮沸，不离火、揭开盖子，用鼻轻吸入蒸汽，每次 15 分钟，早晚各 1 次。

【功效】主治慢性鼻炎。

慢性鼻炎汤

【组成】苍耳子 10 克，白芷 20 克，葛根 15 克，麦冬 12 克，藁本 10 克，黄芩 15 克，薄荷 10 克。

【用法】水煎服。

【分析】中医认为肺开窍于鼻，肺气利则鼻窍通，嗅觉灵敏。方中苍耳子、白芷能通鼻窍；薄荷、葛根、藁本祛风止头痛；黄芩清热；麦冬养阴润肺。通过临床观察，本方对慢性单纯性鼻炎疗效明显，对慢性鼻窦炎及过敏性鼻炎也有一定疗效。

【功效】祛风清热，通利鼻窍。主治慢性单纯性鼻炎。

五、鼻出血

双根治疗鼻出血

【组成】白茅根30克，芦根15克。

【用法】放入砂锅中，加入清水1500~1800毫升，浸泡40分钟，然后开火煎煮30分钟，滤取药汁即成。代茶饮用，早晚2次空腹服用。

【功效】此方适用于治疗肺热火盛之流鼻血。

双白治鼻出血

【组成】桑白皮15克，白茅根20克。

【用法】每日1剂，水煎，分3次服。

【功效】主治肺热型鼻出血，症见病程不长，血色鲜红，口鼻干燥，或有发热，咳嗽，头痛。

羊蹄根治疗反复性鼻出血

【组成】羊蹄根（干品）30克。

【用法】开水冲泡，代茶频服，每日1剂；出血不止者，除用填塞止血法外，还可取上药30克，加水大火急煎10分钟，1次服完，再将药渣泡水代茶饮。

【分析】羊蹄根别名土大黄，为蓼科多年生草本植物羊蹄的根，其味苦、涩，性寒，具有凉血止血的功效，用于治疗鼻出血、咯血、便血、崩漏等。

【功效】主治反复性鼻出血。

三鲜治疗鼻出血

【组成】鲜生地、鲜麦冬、鲜藕节各适量。

【用法】共捣烂绞汁，温服2盅。

【功效】主治鼻出血。

治鼻出血经验方

【组成】鲜嫩葱叶1根。

【用法】取鲜嫩葱叶1根，剖开，用棉球在葱叶内膜上蘸取葱汁，塞入出血鼻孔。

【功效】主治鼻出血。用本方治疗鼻出血不止，均1次治愈。

苏子降压止血汤

【组成】苏子、茜草各10克，降香15克，血余炭（打碎）、白茅根、仙鹤草、杜仲（炒）、山茱萸各30克。

【用法】水煎服，每日1剂。

【分析】苏子、降香之下气行气；茜草凉血行血，血余炭化瘀行血；杜仲、山茱萸补益肝肾；仙鹤草强壮止血，白茅根之清热止血。

【功效】主治高血压性鼻出血。

猪皮冻治流鼻血

【组成】猪皮适量。

【用法】将猪皮上的毛拔掉，切成小长块，放入锅中用水煮，直到将猪皮煮成烂熟，和锅里的水融为一体时，再将食盐、酱油、花椒、味精等作料放入置锅中，搅拌均匀，然后将肉皮汤冷却并使之自然凝固，或直接放入冰箱中让其冷冻。待肉皮冻凝固后再取出切成小长条，加入醋、辣椒油、少量食盐及其他调料搅拌后，便成了可口的肉皮冻，酸辣清凉。

【分析】优质新鲜的猪皮可以与熊掌相媲美，含有丰富的胶原蛋白和弹性蛋白，素有美容食品之誉。两千多年前的汉代，名医张仲景的《伤寒论》中就有记载："猪肤有和血脉、润肌肤"的作用。平时多吃些猪皮对经常流鼻血的人起凝固作用。

【功效】对鼻出血有治疗作用。

杏仁川贝百合粥

【组成】杏仁 30 克，川贝母 15 克，百合 30 克，粳米 50 克。

【用法】将杏仁、川贝母、百合洗净，装入纱布袋内，先煮 1 小时，捞去布袋放入粳米，再煮 20~30 分钟，即可食用。

【功效】主治因肺失调导致的鼻出血。

小罗汉丸

【组成】莱菔子适量。

【用法】莱菔子研成面，然后加点面粉与茶叶水调成药丸子，每日 3 次，每次 1 丸。

【功效】宽中下气，化滞消痰。主治大补之后的鼻出血。

石榴汁止鼻血

【组成】鲜石榴若干。

【用法】洗净后去皮，捣烂绞取其汁液即成。直接饮用，1 次 100 毫升，有生津止渴、收敛止血的作用。鼻血止后，可以再连续喝 2~3 次，有利于巩固疗效。

【功效】对因燥热伤肺引起的鼻出血有效。

四鲜饮预防流鼻血

【组成】鲜莲藕 250 克，鲜鸭梨、鲜荸荠（去皮）、鲜百合（超市有真空包装产品出售）各 125 克。

【用法】一同榨出汁液，每次饮总量的 1/2，每日 2 次，空腹饮用。

【功效】凉血，滋阴，清热，可有效预防鼻出血。

小儿鼻出血验方

【组成】明矾 15 克，青黛、生大黄各 9 克，紫草、硼砂各 6 克。

【用法】上药共研成粉末，取菜籽油适量煮沸，冷却后与药粉调匀，浸泡3~5日备用。急性出血时用消毒棉球蘸本品填塞鼻腔；缓解后以本品滴鼻，每例1~2滴，早晚各1次。15日为1个疗程。

【功效】主治小儿鼻出血。

糖藕汤治疗鼻出血

【组成】莲藕50克，白糖120克，头发灰少许。

【用法】莲藕洗净切片，与白糖、头发灰（布包）煎水服；吃葱喝汤；每天1剂，连服3~4天。

【功效】此方清泄肺热，止血安络。主治鼻出血。

大蓟根蛋治鼻出血

【组成】鲜大蓟根60克，鸡蛋3枚。

【用法】加水同煮至蛋熟即可。每日1次，连服1周。

【功效】具有润肺解毒，育阴止血之功效。主治由肺经伏火引起的鼻窦炎、鼻出血等。

藕炖瘦肉治疗鼻出血

【组成】雪梨2个，藕节15克，猪瘦肉100克。

【用法】加水煮熟后服食，吃肉喝汤；每天1剂，连服4~5天。

【功效】此方对肾阴不足、鼻出血反复发作者有效。

香油防治流鼻血

【组成】香油适量。

【用法】每晚睡前，用棉签蘸点香油，涂于鼻孔内壁，涂时最好慢慢向鼻后部位，尤其是鼻中隔处必须涂到，因为此处血管丰富，黏膜很薄，易出血。

【功效】对防治鼻出血有很好的效果。

白茅根水煎治疗鼻出血

【组成】桑叶9克，菊花6克，白茅根15克，白糖适量。

【用法】水煎服；每天1剂，连服数天。

【功效】此方适于肺热明显的鼻出血。

鼻出血治疗偏方

【组成】生地30克，栀子15克，丹皮15克，当归10克，黄芪15克，太子参20克，仙鹤草30克，三七粉（冲）3克，白茅根15克，玄参20克。

【用法】共服3剂，每日1剂，水煎至450毫升，早晚空腹温服。

【分析】方用生地、栀子、丹皮、玄参以清热凉血，用黄芪、太子参益气摄血，用当归和血，用仙鹤草、白茅根凉血止血，用三七止血兼以活血。

【功效】清热凉血，益气止血。

【注意】不能吃黑豆食补，少食辛辣之品。

糖拌藕片

【组成】藕（嫩藕较好）600克，白砂糖25克。

【用法】将藕洗净、切片，撒上白砂糖，拌匀，搁置20分钟左右即可食用。本方可隔日多次食用。

【分析】鼻出血多由火热迫血妄行所致，其中肺热、胃热为常见，多发于儿童。藕味甘、性寒，有清热生津、凉血、散瘀、止血之功效，主治热病烦渴、吐血、衄血。崔禹锡《食经》谓藕："主烦热鼻血不止。"《日用本草》谓藕："清热除烦，凡呕血、吐血、瘀血、败血，一切血症宜食之。"白砂糖味甘、性平，有润肺、生津之功效，主治肺燥咳嗽、口干燥渴、中虚脘痛。两者合用，一则食用口感好，二则共奏清热除烦、润燥生津、凉血止血之功效。可辅助防治各种出血，如鼻出血、吐血、衄血、咯血等症。

【功效】对治疗鼻出血有效。

【注意】由于需用白砂糖，故糖尿病患者不宜食用。

桑白皮治中老年鼻出血

【组成】桑白皮50~100克。

【用法】水煎服。有效时，继续服2~3剂以巩固疗效。

【分析】因鼻中出血而使营血耗伤，故出血多者，每见血虚之象，如面色苍白、心悸、神疲、脉细等，故除按以上辨证用药外，可配合和营养血之法，适当加入黄精、首乌、桑葚子、生地等养血之品。若因阴血耗伤，涉及阳气，以致阳气衰微者，应用补气摄血之法，救逆扶危，选用独参汤或参附汤。

【功效】泻肺降气，降压止血，治中老年鼻出血，症见经常复发，出血量大，有顽固性出血倾向。

春食荠菜

【组成】荠菜150克。

【用法】流鼻血的当天可将荠菜洗干净后切成段，在开水锅中焯3分钟后捞出来沥干水，加入少许食盐、香油、醋，搅拌均匀即可食用，之后再连着食用2天。

【分析】荠菜性味甘、平，具有凉血止血、清热利尿的功效。现代药理研究发现，荠菜中所含的荠菜酸，是有效的止血成分，能缩短出血时间，具有凝血功效，从而达到止血的目的。

【功效】泻肝火而消除流鼻血。

梨荸荠藕汁

【组成】雪梨汁、荸荠汁、鲜藕汁、鲜茅根汁各等分。

【用法】将上述汁液调匀，每次服100毫升，每日3~5次，连服1周。

【功效】主治鼻出血。

压迫鼻翼法

【用法】家人用自己的拇指食指紧捏两侧鼻翼约10~15分钟（如果确定哪个鼻孔流血也可以直接压迫出血的鼻孔）。很多人首先想到用纸巾堵塞，其实纸巾压力通常不够，不能达到止血的效果，而且纸巾未经消毒，容易诱发感染。在压迫鼻翼的同时，取坐位，头稍向前下倾，以便把嘴里的血吐出来。而不是让出血者抬起头。因为当抬高头时，血液会被不由地咽下去，刺激胃肠引起恶心、呕吐等，特别是出血量大时，还会有误吸的可能。

【功效】对鼻出血有效。

空心菜粥

【组成】空心菜120克，粳米150克，食盐适量。

【用法】把空心菜洗净，切短。粳米淘净，放入锅中，加水适量，煮成粥，再加入空心菜煮5分钟，放入食盐，停火，放凉即成，作早餐或晚餐。

【功效】此粥的功效是清热解毒、凉血止血。

烘茄子

【组成】茄子250克，番茄100克，大蒜15克，葱5克，食油、食盐、味精适量。

【用法】先把茄子洗净，切成片状；大蒜去皮，洗净，拍烂，切碎；将葱洗净，切成小段；再把番茄用沸水烫去皮，切片。把锅烧热，倒入食油，待油热后，加入茄子、大蒜、食盐煎炒，茄子炒软后，加番茄和适量的水，盖上锅盖，待茄子熟后，放入味精、葱段即成，佐餐食用。

【功效】此菜的功效是清热养阴，凉血止血。适用于鼻出血。

银耳羹

【组成】银耳200克，冰糖15克。

【用法】将银耳用温水泡发，洗净后放入锅中，加水适量，武火烧沸。然后改用文火煮至琼脂状，再加入冰糖，溶化后拌匀即成。

【功效】常饮银耳羹，有润肺养阴、清热宁血的作用，适用于燥热伤肺，灼伤经络，血溢于肺窍之鼻出血以及咯血、吐血、咽干口燥等症。

六、声音嘶哑

麦蝶茶

【组成】麦门冬20克，木蝴蝶6克。

【用法】沸水冲泡5分钟后，温热饮服，每天1剂，连服3~5日。

【功效】凡肺阴不足，或热病后引起的口干咽燥、咽痒不适，偶有无痰干咳者，均可饮用。

桔梗银花茶

【组成】桔梗 12 克，甘草 6 克，金银花 15 克，薄荷 3 克。

【用法】每日 1 剂，煎水代茶饮，连服 3~5 日。

【功效】对急、慢性咽炎引起的咽喉红肿、疼痛，有清热利咽、解热止痛的功效。

黄花菜汤

【组成】黄花菜 50 克，蜂蜜适量。

【用法】将黄花菜加水 1 碗煮熟，调入蜂蜜，含在口中浸漱咽喉片刻，徐徐咽下，每日分 3 次服。

【功效】可清热利咽，用治声带劳累引起的声音嘶哑。

罗汉果茶

【组成】罗汉果 15~30 克。

【用法】切碎后用沸水冲泡，温热饮服。

【功效】对防治慢性咽喉炎、声音嘶哑具有良好效果。如有咳嗽、痰黏者，也可常服。

蝉蜕茶治疗声音嘶哑

【组成】蝉蜕 18 克，冰糖少许。

【用法】将蝉蜕拣净，与冰糖加开水冲泡代茶饮，每日 1 剂。

【功效】此方治疗因外感、情志郁怒等所致的猝然失音或声音嘶哑有良效，一般连用 2~3 天可愈。

银花地丁茶

【组成】金银花、紫花地丁各 15 克。

【用法】沸水冲泡代茶饮，每日 1 剂。

【功效】对急、慢性咽喉炎引起的咽红肿痛、口腔黏膜溃疡等症有效。

半夏鸡蛋

【组成】半夏 15 克，食醋 70 毫升，鸡蛋清 2 个。

【用法】加水 400 毫升，煎开 20 分钟后去渣，加食醋 70 毫升，待药液稍凉时，加入 2 个鸡蛋清拌匀，每日 1 剂，徐徐咽下。

【功效】此方治疗慢性咽炎所致的声音嘶哑，一般服药 2~3 天可愈。

橄榄茶

【组成】橄榄青果 30 克，淡竹叶 15 克。

【用法】加水 500 毫升煮沸 5 分钟即可。每天 1 剂，分 3 次饮完。

【功效】此茶对口干咽燥、咽痒者，有清利咽喉、生津止渴之效。

熬夜嗓子发哑嚼食西洋参

【组成】西洋参（切片）1~2 克。

【用法】放入口中含着，至味淡后细细嚼食即可。

【分析】西洋参能补气、清火、利咽。

【功效】对声音嘶哑有很好的疗效。

利咽汤

【组成】金果榄 15 克，木蝴蝶 15 克，桔梗 15 克，射干 20 克，黄芩 15 克，蒲公英 30 克，紫花地丁 30 克，牛蒡 15 克，马勃 12 克，芦根 30 克，金银花 30 克，连翘 30 克，薄荷 15 克，甘草 6 克。

【用法】水煎服。

【功效】清热解毒、疏风利咽。主治急性声音嘶哑。

肺胃热盛型声音嘶哑治疗偏方

【组成】黄芩、炒山栀、桔梗各 12 兜，牛蒡子、连翘、杏仁各 10 克，天竺黄 9 克，蝉蜕、薄荷（后下）、甘草各 6 克。

【用法】水煎，分 3 次服，每次 1 剂。

【功效】泄热解毒，利咽消肿，兼散风邪。用于声音嘶哑，辨证属邪热外犯，肺胃热盛型。此型多见于急性喉炎。症见发音艰难而低沉、嘶哑，吞咽困难，喉痛较甚，并伴有发热、咳嗽等。

沙参玉竹汤

【组成】沙参 15 克，玉竹、麦冬各 10 克，地骨皮 5 克，花粉 3 克。

【用法】每日 1 次，水煎服，连服 5~7 天。经常声音嘶哑者可以此当茶饮服。

【分析】沙参在中药里属补阴类药物，是常用的滋养药物之一，其性微寒，味甘、苦、归肺、胃经，具有养阴润肺，养胃生津的功效。现代药理研究表明，沙参含有挥发油、三萜酸、豆甾醇、生物碱和淀粉等化学成分。其有效成分能刺激支气管黏膜，使之分泌物增加，故有祛痰作用；利用沙参的功效来治疗声音嘶哑，会有很好的效果。

【功效】主治声音嘶哑。

生姜蜂蜜

【组成】鲜生姜 200 克，蜂蜜适量。

【用法】生姜切碎如大米粒，置有盖容器内，加蜂蜜适量，以淹没姜末为度，拌匀后加盖放阴凉通风处备用。每次用半匙，口含缓缓吞咽。每日 3~5 次，至咽喉爽利、发音正常止。

【功效】主治声音嘶哑。

【注意】注意忌食其他辛辣食物。

冰糖蛋清茶

【组成】鸡蛋 2 枚，红茶（乌龙茶或其他有涩味的茶亦可）、冰糖各少许。

【用法】将鸡蛋去掉壳及蛋黄，取出蛋清，放在碗中备用。将红茶放入杯中，用温度为 90 摄氏度的热水冲泡片刻，去渣取汁。将此茶汁倒入装有蛋清的碗中，并快速地进行搅拌，使蛋清变成蛋花，再调入冰糖，等冰糖溶化、温度适宜后慢慢服下，每天服2次。

【分析】需要注意的是，由感冒引起的咽喉发炎、肿痛、声音沙哑等症状，不适合使用此方进行治疗。有脾胃虚寒症状者不可多饮此茶。

【功效】非常适合因声带使用过度、发声方式不正确或突然大声喊叫而导致的说话吃力、声音沙哑。治疗声音沙哑，效果很好。

七、过敏性鼻炎

鹅不食草治疗过敏性鼻炎

【组成】鹅不食草10克，医用白凡士林90克。

【用法】将鹅不食草研成细末，与凡士林调匀，制成软膏，贮净瓶备用。治疗时将此软膏均匀涂在棉布片上，填入双侧鼻腔，半小时后取出，每日1次，15次为1个疗程。一般用药1~2个疗程可获显效。

【功效】适治急性鼻炎、慢性鼻炎（包括单纯性鼻炎、肥厚性鼻炎）、过敏性鼻炎等各种鼻炎。

抗敏粥

【组成】乌梅、五味子、白芍、银柴胡、防风、苍耳子各9克，粳米100克，大枣8枚。

【用法】先将乌梅、五味子、白芍、银柴胡、防风、苍耳子洗净并浸泡半小时，大火煮沸后改小火煮15分钟，去渣取汁；将粳米、大枣洗净，加入药汁中，再酌加清水共煮至米烂即成。每日1剂，分早、晚2次服食。

【功效】适用于过敏性鼻炎发作期。

神仙粥治疗过敏性鼻炎

【组成】生姜6克，连须葱白6根，糯米60克，米醋10毫升。

【用法】先将糯米洗后与生姜同煮，粥将熟时放入葱白，最后入米醋，稍煮即可食用。每日1次。

【功效】适用于过敏性鼻炎属风寒型者。

屏风粥

【组成】黄芪30克，防风9克，大枣8枚，粳米100克。

【用法】将黄芪、防风洗净，水煎去渣取汁备用；将大枣、粳米洗净，同置锅中，加入药汁及适量水，共煮至米烂粥成。每日1剂，分早、晚2次服食。

【功效】适用于素有过敏性鼻炎病史，体质为肺气不足者，缓解期服用。

治过敏性鼻炎适用方

【组成】辛夷、金银花各15克，蒲

公英、紫花地丁、防风、黄芩、白鲜皮各 10 克，丹皮、菊花、白附子、桂枝各 8 克，蝉蜕 5 克。

【用法】将药物煎取 500 毫升药液，趁热用药液蒸汽熏鼻，熏蒸时患者应尽量深吸气使药蒸汽进入鼻腔内，待药液温后可用其冲洗鼻腔，每天可熏洗 3 次左右。

【功效】主治过敏性鼻炎。

治过敏煎剂

【组成】防风、银柴胡、乌梅、五味子、甘草各 10 克。

【用法】水煎，每日 1 剂，早晚服。

【分析】中银柴胡味甘性凉，清热凉血；防风味辛甘性温，祛风胜湿；乌梅味酸性平，收敛生津；五味子味酸性温，敛肺生津，滋肾涩精，甘草味甘性平，清热解毒，调和成药。五药配合，寒热共济，有收有散，收者顾其本，散者祛其邪，故对过敏性疾患有良效。

【功效】解表和里，主治过敏性鼻炎、荨麻疹。

过敏性鼻炎中药巧治

【组成】辛夷花、菊花、白芷各 10 克，大葱、香菜、鲜姜各 50 克。

【用法】将大葱洗净切碎，鲜姜切丝，与上药水煎沸 10 分钟去渣趁热服下，早晚各 1 次，连服 3~5 天。

【功效】此方对过敏性鼻炎、遇冷流清涕、打喷嚏有较好的疗效。

皂荚

【组成】皂荚适量。

【用法】皂荚研末，取少许吹入鼻中，同时，将其与食醋调成膏，取豆粒大小敷于双侧鼻旁迎香穴，早晚各 1 次。7 日为 1 个疗程，2 个疗程左右即可见效。

【分析】皂荚，又名皂角，为豆科植物皂荚的果实。其味辛、咸，性温，有小毒。归肺、大肠经，具有祛风痰、除湿毒、开窍、杀虫之功效。临床用以治疗过敏性鼻炎，有较好的疗效。

【功效】用以治疗过敏性鼻炎，有较好的疗效。

中药熏鼻

【组成】苍耳子、薄荷各 10 克，白芷 15 克，辛夷 12 克。

【用法】上药置砂锅中，加水 800 毫升煎 15 分钟，去渣取汁。把药汁置于茶杯中，以热气熏蒸鼻部并吸入药气。每次 10~15 分钟，早、晚各 1 次。每剂药可加温后重复用 2~3 天。

【功效】有效缓解过敏性鼻炎。

蝉蜕

【组成】蝉蜕 50 克。

【用法】将其洗净、晒干、研为细粉备用。每次取 2 克用温开水送服，每天于 3 顿饭后服用。

【功效】主治过敏性鼻炎。

丝瓜藤煲猪瘦肉

【组成】近根部的丝瓜藤 3~5 克，猪瘦肉 60 克。

【用法】近根部的丝瓜藤洗净，猪瘦肉 60 克切块，同放锅内煮汤，至熟加少许盐调味，饮汤吃肉，5 次为 1 个疗程，连用 1~3 个疗程自愈。

【功效】清热消炎，解毒通窍，主治慢性鼻炎急性发作、萎缩性鼻炎、鼻流脓涕、头晕头痛。

麻黄汤

【组成】麻黄 10 克（先煎），桂枝 10 克，葛根 20 克，杏仁 10 克，炙甘草 6 克。

【用法】共服 2 剂，水煎服。嘱其温覆取汗，暂避风寒。

【分析】方中麻黄发汗宣肺开毛窍；桂枝治上冲之逆气，同时助麻黄发散风寒；杏仁利肺气；甘草缓急迫，和中护正。

【功效】辛温解表，祛风散寒。主治过敏性鼻炎。

葛根白芷鲤鱼汤

【组成】葛根、白芷各 15 克，鲤鱼 1 条（约 250 克），葱、生姜、食盐、料酒各适量。

【用法】把葛根、白芷洗净切片，鲤鱼去鳃，剖腹去内脏，洗净。把葛根、白芷和鱼放入锅中，加入姜、葱、食盐和料酒，加清水 800 毫升，先用猛火煮沸，再用小火煮熟即可，食鱼喝汤。

【功效】祛风通窍、补虚活血。适用于秋季过敏性鼻炎患者，以及平素体虚、易感冒并见于气短、心悸者。

【注意】注意阴虚有热者忌服。

陈皮水治疗过敏性鼻炎

【组成】陈皮 6 克。

【用法】加开水闷泡 10 分钟后饮用，喝完可续水，至其味淡后嚼食陈皮。

【功效】对过敏性鼻炎有效。

【注意】陈皮虽然原料是橘子皮，但是新鲜的橘子皮所含的药理成分与陈皮大不相同，因而所起的作用也不同。所以不能用新鲜橘皮代替陈皮。另外，市售的九制陈皮亦不能代替中药材陈皮，所以使用时还需要到中药店购买。

八、扁桃体炎

柴葛蓝草汤

【组成】板蓝根 10~30 克，葛根 10~30 克，白花蛇舌草 10~20 克，柴胡

6~10 克，连翘 6~15 克，浙贝 3~12 克，射干 3~10 克，荆芥 3~10 克。

【用法】水煎服，每日 1 剂，每日服 2 次。

【功效】清热解毒，利咽消肿。

咽喉消肿汤

【组成】金银花 15~30 克，山豆根 9 克，硼砂（冲服）1.5 克，生甘草 9 克。

【用法】水煎服，每日 1 剂，日服 2 次。

【分析】山豆根，性味苦、寒，有毒，归心、肺、大肠三经。山豆根主要含生物碱及黄酮化合物，生物碱有槐果碱、苦参碱、氧化苦参碱等多种生物碱，黄酮类包括柔枝槐酮、柔枝怀素等。山豆根为治咽要药，多用于治疗咽喉肿痛、病毒性肝炎以及某些肿瘤等疾病，临床应用较为广泛。山豆根性味苦寒，有清热解毒、利咽消肿之功效，但同时伴有严重的毒副作用。常用剂量为 3~9 克。

【功效】清热解毒，消肿止痛。

复方蒲公英汤

【组成】蒲公英 60 克，板蓝根 30 克，黄芩 24 克，丹皮 12 克，赤芍 12 克，甘草 6 克。

【用法】水煎服，每日 1 剂，每日服 3 次。

【功效】清热解毒，活血消肿。

清热解毒合剂

【组成】元参 10 克，生石膏 25 克，板蓝根 15 克，儿茶 5 克。

【用法】制成浓缩剂型，每日 1 剂（50 毫升），日服 2 次。

【功效】清咽利膈，收敛去腐。

皂角茶

【组成】皂角刺 30 克。

【用法】皂角刺 30 克水煎，早晚 2 次分服。

【分析】皂角刺，性味辛，入肝、肺经。含黄酮甙、酚类、氨基酸，并含有无色花青素，专消肿排脓。用药部分为有多数分枝的棘刺，主刺圆柱形，长 5~15 厘米，基部粗约 8~12 毫米，末端尖锐；分枝刺一般长 1.5~7 厘米，有时再分歧成小刺。表面棕紫色，尖部红棕色，光滑或有细皱纹。质坚硬，难折断。

【功效】祛痰，开窍。

胖大海茶

【组成】胖大海 4~6 枚，冰糖适量。

【用法】胖大海洗净放入碗内，加入冰糖适量调味。冲入沸水，加盖焖半小时左右，慢慢饮用。隔 4 小时再泡 1 次，每天 2 次，一般 2~3 天即显效。

【功效】治疗急性扁桃体炎。

天门冬粳米粥

【组成】天门冬 15~20 克，粳米 50~100 克，冰糖少许。

【用法】先煎天门冬取浓汁，去渣。入粳米煮粥，沸后加入冰糖适量，再煮成粥。

【功效】适用于肾阴不足，阴虚内热之慢性扁桃体炎。

萝卜橄榄茶

【组成】鲜白萝卜 1 个，青橄榄 10 个。

【用法】白萝卜 1 个，青橄榄 10 个，冰糖少许，煎水代茶饮，每日服 2 次。

【功效】清热消肿，治扁桃体红肿发炎。

九、慢性咽炎

雪梨罗汉果

【组成】雪梨 1 个，罗汉果半个。

【用法】将雪梨洗净，连皮、核切碎，罗汉果洗净，然后放入砂锅，加适量清水共煎，煮沸 30 分钟，去渣饮汤。每日 2 次，连服 3 日可见效。

【分析】雪梨，味甘，性寒，归肺、胃经。含苹果酸、柠檬酸、维生素 B_1、维生素 B_2、维生素 C、胡萝卜素等，具有生津润燥、清热化痰之功效，特别适合秋天食用。现代医学证明，梨确

有润肺清燥、止咳化痰、养血生肌的作用。因此对急性气管炎和上呼吸道感染患者出现的咽喉干、痒、痛、音哑、痰稠、便秘、尿赤、祛痰均有良效。

【功效】润肺消痰，清热利咽。

核桃

【组成】核桃 10 枚。

【用法】取核桃 10 枚，去硬壳，不去衣，分早、晚 2 次服。15 天为 1 个疗程。

【分析】核桃，味甘、性温，入肾、肺、大肠经。

【功效】消炎、润肺、化痰、止咳等功效。明代李时珍著《本草纲目》记述，核桃仁有"补气养血，润燥化痰，益命门，处三焦，温肺润肠，治虚寒喘咳，腰脚重疼，心腹疝痛，血痢肠风"等功效，是一种不可多得的药材。

【注意】多食会引起腹泻。

丝瓜茶

【组成】鲜嫩丝瓜若干。

【用法】鲜嫩丝瓜切片放入大碗中，捣烂取汁，1 次 1 杯，顿饮。

【功效】清热解毒、消肿止痛。

绿茶冰糖饮

【组成】绿茶、冰糖适量。

【用法】先泡 1 杯绿茶（注意不要太浓），等到其水温变温热时，再滤去

茶渣，然后加入适量冰糖（根据自己的口味决定），建议少量频饮。

【用法】绿茶性凉，具有生津止渴、清热解毒的作用；冰糖性平偏凉，具有补中益气、养阴润肺、止咳化痰的功效。

【功效】减缓咽喉疼痛，养阴润肺、生津，改善咽喉局部的干燥、不适感。

百部水

【组成】百部20克。

【用法】百部20克以水煎100毫升。反复漱口，约10分钟，然后吞服，每日1次，1次50毫升。

【分析】百部，性味甘、苦，微温。归肺经。本品是直立百部蔓生百部或对叶百部的干燥块根。

【功效】降低动物呼吸中枢的兴奋性，抑制咳嗽反射而具镇咳之效。

海蜇荸荠汤

【组成】海蜇250克，荸荠250克。

【用法】将海蜇漂淡，荸荠洗净，加水煎汤，吃荸荠喝汤。

【功效】润肺化痰利咽。

鸡蛋茶

【组成】鲜鸡蛋1个。

【用法】将鸡蛋磕到碗里打成鸡蛋液，取一些滚烫的开水，浇到蛋液里，把鸡蛋冲成蛋花，加少许白糖和香油，

趁热喝下。

【功效】润肺化痰利咽。

鸭蛋葱花汤

【组成】鲜鸭蛋2个，青葱5棵，饴糖少许。

【用法】将鸭蛋去壳，青葱切碎，加适量水同煮，饴糖调味，吃蛋喝汤，每日1次。

【功效】滋阴清热，止咳化痰。

橄榄茶

【组成】橄榄2枚，绿茶1克。

【用法】将橄榄连核切成两半，与绿茶同放入杯中，冲入开水。加盖闷5分钟后饮用。

【分析】橄榄，性味甘、酸、平，归肺、胃、脾、肝经。橄榄中含蛋白质、脂肪、糖类、多量维生素C、钙、磷、铁等成分。用于咽喉肿痛，心烦口渴或饮酒过度；食河豚、鱼、鳖引起的轻微中毒或肠胃不适。此外，亦可用于癫痫。

【功效】润肺化痰利咽。

爽咽汤

【组成】橄榄12枚，白萝卜200克。

【用法】首先把白萝卜切成丝，将橄榄洗净后，用刀劈开，这样会更好地发挥橄榄的药性。砂锅里放入适量清水，倒进切好的白萝卜丝和橄榄。用文火煮

20 分钟左右。

【功效】对急慢性咽炎都有很好的治疗作用，可以缓解咽痛、咽干等症状。

半夏厚朴汤加味

【组成】半夏 9 克，厚朴 9 克，茯苓 15 克，苏叶 9 克，柴胡 6 克，合欢花 12 克，生麦芽 20 克，桔梗 12 克，炒牛蒡子 12 克，生姜 3 片，甘草 6 克。

【用法】水煎 300 毫升，每日 1 剂，分 2 次服用。

【分析】方中半夏、厚朴、生姜辛以散结，苦以降逆；茯苓甘淡渗湿健脾，以助化痰；苏叶、柴胡、合欢花、生麦芽宽胸理气解郁；桔梗、炒牛蒡子清热化痰，利咽散结；麦冬、玄参养阴利咽；甘草调药缓急。

【功效】行气化痰，解郁散结。适用于慢性咽喉炎，症见咽干痒、异物感，吐之不出，吞之不下，但无碍饮食，伴咳嗽，每因咽痒发作，咳痰，痰时黄时白，舌质红，苔白腻，脉弦。

沙参凤蜜汤

【组成】北沙参、麦冬各 10 克，凤凰衣（鸡蛋内膜）5 克，蜂蜜 1 匙。

【用法】将它们放入锅中，加适量清水隔水蒸熟（水开约 20 分钟）后，去渣稍冷后服用。连服 10 天后，喉炎症状可消失。

【分析】北沙参养阴清肺、祛痰止咳；麦冬养阴生津、宣肺清心；凤凰衣滋阴、利咽、止咳，3 药合用，共同发挥滋阴利咽、生津润燥的功效，因此，对于慢性喉炎阴虚肺燥者有一定疗效。

【功效】治慢性咽炎，效果良好。

【注意】同时禁烟酒，忌食辛辣食物及强刺激调味品，多饮淡盐开水。

甘橘汤

【组成】生甘草 10 克，桔梗 10 克。

【用法】水煎服，每日 1 剂，分 3 次服用。

【分析】生甘草味甘，性平微凉，入心、胃、肺经，功能缓急止痛、化痰止咳、清热解毒、调和诸药。主治咽喉肿痛、痈疽疮疡，解药食之毒。《名医别录》说甘草能下气、止咳止渴、解百药毒。现代药理研究证实，甘草有抗炎、抗病毒、抗变态反应、解毒、镇痛、解痉等药理作用。甘草水煎溶液能覆盖在发炎的咽部黏膜，缓和炎症对它的刺激，起到镇咳作用。甘草酸等能减低或吸附白喉毒素等多种毒性物质。甘草醇提取物及甘草次酸对金黄色葡萄球菌、结核分枝杆菌均有明显抑制作用。

桔梗味苦而辛，性平微凉。入肺、胃经。功能开宣肺气，祛痰排脓。主治外感咳嗽，咽喉肿痛，肺痈吐脓，胸满胁痛等病症。《名医别录》说桔梗："利五脏肠胃……除寒热、风痹……疗喉咽痛。"《药性论》说桔梗："主肺热气促嗽逆。"现代药理证实，桔梗有明显祛痰、促进呼吸道黏液分泌的作用，对絮状表皮癣菌有抑制作用。

【功效】用于慢性咽炎的治疗。

荸荠汁

【组成】荸荠 200 克。

【用法】去皮洗净切碎，放入榨汁机中榨成汁，饮汁即可，此为 1 次量，可长期坚持饮用。

【分析】中医认为，荸荠性寒，味甘，具有清热解毒、生津止渴、利湿化痰等功效，对金黄色葡萄球菌、大肠杆菌等病菌还有一定的抑制作用。

【功效】用于慢性咽炎，可清洁和湿润咽部，改善咽部环境，消除声音嘶哑、咽部发干发痒等症状。

桑葚

【组成】桑葚 30 粒。

【用法】洗净后放入口中含服，半小时内服完，服后暂不喝水。每日 3 次，3 天为 1 个疗程。一般服药 1~2 个疗程可使病情好转或痊愈。

【分析】桑葚为桑科植物桑树的果穗，性寒味甘，可入心、肝、肾三经，具有滋阴、润燥、补血之功效，对虚火上炎所致的慢性咽炎疗效显著。此含服法能使桑葚的有效成分直接作用于病变局部，从而有利于药效的充分发挥。

【功效】治疗慢性咽炎效果显著。

【注意】服食桑葚期间应停用其他中西药，并忌烟酒及煎炸之物。

十、鼻窦炎

清鼻丸

【组成】鱼腥草 2000 克，葛根 1500 克，酒黄芩 1500 克，大贝 1500 克，天花粉 1500 克，苍耳子 1500 克，龙胆草 1000 克，薄荷 750 克。

【用法】共为细面蜜丸，每丸 10 克重。每日 3 次，每次服 1 丸。小儿酌量。

【分析】鼻渊多由风寒湿热之邪侵袭，内传于肺，循经上扰，熏灼鼻窦肌膜所致。方中鱼腥草、黄芩、龙胆草清热解毒除湿；大贝宣肺化痰；天花粉清热润肺，消肿排脓；苍耳子、薄荷疏风通窍；葛根活血通窍，且引诸药上行。

【功效】清热，解毒消湿。主治慢性鼻窦炎。

重苍鼻渊汤

【组成】炒苍耳子 30 克，藿香 15 克，白芷 12 克，辛夷花 12 克，荆芥 10 克，炙麻黄 6 克，桔梗 18 克，丹皮 15 克，生石膏 15 克，连翘 20 克，玄参 20 克，桑白皮 20 克，甘草 10 克。

【用法】水煎服。

【分析】方中藿香、苍耳子、辛夷花芳香通窍，荆芥、白芷祛风止痛；石膏、连翘清热解毒；炙麻黄宣肺；桑白皮、桔梗排脓；玄参、丹皮凉血解毒，诸药合用，对慢性化脓性鼻窦炎有较好疗效。

【功效】芳香通窍，祛风散热。主治慢性鼻窦炎。

射干豆根汤

【组成】射干 30 克，山豆根 15 克，柴胡 6 克，辛夷 10 克，薄荷 10 克，山栀 10 克，细辛 3 克，甘草 5 克。脓涕多加败酱草 20 克；头痛剧烈者加白芷 10 克，葛根 20 克。

【用法】水煎服。15~20 剂为 1 个疗程。

【分析】重用射干高达 30 克以清肺热，开鼻窍，化痰湿，通鼻渊；用山豆根泻火解毒，消肿止痛。

【功效】清热解毒，泻火利湿，凉血消肿。主治慢性鼻旁窦炎。

冰连散

【组成】辛夷、黄连各 5 克，冰片

0.5 克。

【用法】共研细末，取少许吹鼻，每日 2~3 次。

【功效】辛温发散，芳香通窍。对于因鼻窦炎引起的头痛，止痛效果尤佳。

土茯苓治鼻窦炎

【组成】土茯苓 30 克，金银花 15 克。

【用法】水煎服，每日 1 剂，分 2 次服完。其药渣再复煎，药液外洗鼻部，一般连用 4 剂，诸症可消。

【功效】主治鼻窦炎。

清热消肿方

【组成】蒲公英 30 克，野菊花 12 克，黄芩 15 克，鱼腥草 15 克，败酱草 15 克，板蓝根 10 克，白芷 15 克，辛夷 15 克，苍耳子 10 克，蔓荆子 10 克，赤芍 10 克，川芎 6 克，桔梗 10 克，藁本 6 克，生甘草 3 克。

【用法】水煎服，每日 1 剂，每日 2 次服用。

【分析】本方重用蒲公英、野菊花、鱼腥草、败酱草、黄芩、板蓝根清热解毒，抗菌消炎；兼佐辛夷、苍耳子、白芷、桔梗、藁本、蔓荆子以祛风，排脓，止痛；因久病入血络，鼻黏膜呈慢性充血、肥厚，故加赤芍、川芎以活血消肿。

【功效】疏风清热，活血消肿。主治慢性鼻窦炎。

慢性鼻窦炎熏吸偏方

【组成】辛夷花、苍耳子、白芷、地龙、银花、连翘各15克，川芎、石菖蒲、皂角刺、桔梗各10克，黄芪20克，蝉蜕、甘草、薄荷各6克。

【用法】每日1剂，水煎，分3次服。煎好药汁后，倒入保温瓶中，盖上厚纸板（剪2个孔），用鼻孔对准纸孔，反复呼吸10分钟后，将药汁服下。7天为1个疗程。

【功效】主治慢性鼻窦炎，症见间歇性鼻塞，流浊涕，前额胀痛等。

吸烟方治疗鼻窦炎

【组成】玉米须、归尾各等量。

【用法】制成烟丝，取适量装入烟斗吸入，每次吸1~2烟斗，每日5次。

【功效】主治慢性鼻窦炎。

龙胆鼻渊方

【组成】龙胆草6克，黄芩10克，鱼腥草15克，夏枯草10克，菊花10克，生薏苡仁20克，白芷10克，苍耳子10克，桔梗10克，车前子10克，藿香10克。脓涕量多者，加银花20克、皂角刺10克；头痛明显者加柴胡、川芎、藁本。

【用法】水煎服。10剂为1个疗程。

【分析】方中龙胆草、黄芩、夏枯草、车前子、菊花、生薏苡仁、藿香清肝利胆，化湿排脓；白芷、苍耳子通利鼻窍；鱼腥草、银花、桔梗解毒排脓。现代药理实验证明，黄芩、鱼腥草、双花、夏枯草等对肺炎双球菌、链球菌、葡萄球菌等化脓性鼻窦炎常见的致病菌有明显的抑制作用。故本方对实证鼻窦炎有较好的疗效。

【功效】清利湿热，排脓通窍。主治鼻窦炎。

苍耳鼻窦炎方

【组成】苍耳子9~15克，黄芩9克，葛根9克，桔梗6克，蒲公英15克，车前草12克，白芷3克，生甘草6克。鼻息肉或鼻息肉样变加牡丹皮12克、羊蹄根9克；嗅觉减退加石菖蒲9克。

【用法】水煎服。

【分析】方中苍耳子、白芷通鼻窍为主；取葛根升发之性，引药上行；黄芩、蒲公英、桔梗、车前草清热利湿；甘草调和诸药。

【功效】清湿热，通鼻窍。主治慢性鼻窦炎。

萝卜大蒜治鼻窦炎

【组成】新鲜白萝卜、大蒜头各等份。

【用法】共捣烂取汁，每次1毫升，分早、晚2次滴入鼻孔内，7天为1个疗程，连用2~3疗程。

【功效】主治慢性鼻窦炎。

丝瓜藤治疗鼻窦炎

【组成】丝瓜藤 1 米。

【用法】切碎、晒干、焙焦、研细末，炼蜜为丸，每丸 6 克，口服每次 1 丸，每日 3 次。

【功效】主治慢性鼻窦炎。

青黛鼻旁窦炎

【组成】青黛 30 克，延胡索粉 15 克。

【用法】用酒调敷前额，纱布固定，每天晚上敷，2 周为 1 个疗程，连用 1~3 个疗程。

【分析】青黛具有清热解毒之功，延胡索具有行气止痛之效，两者标本兼治，且青黛入肺经，直达鼻渊之源，有清肺热之功。

【功效】主治鼻旁窦炎。

慢性鼻窦炎治疗偏方

【组成】莲子、薏米各 15 克，砂仁、茯苓、白术各 10 克，党参、甘草、山药各 20 克，桔梗 8 克。涕多加乌梅 15 克，诃子、苍耳子各 10 克；鼻塞较甚者加辛夷、苍耳子各 10 克，蝉蜕 6 克；喷嚏较多加僵蚕、苍耳子各 10 克，蝉蜕 6 克。

【用法】每日 1 剂，水煎，分 3 次服。15 天为 1 个疗程。

【功效】主治慢性鼻窦炎。

十一、鼻咽癌

无花果炖肉

【组成】鲜无花果 100 克（干品 30 克）、瘦猪肉 100 克。

【用法】分别洗净切块，同入锅中加入适量水和调料，煮至肉烂，喝汤吃肉。

【功效】治疗鼻咽癌放疗后口干咽痛，有健脾和胃、消肿解毒的作用。

石斛生地绿豆汤

【组成】石斛 10 克，生地 15 克用纱布包，绿豆 100 克。

【用法】加适量水煮至绿豆熟烂，取出药渣，加入适量冰糖及冲入花粉 10 克，分次服用。

【功效】具有清咽润喉，除痰散结，清热解毒，凉血生津等功效。适用于鼻咽癌流涕、流血、头痛，或放疗口干燥时，均可食。

【注意】脾胃虚寒者不宜食。

猪肉蜜膏

【组成】瘦猪肉 1000 克，蜂蜜 500 克。

【用法】将猪肉洗净，切成小块，加水适量，煮至猪肉熟烂，去渣后加入蜂蜜煮沸停火，待凉时装瓶备用。每次含咽 10 克，每日 3 次。

【功效】可滋阴生津、利咽润燥。

适用于鼻咽癌患者放疗后所致的口腔黏膜溃疡、吞咽困难、咽干舌燥、声音嘶哑等症。

山药莲子粥

【组成】山药 30 克，莲子（去心）30 克，薏米 30 克。

【用法】加水适量，慢火炖熟，加白糖少许，每日 1 次，连服 15 天。

【功效】治疗各期鼻咽癌属脾虚者，有健脾益气，清心安神之效。

开金锁

【组成】马勃 9 克（包煎），射干 15 克，开金锁、七叶一枝花各 30 克。

【用法】水煎服，每日 1 剂。

【功效】功能解毒利咽抗癌，适用于治疗鼻咽癌。

白花蛇甘草饮

【组成】白花蛇舌草 60 克，半枝莲 30 克，金果榄 9~12 克。

【用法】水煎服，每日 1 剂。

【功效】解毒抑癌，适用于鼻咽癌肺转移。

山苦瓜滴鼻

【组成】山苦瓜 10 克，甘油 20 克，75% 乙醇 25 克。

【用法】先将山苦瓜切碎，浸泡于乙醇中，添蒸馏水 50 毫升，搅匀后用纱布滤除药渣，加入甘油制成滴鼻剂，每日滴鼻 3~6 次。

【功效】功能解毒开窍，适用于鼻咽癌。

夏枯草海藻饮

【组成】夏枯草、海藻、礞石各 30 克，昆布、钩藤各 24 克，赤芍 15 克，蜂房、苍术各 12 克，桃仁、白芷、生南星（先煎）、制远志、菖蒲、地龙、蜈蚣、全蝎各 6 克。

【用法】先煎生南星 2 小时后，再放入其他药物共煎，每日 1 剂，分 2 次服。

【功效】清热解毒，养阴散结。适用于治疗鼻咽癌。

青蒿鳖甲水煎

【组成】青蒿、鳖甲各 10 克，秦艽 9 克，地骨皮、玄参、生地各 12 克，银花、天花粉各 15 克，丹皮 10 克，赤芍、白芍各 10 克，蝉衣、甘草各 6 克，灯草 1.5 克，鲜芦根 30 克，常山 10 克，黄芪 30 克。

【用法】水煎服，每日 1 剂。

【功效】功能养阴退热，适用于鼻咽癌化疗后低热。

山楂炖猪肉

【组成】瘦猪肉、山楂、面上柏各 50 克。

【用法】加水 1500 毫升，煮熟后吃

肉喝汤，每日 1 剂，连用 7 天为 1 个疗程，休息 3 天后再用，可服用 10 个疗程。

【功效】本方扶正抗癌，适用于治疗鼻咽癌。

地黄醋丸

【组成】地黄 18 克，郁金 9 克，巴豆 7.5 克。

【用法】各药共研细末，以醋注丸，如绿豆大小，每次 2 丸，2 小时 1 次，浓茶送下，服至吐泻停止。

【功效】本方攻毒抗癌，对治疗鼻咽癌有效。

蜈蚣地龙米醋液

【组成】蜈蚣 3 条，炮山甲、土元、地龙、田三七各 3 克。

【用法】将药焙干，共研细末，用米醋调成悬浊液服，每日 1 剂。

【功效】解毒抗癌，适应于治疗鼻咽癌。

陈葫芦灰

【组成】陈葫芦 250 克，麝香 30 克，冰片 30 克。

【用法】将葫芦炒灰存性、研末，再加入麝香、冰片混匀，把少许药粉吹入鼻咽部，每日数次。

【功效】开通鼻窍，适用于治疗鼻咽癌。

第十章

泌尿科

中华传统养生智慧

一、肾炎

冬瓜皮治疗肾炎

【组成】冬瓜皮、西瓜皮、白茅根各30克，玉蜀黍蕊20克，赤小豆150克。

【用法】水煎服，每天1剂，分3次服。

【分析】冬瓜皮利小便而消肿满，清暑热而解烦渴。

【功效】本方利水作用甚佳，可以作为治疗肾炎的辅助疗法，久服自有效验。

复方地肤子汤

【组成】地肤子20克，荆芥、苏叶各10克，连翘、桑白皮、瞿麦、黄柏、车前子各15克，蝉蜕10克。

【用法】水煎服，每日1剂，2次分服。

【分析】血尿重加重瞿麦用量；蛋白尿重加重苏叶、蝉蜕用量；尿中白细胞多加重连翘、黄柏用量；管形多加石韦。

【功效】主治急性肾炎。

玉米须

【组成】干燥玉米须（药店有售）50克。

【用法】加温水600毫升，用文火煎煮20~30分钟，约得300~400毫升药液，过滤后内服作1日量代茶饮，渴即饮之，不拘次数。

【分析】玉米须，又称棒子毛、玉蜀黍蕊，含有脂肪油、挥发油、树胶样物质、树脂、皂苷、生物碱、谷甾醇、维生素C、维生素K及多种有机酸等成分，具有利尿泄热、平肝利胆的功效。可增加氯化物的排出量，能促进肾功能的改善，使水肿消退或减轻，尿蛋白消失或减低。

【功效】主治慢性肾炎。

益肾解毒散

【组成】虎耳草适量。

【用法】虎耳草制成粗末，30克为1日量，冷水300毫升浸泡半小时后，煮沸离火，置温后过滤去渣服用，每日分数次服完，一般在5~24天内治愈。

【分析】虎耳草，别名金钱吊芙蓉、金丝荷叶、老虎草等，性寒、味辛、苦，有清热凉血，祛风解毒之功效，在外科、皮肤科等领域应用较广，一般用于治疗疔疮、中耳炎、荨麻疹等疾病，多有效验。

【功效】主治急性肾炎。

五汁饮

【组成】梨、鲜生地、藕、生甘蔗各500克。

【用法】上药切碎，以消毒纱布拧汁，分2~3次服完。

【分析】梨有清心润肺化痰之功效，

鲜生地有清热凉血的功能，藕可清热凉血，生甘蔗可助脾健胃。

【功效】适用于慢性肾功能不全病人有鼻出血者。

冬瓜鸡汤

【组成】泽泻、车前子各6克，茯苓、薏苡仁各9克，红枣5粒，冬瓜1块，鸡胸肉100克，香菇丁半杯，干贝3粒，胡萝卜丁半杯，竹笋丁半杯，盐1茶匙，生姜2片，米酒半匙。

【用法】把泽泻、茯苓、薏苡仁、车前子等中药材放入锅中，加入2杯清水，以小火熬煮至剩1杯量后，过滤取药汁备用；红枣去子切成细块，冬瓜、鸡胸肉切成块状，之后把干贝用热水泡软，然后用手撕成细丝。

另起一锅，放入冬瓜、鸡胸肉、竹笋丁、香菇丁、干贝、胡萝卜丁、生姜、红枣、药汁等，加入4杯清水，放入电饭锅内蒸熟，最后加入盐、米酒调味即可食用。

【功效】健脾益气、利水消肿。适合慢性肾炎引起的肢体水肿者食用。

茯苓鱼汤

【组成】茯苓15克，红枣15粒，鲤鱼1尾，冬瓜半斤，糖1小匙，生姜片6片。

【用法】茯苓、红枣去核后放入锅中，加入2杯清水，用小火熬煮至剩1杯量，过滤取药汁备用。鲤鱼去鳃、内脏后洗净，冬瓜去皮切块，接着把食材跟生姜一起放入锅中，加入药汁、糖、3杯清水，小火慢煮至鱼熟、瓜烂后即可食用。

【功效】健脾益气、利水消肿。适合慢性肾炎所引起的肢体水肿者食用。

芝麻核桃粉

【组成】黑芝麻、核桃仁各500克，大枣适量。

【用法】前2味共研细末，每次服20克，温开水送服，服后嚼食大枣数枚。每日3次，服完上料为1个疗程。有效时，再用几个疗程。

【功效】对肾炎蛋白尿有效。

党参田鸡汁

【组成】田鸡2只，党参15克，盐适量。

【用法】田鸡宰洗干净，去皮，斩件，装入小炖盅；入党参，加入沸水约1碗，小火炖1小时；食用前除去药渣，加盐调味。

【分析】党参味甘性平，可健脾补肺，益气补血，生津止渴。

【功效】党参与田鸡合炖，适用于慢性肾炎、身体瘦弱、食欲不佳、血虚面黄、中气不足、体倦乏力等病症。

【注意】孕妇忌服，空腹忌食用。

西瓜大蒜治疗肾炎

【组成】鲜西瓜1个，大蒜适量。

【用法】将西瓜皮挖出1个三角口，把去皮大蒜由开口处塞入瓜瓤内，然后再以切下的瓜皮盖平挖口。西瓜放锅内蒸熟，之后，食用西瓜瓤和大蒜。1日内分次吃完，连食1~2周。

【功效】治疗肾炎有特效。

鸭汁粥

【组成】鸭汤1000克，粳米50克。

【用法】粳米洗净。粳米、鸭汤（撇去浮油）放入锅内，用武火烧沸后，转用文火煮至熟即成。每日2次，早、晚餐服用。

【功效】益肺肾，消水肿，用于肺肾亏损，水肿等症。

黑大豆丸

【组成】黑大豆120克，山药、黄芪、苍术各60克。

【用法】共研成细末，用蜂蜜调和，做成丸药，每丸重约10克。

【分析】黑大豆一药，古人论述颇丰。除了《本草》记载它有补肾消肿利水、活血解毒之功效外，不少方书中也有大量记载。肾炎除脾肾亏虚之外，也与瘀、

热、毒有关。而黑大豆身兼数种功能，无疑是十分适用的。且其本身为优质蛋白，能补人体蛋白质丢失，故无论在治疗期间，还是在巩固疗效时期，均可服用，临床实践证明确有良好的疗效。

【功效】益气健脾，化瘀利水。主治面目下肢水肿、腰痛、慢性肾炎、蛋白尿。

芡实猪肚粥

【组成】芡实30克，猪肚500克，大米50克，调料适量。

【用法】将猪肚洗净，在开水锅中余5分钟；然后捞出来切成丝。换清水，把猪肚、大米、芡实同入锅煮粥，快熟时加入葱、姜、食盐、味精调味即可，分数次服食。

【功效】适用于肾盂肾炎，表现为面足浮肿、纳呆腹胀、神疲乏力、腰背酸软、头晕耳鸣。

车前草治隐匿性肾炎

【组成】新鲜车前草100克。

【用法】装入砂锅内，加水1500毫升，煎煮半小时，取汁，掺入适量红糖，代茶饮。儿童剂量减半，10~15天为1个疗程，一般1~2个疗程即可好转或痊愈。

【分析】车前草性味甘寒，有清热解毒利湿之功，治疗本病疗效确切。

【功效】主治隐匿性肾炎。

二、尿频

黄芪治老年人尿失禁

【组成】黄芪20克，党参、白术、补骨脂、覆盆子各15克。陈皮12克，当归、桑螵蛸、益智仁各10克，柴胡、升麻各9克，桂枝、甘草各6克。

【用法】水煎分3次服，每日1剂。

【功效】对老年人尿失禁有效。

鱼腥草外洗治疗尿频

【组成】干品10~30克（鲜品加倍）。

【用法】煎水坐浴。需要提醒的是，因鱼腥草含有挥发油，所以不宜久煎，水开即可。此方只适用于女士。

【分析】鱼腥草，因其叶中有一股浓烈的鱼腥气味而得名。它具有良好的清热解毒、广谱抗菌、消炎利湿作用，所以对细菌感染引起的尿频、尿痛等有一定疗效。

【功效】主治女性尿频。

陶氏柴葛解肌汤

【组成】柴胡10克，葛根10克，黄芩10克，白芍10克，桔梗5克，羌活10克，生石膏（先煎）30克，山药30克，麦冬10克，小通草5克。

【用法】每日1剂，水煎服。

【分析】方中葛根为阳明经之表药，既可升发脾胃清阳，又能散邪解肌，柴胡尤善解肌透少阳之邪热，二药合用，解肌透热，共为君药。羌活散太阳风寒，为臣药。黄芩石膏清泄里热，其中葛根配石膏，清透阳明之邪热；柴胡配黄芩，透解少阳之邪热，如此配合，三阳兼治，并治阳明为主；桔梗宣畅肺气以利解表；白芍敛阴养血，麦冬养阴生津，防止疏散太过而伤阴；患者反复出现同一症状，说明正气偏弱，加山药固护胃气，胃气生则生；小通草清热利尿，共为佐药。甘草调和诸药而为使药。

【功效】辛凉解肌，清泄里热。

芡实治夜尿频多

【组成】芡实、金樱子各15克，山茱萸10克。

【用法】水煎2次合并药液，分2次服用，每日1剂。

【分析】芡实系睡莲科植物芡的成熟种仁，性味甘、涩，平，归脾、肾经。能补脾止泻，固肾涩精，用麦麸炒制可增强其健脾作用。现代医学研究发现，本品含蛋白质、脂肪、碳水化合物、钙、磷、铁、核黄素、维生素C等营养成分，在治疗夜尿频多上，均获得了良好的效果。

【功效】主治夜尿频多。

韭菜粥

【组成】新鲜韭菜60克，大米100克。

【用法】韭菜洗净切段备用。先用适量水将大米100克煮成粥，然后放入切成段的韭菜、熟油、精盐同煮，熟后温热服食，每日2~3次。

【功效】有温补肾阳、固精之功效，可治疗肾阳虚、遗尿和尿频。

红枣姜汤

【组成】红枣30个洗净，干姜3片。

【用法】加适量水放入锅内用文火把枣、姜煮烂，加入红糖15克，1次服完。每日或隔日服1次，连服10次。

【功效】对尿频有较好的疗效。

茶树菇红枣

【组成】干茶菇20克，红枣5个。

【用法】干茶树菇温盐水泡发后洗净，红枣5个，加水煮后食用。隔天1次，连食2周。

【分析】树菇中含有的茶树菇多糖，红枣中含有的芦丁，都能够软化肾脏小动脉血管。另外，茶树菇中的多种活性提取物还能修复肾小管基底膜损伤，增加肾小管对尿液的重吸收能力。

【功效】主治夜尿多。

莲豆山药粥

【组成】莲子20克，扁豆20克，大米50克，山药片20克。

【用法】洗净后一同煮粥，快熟时加入山药片20克，至山药熟时即可。此为1日量，可分2次吃完。

【功效】适宜于老年人尿频、尿急、遗尿等。

竹叶车前草茶治疗尿频

【组成】车前草30克，竹叶适量。

【用法】水煎服。每天3次，每次1杯，喝时顺便加些冰糖。

【分析】车前草性味甘、寒，归肝、肾、肺、小肠经。有清热利尿，祛痰，凉血，解毒作用。用于水肿尿少，热淋涩痛，暑湿泻痢，痰热咳嗽，吐血衄血，痈肿疮毒。竹叶也是一味传统的清热解毒中药。据《中药大辞典》记载，淡竹叶可清热除烦，生津利尿，主治热病烦渴，小儿惊痫，咳逆吐血，面赤，小便短赤，口糜舌疮等。

【功效】适用于湿热引起的尿频。

【注意】本方仅适用于湿热引起的尿频，肾虚尿频者忌用。

凤尾草海带汤

【组成】凤尾草、海带各30克，油盐适量。

【用法】先将凤尾草洗净装入纱布袋内，海带泡发洗净切段，一同放入砂锅中，加清水 1000 毫升，小火炖至 300 毫升，去药袋，加油盐调味即成，饮汤吃海带。

【分析】凤尾草性味淡、微苦，有清热利湿、凉血止血、消肿解毒的功效；海带性味咸、寒，能软坚化痰、利水泄热，两药合用，对尿路感染有一定的缓解作用。

【功效】主治尿频、尿急、小便淋漓不尽。

【注意】服药期间多饮水，避免刺激性食物。脾胃虚寒蕴湿者忌服。

癃清汤方

【组成】白花蛇舌草、泽泻、车前子、败酱草、金银花、牡丹皮、赤芍、仙鹤草、黄连、黄柏各 10 克。

【用法】水煎服，每日 1 剂，2 次分服。

【分析】方中用白花蛇舌草、败酱草、金银花、黄连、黄柏清热解毒，用牡丹皮、赤芍凉血，用泽泻、车前子通淋，诸药合用，治热淋最为有效。

【功效】对尿频、尿急、尿痛、腰痛、小腹坠胀有效。

【注意】体虚胃寒者不宜服用。

白茅根治疗尿频尿急

【组成】土茯苓、白茅根各 20 克，金银花、淡竹叶各 6 克。

【用法】水煎，分 2 次服，每日 1 剂，同时多饮水。一般服用 1~2 天，尿急、尿频等症状即可缓解或消失。

【功效】对尿频尿急症状的缓解有效果。

老年尿频及遗尿偏方

【组成】蛤蚧（焙干细末兑药水服）、金樱子、巴戟天、肉苁蓉各 10 克，熟地、黄芪各 15 克，山茱萸、杜仲、党参、白术各 12 克，淮山药 20 克；五味子、肉桂各 6 克，炙甘草 5 克。

【用法】水煎成浓汁，3 日 1 剂，15 剂为 1 个疗程，连用 2~4 个疗程。

【分析】本方具有补肾阳、固肾精、缩泉止遗的作用，对卧床遗尿、夜尿次数频繁者（除尿路感染以及前列腺病变外）、单纯老年性尿频者疗效显著。

【功效】适用于老年夜尿频数偏阳虚者，伴腰腿酸痛、头昏眼花、记忆减退、耳鸣等症。

棉花子煮鸡蛋

【组成】生棉花子 10 克左右，鸡蛋 2 个。

【用法】生棉花子，清水洗净，不用炒熟。鸡蛋 2 个，与洗净的棉花子一起放入砂锅内，再加入清水适量，文火熬煮。待鸡蛋煮熟后，将蛋取出，去掉蛋壳，再将蛋放入锅内，煮 3 分钟左右即可。先将蛋取出，放在碗内或杯中，倒入"鸡蛋棉子汤"，再加入适量白糖，趁热用筷子把蛋弄碎，搅拌一会儿，吃蛋喝汤。每天吃 1 次，连续服用 15 天，即可见效。

【功效】此方对治疗老年人单纯的尿频尿急症有效。

鸡蛋银杏

【组成】银杏 3 个，鸡蛋 1 个。

【用法】银杏剥去硬壳，在鸡蛋一端打 1 个小口，塞入银杏果仁后，用纸封口。把鸡蛋放入锅中蒸熟后食用。每天 1 个鸡蛋，连服 7 天为 1 个疗程。

【分析】银杏又叫白果，其性味甘涩而平，有敛肺止咳、收涩止尿的功效。

【功效】适于疗老年人肾气不固所致的小便频多。

鸡肠饼

【组成】公鸡肠 1 具，面粉、食盐各适量。

【用法】把公鸡肠剪开，冲洗干净，焙干研成粉状，加面粉拌匀，再加清水、食盐和成面，醒半小时后做成饼。

【分析】鸡肠具有缩尿止遗的功效，与面粉做成饼经常食用，其治疗效果甚佳。

【功效】对老年人尿频、夜尿多治

疗效果甚佳。

三、尿潴留

指压法治疗产后尿潴留

【用法】让产妇蹲坐于便器上，操作者用左手扶在产妇的腰部，右手用拇指按压产妇关元穴（脐下 3 寸处），向后向下按压，由轻到重，同时嘱产妇将下腹部放松，屏气，用力解小便，直至小便解完后放松按压。

【功效】适用产后尿潴留。

鹌鹑杜仲汤

【组成】杜仲 10 克，枸杞子 30 克，鹌鹑 1 只。

【用法】将鹌鹑去毛，去内脏，与杜仲、枸杞子同入瓦锅中，加水适量，煮至鹌鹑烂熟，去药渣，或留枸杞子，下调料后吃。

【功效】具有补肝肾，益精血，助元阳的作用。适用于肝肾不足、阳亏精损所致的小便不畅、排尿无力等病症。

开塞露

【组成】开塞露适量。

【用法】患者采用膝胸位，自肛门将开塞露 50~80 毫升缓缓插入直肠至开塞露皮囊颈根部，用力将开塞露全部挤入肠内，然后拔出开塞露皮囊，用卫生纸按压肛门，以免流出，一般 5~10 分钟后排尿。

【分析】开塞露是一种轻度的刺激性泻药，可使肛门排气，通过刺激神经反射引起排便，直肠排空后，可减轻后尿道梗阻，使尿液顺利排出，同时反射性兴奋盆腔神经，引起膀胱括约肌松弛，加之排便时腹直肌和膈肌收缩，腹内压及膀胱内压增高，促进尿液排出。

【功效】可有效缓解尿潴留，促进排尿。

白胡椒敷脐

【组成】白胡椒 7 粒，葱白 7 段（每段 3 厘米长左右）。

【用法】捣烂成糊状，用纱布包好敷于脐部，外用胶布固定。

【分析】中医认为白胡椒温中散寒解表，属纯阳之物，入膀胱经、大肠经；葱白辛温解表，入肺经、膀胱经，二者能温经宣肺利水。脐部正中为神阙穴，属任脉，上通水分，下与会阴穴相通，敷脐能促排尿。

【功效】适用于因前列腺肥大、手术等造成的排尿不畅。

三豆饭

【组成】白扁豆、赤小豆、黑大豆各 100 克，粳米 500 克。

【用法】调水适量，煮成饭，可作主餐食用。

【功效】具有益气健脾，利水消肿的作用。适用于脾虚湿阻、水肿、小便不利等症的治疗。

阴阳熨脐法

【组成】葱白、生姜各 500 克。

【用法】切碎捣烂成糊状，分成 2 份，分别装入纱布袋中，进行冷热阴阳法脐疗。先取 1 袋放于患者肚脐上，上面加敷热水袋，热熨 10 分钟后换上另 1 袋，再用冷水袋敷 10 分钟。如此交替几次，有一定的效果。

【分析】中医理论认为，尿潴留是由于肾与膀胱气化功能失常，影响了三焦水道的通畅，水液运行发生障碍所致。本法中葱白、生姜气味辛温发散，有利水通便之功，加用热水熨，为阳法，能升能散；再用冷水熨，为阴法，能降能收。如此阴阳交替，透脐而入，升降有度，使肾与膀胱气化功能恢复正常，三焦水道通畅，小便自然通利。

【功效】对尿潴留有一定的作用。

热敷腰骶治排尿不畅

【组成】小茴香和大粒粗盐各 100 克。

【用法】在锅内炒至 80℃，装入布袋趁热敷贴于腰骶部。每次 20 分钟。用时需注意，要在布袋外包层毛巾，以免烫伤皮肤。

【分析】腰骶部被古人视为精气会聚之处，可壮精补气、培补下元。中医认为，热敷腰骶部可以通经络、调气血、温煦下焦。小茴香及粗盐入肾经，有理气散寒的功效，对前列腺增生症引起的尿等待、尿滴沥、尿线细有效。

【功效】对前列腺增生症引起的尿等待、尿滴沥、尿线细有效。

益智仁山药粥

【组成】益智仁 10 克，粳米 80 克，莲子肉 20 克。

【用法】益智仁水煎取其清汁，加入糯米和莲子肉，共煮粥，粥将熟时，加入鲜山药 20 克，再煎数沸。食粥，每日 1 剂。

【分析】益智仁、山药和莲子益脾、强肾、缩小便，治疗老人夜尿增多有很好疗效。

【功效】治疗老人夜尿增多有很好疗效。

四、尿路感染

生荠菜茶治乳糜尿

【组成】生荠菜 250 克。

【用法】水煎代茶频饮，每日 1 剂。

【功效】有清热利湿，分清降浊的功效。适用于治疗尿路感染。

人参茶

【组成】人参 3~5 克。

【用法】人参切薄片，放入保温杯中，沸水冲泡，盖焖 30 分钟，代茶频饮。

【分析】人参有大补元气，补益肺脾，宁心益智之效。据现代药理研究表明，人参既能提高人体的免疫力，又能抗疲劳，兴奋神经，降低血糖，促进蛋白质和核酸的合成，还能加强心肌收缩力，抑制癌细胞的生长。此方适宜于气虚兼尿路感染。

【功效】适用于防治尿路感染。

豆芽汁

【组成】绿豆芽 500 克，白糖适量。

【用法】将绿豆芽洗净，捣烂，用纱布压挤取汁，加白糖代茶饮服。

【功效】可治尿路感染、尿赤、尿频、淋浊等症。

马齿苋水煎

【组成】马齿苋（干品）120~150 克（鲜品 300 克），红糖 90 克。

【用法】若鲜品则洗净切碎和红糖一起，煎煮半小时后，去渣取汁约 400 毫升，趁热服下，服完药睡觉，盖被出汗。干品则加水浸泡 2 小时后再服。每日 3 次，每次 1 剂。

【分析】马齿苋是一种常见的野菜，也是一味中药。中医认为，马齿苋具有清热利湿、解毒消炎、止渴利尿的作用。用鲜马齿苋煎水服用，可以治疗细菌性尿道炎。

【功效】食疗可用于治疗泌尿系统感染。

【注意】糖尿病患者不宜服。

冬瓜绿豆汤

【组成】新鲜冬瓜500克，绿豆50克，白糖适量。

【用法】煮汤饮服。

【功效】既能清热利尿，又能防暑降温。是防治尿路感染的最佳饮料。

绿豆粥

【组成】绿豆50克，粳米50克，白糖适量。

【用法】将绿豆和粳米分别淘洗干净，锅内加适量水，先把绿豆下锅煮15分钟，再加入粳米继续。熬煮至烂，食用时加入白糖即可。此为1日量，分早、晚2次服完。天热时可置于冰箱当冷饮频食，当日喝完。

【功效】对尿路感染引起的尿频、尿痛、尿急有一定的预防和治疗作用。

玉米须车前饮

【组成】玉米须50克，车前子15克，生甘草9克。

【用法】车前子用纱布包好，与玉米须、生甘草一起放置于砂锅内，加适量清水煎半小时即可，此为1日剂量，分3次服用。

【功效】对急慢性尿道炎、膀胱炎及湿热引起的小便不利等症有良好的疗效。

【注意】孕妇忌服。

凉茶方

【组成】二花15克，蒲公英15克，石韦15克，竹叶10克，甘草6克。伴有手脚心发热的阴虚症状者，可加生地15克，丹皮12克；腰痛加杞果15克；尿常规检查有少量白细胞者，加黄柏12克、鱼腥草30克。

【用法】每次抓一大把，放在保温杯里，开水浸泡20分钟后频服。需要注意的是，预防尿路感染还要多喝水（每天不少于2000毫升），勤排尿。

【功效】治疗尿路感染。

马齿苋汁

【组成】鲜马齿苋300克，红糖90克。

【用法】马齿苋洗净切碎，和红糖一起放入砂锅内加水煎，水量以高于药面为度，煎沸半小时后去渣取汁约400毫升，睡前服下，盖被出汗。每日服3次，每次煎1剂。

【功效】此方用于治疗急性尿路感染。

双草粉

【组成】鲜金钱草全草 60~90 克，鲜车前草 30~60 克，滑石粉 30 克。

【用法】将上药装入容器内，加水浸过药后，煎取 250~300 毫升药液，分 2~3 次服，每日 1 剂。可加白糖少许调服。

【功效】此方用于急性尿路感染。小儿酌情减量。

益母草饮

【组成】鲜益母草 24 克。

【用法】加水平药面，浓煎成 600~800 毫升药液，每日 1 剂，分 3~4 次服。忌盐及油腻、辛燥饮食。

【分析】益母草，味辛，苦，性微。进入心、肝、膀胱经。药用部分为唇形科植物益母草的全草。具有活血、祛瘀、调经、消水的功效。

清热，凉血，解毒——《本草求原》。

【功效】此方用于治疗急性肾盂肾炎。儿童用量酌减。

鱼腥草炖猪肉

【组成】鱼腥草 60 克，猪瘦肉适量。

【用法】二者加水同炖，每天 1 剂，连服 1~2 周。

【功效】此方用于慢性膀胱炎。

猪骨头龙葵汤

【组成】鲜龙葵根 60 克，猪骨头 60 克。

【用法】加水 1000 毫升，文火煎至 500 毫升，分 2 次口服，每日 1 剂。

【分析】龙葵根，苦微甘，寒，无毒——《本草纲目》。药用部分为茄科植物龙葵的根。夏、秋季采挖，鲜用或晒干。主治痢疾、淋浊、白带、跌打损伤、痈疽肿毒。

龙葵根与木通、胡荽煎汤服，通利小便——《本草图经》。

【功效】此方用于治疗膀胱炎。

当归贝母苦参丸

【组成】当归 15 克，川贝母 9 克，苦参 15 克，木通、甘草梢、竹叶、生地各 9 克。

【用法】水煎服，每日 1 剂，每日服 2 次。

【分析】方用当归、生地行瘀凉血；竹叶、甘草梢清火缓痛以治尿道之痛；川贝母消肿散结；苦参、木通清利湿热、解毒消炎。诸药合用，共奏燥湿散结、活血散瘀、解毒消肿之功。

【功效】燥湿散结，活血散瘀，解毒消肿。主治膀胱炎（湿热型）症见少腹急痛，按之痛甚，尿急、尿频、尿液混浊、甚则尿血。

化瘀止血汤

【组成】桃仁、红花各10克，怀牛膝15克，川芎、柴胡各10克，赤芍、白芍各15克，枳壳10克，东北人参15克（另煎兑入），五味子10克，天门冬、麦门冬、玄参各15克，生地30克。

【用法】每日1剂，水煎服，每日服2次。

【分析】方中东北人参大补元气，使气旺统血有权；桃仁、红花、川芎活血化瘀；赤芍、白芍、玄参、生地凉血止血；枳壳、柴胡调畅气机；天冬、麦冬、五味子、怀牛膝滋补肝肾之阴，使活血不伤阴。诸药合用，共奏益气化瘀、凉血止血之功。

【功效】益气化瘀，凉血止血。主治慢性尿路感染，尿血属气虚失摄者。

荔枝草合剂

【组成】荔枝草、六月雪、车前草各30克。

【用法】水煎服，每日1剂，每日服2次。

【功效】适用于急慢性尿路感染，有时也用于前列腺炎及慢性肾炎湿热型。

柿饼灯心草汤

【组成】柿饼2个，灯心草6克，白糖适量。

【用法】煎汤饮食。

【功效】有清热利尿，通淋止血之功效。可治尿道炎、膀胱炎及血尿患者。

绿豆车前草汤

【组成】绿豆60克，赤小豆30克，车前草、白糖各适量。

【用法】加水煮服。

【功效】清热解毒，利尿通淋。

加味正八散

【组成】木通、车前子（包）、扁蓄、大黄各9克，滑石15克（包），甘草梢、瞿麦、栀子各9克，柴胡30克，五味子9克，黄柏15克。

【用法】每日1剂，水煎服，每日服2次。

【分析】方中木通、车前子，扁蓄、瞿麦、栀子、甘草梢、滑石清利湿热；大黄清热解毒，排大便、利小便，又能凉血止血；柴胡入肝经，善治尿路感染；五味子养阴护胃；黄柏入下焦。诸药合用，共奏利尿通淋之功。

【功效】利水通淋。主治尿路感染属湿热者。

蒲公英地丁绿豆汤

【组成】蒲公英30克，紫花地丁30克，绿豆60克。

【用法】将蒲公英、紫花地丁洗净切碎，入锅中加水煎煮，去渣取汁1大碗，同绿豆炖烂即成。吃豆饮汤，每日1剂，连用5~7日。

【功效】此汤有清热解毒、消炎利尿之功效。适用于湿热下注而致热淋（急性肾盂肾炎、膀胱炎、尿道炎）、尿血等病症。

五、泌尿系统结石

玉米须车前子水煎

【组成】玉米须50克，车前子20克（布包），生甘草10克。

【用法】加水500毫升，煎后去渣温服，每日3次。

【功效】主治泌尿系统结石。

威灵仙白茅根汤

【组成】威灵仙、白茅根各30克。

【用法】每日1剂，水煎分3次服。一般服药6~8剂即能见效。

【功效】主治肾结石、输尿管结石、膀胱结石，中医辨证属下焦湿热型，症见尿色黄赤混浊，舌红，苔黄厚腻，脉滑数。

甜胡桃仁

【组成】胡桃仁500克，菜油500克，冰糖500克。

【用法】先将菜油500克倒入锅内，用文火烧热，再将碎至米粒大小的核桃仁500克与冰糖500克一起倒入锅内，搅拌均匀后食用。每天早、晚各服1次，连服3个疗程便可治愈。

【分析】核桃性温，味甘，无毒，有健胃补血之功效。食用核桃仁对肾虚引起的肾结石或失眠有治疗作用。《海上集验方》载："治石淋，胡桃肉一斤、细米煮浆粥一升，相和顿服。"据临床观察，对于泌尿系各部之结石，一般在服药后数小时即能一次或多次排石，结石较服药前缩小、变软，或分解于尿液中而使尿成乳白色。因此，认为本品可能有溶石作用。

【功效】对治疗肾结石有很好的效果。

补肾消石汤

【组成】金钱草30克，石韦、王不留行、鸡内金各10克，续断、杜仲、滑石、牛膝各15克，琥珀3克（冲服）。

【用法】水煎服，每日1剂，20日为1个疗程。

【功效】有清热利尿、行气活血之

功效。适用于有腰部酸痛、周身乏力、排尿不畅、血尿等症状的肾结石患者。

温阳利水汤

【组成】肉桂、吴茱萸各3克，补骨脂、续断各9克，泽泻、车前草各30克。

【用法】水煎2次，去渣取汁，分2次服用，每日1剂，15天为1个疗程。

【功效】具有温阳、利水、排石之功效。适用于腰部冷痛、肢寒畏冷、排尿无力的肾结石患者。

柠檬汁水

【组成】柠檬水适量。

【用法】每天取120毫升柠檬汁，以柠檬汁比水2：1的比例兑水饮用，效果良好。柠檬汁稀释后味道更好，尿液量也会大大增加。

【分析】柠檬酸盐不但能绑定尿液中的钙，防止钙沉积形成结石，还能防止更多结石的形成。柠檬酸盐可以用不同方式获取，但在柠檬中含量格外丰富。对药物不耐受的患者来说，饮用柠檬汁最好。

【功效】对预防肾结石有很好的效果。

空心菜荸荠汁

【组成】空心菜300克，荸荠200克。

【用法】将空心菜洗净，切碎；荸荠洗净，打碎；二物共捣烂绞汁，调入蜂蜜适量服用。每日1次。

【功效】主治湿热型肾结石，症见腰痛、少腹痛、发热、尿频、尿急、尿痛、血尿或脓尿。

豆芽泡芹菜

【组成】绿豆芽50克，芹菜30克。

【用法】将芹菜切碎，与绿豆芽一同用开水冲泡1~2分钟，后调味食用。饭前吃，每日1~2次。

【功效】主治气结型肾炎，症见腰痛、少腹痛、神疲乏力、血尿。

鸡内金

【组成】鸡内金适量。

【用法】鸡内金炒黄研为细末，每次5克，每日3次，淡盐水300~400毫升送服。

【功效】主治泌尿系统结石。

利尿排石汤

【组成】金钱草30克，海金沙、生地各18克，石韦、冬葵子、茯苓各15克，竹叶、木通、鸡内金各9克，车前子、泽泻、王不留行各12克，甘草3克。

【用法】上药加水1800毫升，水煎取汁900毫升，分3次服。连服2剂后，停药3日，再服，如是者，可服8~32剂。病急者，宜连服5剂，方可停药。

【分析】方中金钱草、海金沙利尿

排石为君；石韦、冬葵子、车前子、泽泻、木通、茯苓、竹叶清热利尿助之为臣；鸡内金化石，王不留行活血为佐；甘草调和诸药为使。

【功效】治疗尿路结石效果满意。

温肾排石汤

【组成】淫羊藿 30~60 克，巴戟天 15 克，金钱草 20 克，海金砂（包）20 克，石韦 15 克，鸡内金 15 克，瞿麦 20 克，益母草 15 克，白茅根 30 克，威灵仙 30 克，牛膝 15 克，生甘草 6 克。

【用法】每日 1 剂，水煎，分 3 次服。

【分析】结石滞遏久之，肾阳虚疲，非温阳重剂难以振奋。淫羊藿亦名淫羊藿，《本草纲目》载："淫羊藿味甘、气香、性温不寒，能益精气，温肾阳，得酒效增。"故是方以淫羊藿、巴戟天补肾温阳培本为主，并配以大剂量通淋化瘀排石之金钱草、海金沙、石韦、瞿麦、白茅根诸药，补泻并施，使元气充盛，淋石通排畅达，遂祛邪一举外出。

【功效】温肾排石，化瘀通淋。主治泌尿系（肾、输尿管、膀胱）结石。尤对双肾合并输尿管结石属肾阳虚亏者，有确切疗效。

四金五草汤

【组成】金钱草、益母草、车前草、石见穿各 30 克，海金沙、鸡内金、旱莲草、金银花、滑石各 15 克，川牛膝、泽泻、元胡、丹皮、山栀、甘草各 10 克。

【用法】水煎服，每日 3 次，每次 300 毫升。

【分析】方中金钱草、益母草、车前草、金银花、山栀、甘草清热利湿；旱莲草、丹皮、川牛膝、元胡活血止痛；石见穿、海金沙、鸡内金、滑石、泽泻利尿溶石，共奏清热除湿，利尿溶石之功，可使结石溶解变小，不致对身体有所影响。

【功效】清热除湿，活血溶石。主治泌尿系统结石。

治肾结石绞痛方

【组成】乌药 50 克，茅根 150 克。

【用法】水煎，代茶饮，15 天为 1 个疗程。

【功效】行气止痛，利尿排石，治肾结石，腰部绞痛反复发作，尿血，脉弦者。

鸡内金粥

【组成】粳米、赤豆各 50 克，鸡内金 20 克。

【用法】鸡内金研粉。粳米、赤豆加水煮粥，熟时拌入鸡内金粉，加适量白糖。每日 2 次食用。

【功效】适用于泌尿系统结石。

玉米须金钱草排石汤

【组成】玉米须 50 克，海金沙 30 克，金钱草 50 克，车前草 60 克。

【用法】水煎服，每日 1 次。

【功效】尿路结石。症见尿中夹有砂石，尿道热涩疼痛，轻微腰痛。

胡桃仁溶石散

【组成】胡桃仁 120 克，冰糖 120 克，香油 120 克。

【用法】将胡桃仁用香油炸酥，捞出，然后用冰糖共研细，再以香油调为糊状，此为 1 剂，早晚 2 次分服。连服 3 日。

【功效】适用于膀胱结石。

排石荸荠内金茶

【组成】荸荠 120 克，鸡内金 15 克。

【用法】煎汤，取汁。代茶饮。

【分析】本茶能清热利湿，消坚涤石，对患有泌尿系结石的病人很适宜，且取材方便，疗效可靠。

【功效】尿路结石，湿热型。症见尿中有时挟有砂石，尿色黄赤混浊；小便艰涩灼痛，时或突然阻塞，尿意窘迫，尿道刺痛，或觉腹痛腰痛难忍，甚或尿中带有血等症。

排石止血虎杖贴

【组成】虎杖根 100 克，乳香 15 克，琥珀 10 克，麝香 10 克。

【用法】取鲜虎杖根（干品粉碎亦可）和诸药混合，捣如膏。取药膏如枣大数块，分别贴于神阙、膀胱俞、肾俞等穴，用胶布密封。每日换药 1 次。

【功效】尿路结石。症见小便排出砂石或溺血。

清热祛淤葱盐排石贴

【组成】生葱白 3~5 茎，生白盐少许。

【用法】二药混合，捣融如膏。取药膏如枣大一块，放胶布中间，贴敷穴位，每日换药 1 次。

【功效】尿路结石。症见尿中挟有砂石，尿色黄赤混浊，尿时突然中断，剧痛难忍，小便刺痛，或腰腹剧痛，或尿时阴茎如抽，尿中带血，苔白滑腻，脉沉或弦。

尿路结石汤

【组成】海金沙 15 克，金钱草 15 克，车前子 10 克，木通 6 克，茯苓 10 克，陈皮 10 克，青皮 10 克，滑石 12 克，琥珀末 3 克。

【用法】水煎服，每日 1 剂，每日服 2 次。

【功效】利湿化瘀，散结通阻，补肾益气。

降石汤

【组成】降香 3 克，石韦 10 克，滑石 10 克，鱼脑石 10 克，金钱草 30 克，海金砂 10 克（包），鸡内金 10 克，冬葵子 10 克，川牛膝 10 克，甘草梢 3 克。

【用法】水煎服，每日 1 剂，每日服 2 次。

【分析】石韦，性味苦甘，凉。入肺、膀胱经。药用部分为水龙骨科植物石韦、庐山石韦、毡毛石韦、有柄石韦、北京石韦或西南石韦的叶。春、夏、秋均可采收，除去根茎及须根，晒干。具备利水通淋，清肺泄热等功效。可用于淋痛，尿血，尿路结石，肾炎，崩漏，痢疾，肺热咳嗽，慢性气管炎，金疮，痈疽等的治疗。

【功效】清热利湿，排石通淋。

昆海排石汤

【组成】昆布 18 克，海藻 18 克，红花 9 克，桃仁 12 克，柴胡 12 克，白芍 24 克，枳实 9 克，海金砂 12 克，冬葵 12 克，滑石 15 克，大黄 9 克，鸡内金 6 克，琥珀 6 克，甘草 3 克。

【用法】水煎服，每日 1 剂，每日服 3 次。

【功效】通淋利湿，活血祛瘀，软坚散结，溶石排石。

四六利湿汤

【组成】党参 12 克，茯苓 9 克，生地 9 克，泽泻 9 克，牛膝 9 克，茵陈 9 克，白术 9 克，知母 9 克，菟丝子 12 克，白茅根 12 克，甘草 3 克。

【用法】水煎服，每日 1 剂，每日服 2 次。

【功效】益气滋阴，清热利湿。

八角金盘汤

【组成】八角金盘（研吞）5 克，琥珀（吞）5 克，益母草 15 克，冬葵子 10 克，滑石 10 克，芦根 30 克，赤小豆 30 克，陈皮 5 克，甘草 5 克。

【用法】水煎服，每日 1 剂，每日服 2 次。

【功效】利湿化痰，活血消瘀，清热解毒，缓急止痛。

化石饮

【组成】石韦 25 克，王不留行 50 克，滑石 30 克，泽泻 15 克，车前子 15 克，沉香 15 克，丹参 20 克，海金沙 20 克，牛膝 20 克。

【用法】每日 1 剂，水煎，分 2 次服。

【功效】适用于尿石症。

排石汤

【组成】制鳖甲 9~30 克，夏枯草 9~15 克，白芷 9~15 克，苍术 9~15 克，生薏米 15~30 克，金钱草 30~60 克，海金沙 9 克。

【用法】每日 1 剂，水煎 2 次分服。

【功效】适用于泌尿系结石因石体较大或不规则不宜施排石治疗者。

六、糖尿病

枸杞子粥

【组成】枸杞子 15~20 克，粳米 50 克，白糖适量。

【用法】将上 3 味放入砂锅内，加水 500 毫升，用文火烧至沸腾，待米开花，汤稠时，停火焖 5 分钟即成。每日早、晚温服，可长期服用。

【功效】滋补肝肾，益精明目。适用于糖尿病以及肝肾阴虚所致的头晕目眩、视力减退、腰膝酸软、阳痿、遗精等。

玉竹粥

【组成】玉竹 15~20 克（鲜品用 30~60 克）粳米 100 克，冰糖少许。

【用法】先将新鲜肥玉竹洗净，去掉根须，切碎煎取浓汁后去渣，或用干玉竹煎汤去渣，入粳米，加水适量煮为稀粥，粥成后放入冰糖，稍煮 1~2 沸即成。每日 2 次，5~7 天为 1 个疗程。

【分析】玉竹，味甘，微寒，性平。归肺；胃经。药用部分为百合科植物玉竹的根茎。需秋季采挖，洗净，晒至柔软后，反复揉搓，晾晒至无硬心，晒干，或蒸透后，揉至半透明，晒干，切厚片或段用。玉竹具有滋阴润肺、养胃生津的功效。主治燥咳，热病阴液耗伤之咽干口渴，内热消渴，阴虚外感，头昏眩晕，筋脉挛痛。

治肺胃燥热，津液枯涸，口渴嗌干等症，而胃火炽盛，燥渴消谷，多食易饥者，尤有捷效——《本草正义》。

【功效】滋阴润肺，生津止渴。适用于糖尿病或高热病后的烦渴、口干舌燥、阴虚低热不退；并可用于各种类型的心脏病、心功能不全的辅助食疗。

山药炖猪肚

【组成】猪肚、山药各适量。

【用法】将猪肚煮熟，再入山药同炖至烂。稍加盐调味，空腹食用，每日 1 次。

【功效】滋养肺肾。适用于糖尿病多尿。

竹笋米粥

【组成】鲜竹笋 1 个，粳米 100 克。

【用法】将鲜竹笋脱皮切片，与粳米同煮成粥。每日服 2 次。

【功效】清肺除热，兼能利湿。适用于糖尿病及久泻、久痢、脱肛等症。

枸杞叶粥

【组成】鲜枸杞叶 100 克，糯米 50 克，白糖适量。

【用法】取鲜枸杞叶洗净加水 300 克，煮至 200 克时去叶，入糯米、白糖，再加水 300 克煮成稀粥。早晚餐温热食。因效力较弱，需长期服用，方可奏效。

【功效】补虚益精，清热明目。适用于糖尿病以及虚劳发热、头晕目眩、夜盲症。

土茯苓猪骨汤

【组成】猪脊骨 500 克，土茯苓 50~100 克。

【用法】猪脊骨加水适量熬成 3 碗。去骨及浮油，入土茯苓，再煎至 2 碗即成。分 2 次服完。每日 1 服。

【功效】健脾利湿，补阴益髓。适用于治疗糖尿病。

玉泉丸

【组成】甘葛粉 150 克，天花粉 150 克，麦冬 60 克，生地 50 克，五味子 30 克，甘草 25 克，小麦 60 克。

【用法】将上药（除甘葛粉）共研成细末，过 100 目筛，另将甘葛粉加水适量熬成糊，调入上述药末，做成药丸，晾干，贮瓶备用。每日 3 次，每次 6-9 克，开水送服。

【功效】适用于糖尿病，烦渴多饮，多食体瘦，小便频数，口干舌燥，大便干结等。

猪肚粥

【组成】雄猪肚 1 具，粳米 100 克，豆豉、葱、椒、各适量。

【用法】先将猪肚洗净，煮取浓汤，去肚，入粳米煮煮粥，再下豉、葱、椒、姜等调料。任意食用。

【功效】补中气，健脾胃。可治糖尿病。

猪脊羹

【组成】猪脊骨 1 具，红枣 150 克，莲子（去心）100 克，木香 3 克，甘草 10 克。

【用法】猪脊骨洗净剁碎，木香、甘草 2 味以纱布包扎，然后与红枣、莲子同放锅中，加水适量，小火炖煮 4 小时。分顿食用，以喝汤为主，并可吃肉、枣和莲子。

【功效】补阴益髓，清热生津。适用于治疗糖尿病。

清蒸茶鲫鱼

【组成】鲫鱼 500 克，绿茶适量。

【用法】将鲫鱼去鳃、内脏，留下鱼鳞，腹内装满绿茶，放盘中，上蒸锅清蒸熟透即可。每日 1 次，淡食鱼肉。

【功效】补虚，止消渴。适用于糖尿病口渴多饮不止以及热病伤阴。

双皮粉

【组成】西瓜皮、冬瓜皮各 15 克，天花粉 12 克。

【用法】水煎。每日2次，每次半杯。

【功效】适用于糖尿病口渴、尿浊症。

西瓜子粥

【组成】西瓜子50克，粳米30克。

【用法】先将西瓜子和水捣烂，水煎去渣取汁，后入米作粥。任意食用。

【功效】糖尿病肺热津伤证。

黑豆粥

【组成】黑豆30克，黄精30克，蜂蜜10克。

【用法】把黑豆、黄精洗净，去杂质，一起入锅中，加入清水1500毫升。浸泡10分钟，再用小火慢炖2小时，离火后加入蜂蜜搅匀即可。每日1剂，当点心食用，每日服2次，每次1小瓶，喝汤吃豆。

【功效】适用于糖尿病。

第十一章

肝胆科

中华传统养生智慧

一、肝炎

甘露清毒丹

【组成】茵陈30克,滑石20克,通草6克,石菖蒲、黄芩、栀子、藿香、白蔻仁、枳壳各10克,土茯苓、白花蛇舌草、板蓝根各25克,甘草8克。

【用法】每日1剂,水煎温服,并配合西医支持疗法。

【功效】清热解毒,利湿退黄。

甘草茶

【组成】甘草20克。

【用法】兑水1升左右,用开水浸泡。

【分析】甘草里含有甘草酸等有效成分,有保肝作用,并通过改变细胞膜通透性阻止病毒进入肝细胞,达到抗病毒的作用。

【功效】既能当日常解暑的饮料,又能养肝护肝。

山楂神仙粥

【组成】山楂粉20克,神曲15克,粳米50克,白糖适量。

【用法】将上述前3种材料一起入锅,加适量清水熬煮至粳米熟烂,调入白糖即成,可随意服用。

【功效】此方具有疏肝理气、活血化瘀、降血脂的功效。适用于肝炎合并脂肪肝的患者。

垂盆草粥

【组成】垂盆草30克,粳米60克。

【用法】将垂盆草、粳米入锅,加适量清水熬煮至粳米熟烂即成,可随意服用。

【功效】此方具有清热解毒、降酶、利湿的功效。适用慢性肝炎患者和乙肝、丙肝病毒携带者。慢性肝炎患者和乙肝、丙肝病毒携带者若出现病情反复发作,逐渐加重的情况也可选用此方。

栀子粥

【组成】栀子仁3~5克,粳米50~100克。

【用法】将栀子仁碾成细末,同时煮粳米为稀粥。待粥将成时,调入栀子末稍煮即成。每日2次,2~3天为1个疗程。

【功效】清热泻火,适用于黄疸型肝炎、胆囊炎以及目赤肿痛、急性结膜炎等。

【注意】不宜久服多食,平素大便泄泻者忌用。

蒲公英粥

【组成】蒲公英40~60克(鲜品60~90克)粳米50~100克。

【用法】取干蒲公英或鲜蒲公英(带根)洗净、切碎、煎取药汁、去渣、入粳米同煮为稀粥，以稀薄为好。每日 2~3 次，稍温服，3~5 天为 1 个疗程。

【功效】清热解毒、消肿散结，适用于肝炎、胆囊炎及急性乳腺炎、急性扁桃体炎、尿路感染、急性结膜炎等。

木瓜子茶

【组成】木瓜子 15 粒。

【用法】水煎 2 分钟后去子代茶饮用，每次 200 毫升。午饭后 2 小时饮用效果最佳，连饮 2 周。

【分析】木瓜子中所含的木瓜酚、齐墩果酸等是保肝护肝类药物的主要成分，具有保肝护肝、抗炎抑菌、降脂等功效，可有效预防肝细胞脂变及坏死，防止肝细胞肿胀和气球样变。另外，木瓜子中含有多种氨基酸及大量维生素 C，能够清除氧自由基、增加肝细胞的抵抗力，促进肝细胞再生和肝糖原合成，从而促进受损肝脏的修复。

【功效】木瓜子茶对保护肝脏、增强肝功能大有帮助。

女贞子鸡内金粉

【组成】女贞子 20 克，川楝子、枸杞子各 15 克，菟丝子、蛇床子各 12 克，郁金、茵陈各 9 克，鸡内金（研粉冲服）、炙鳖甲（研粉冲服）各 6 克。

【用法】每日 1 剂，水煎，分 3 次服。

【功效】滋补肝肾、疏肝活血。主治慢性肝炎之肝肾阴亏、肝郁血瘀型，症见全身乏力，食欲欠佳，手足心热，盗汗，头昏目涩，腰膝酸软。

茯苓粥

【组成】茯苓粉 30 克，粳米 100 克，红枣 20 枚。

【用法】先将红枣文火煮烂，连汤放入粳米粥内，加茯苓粉再煮沸即成。每日服 2 次，可酌加红糖。

【功效】健脾补中、利水渗湿、安神养心，适用于慢性肝炎脾胃虚弱、腹泻、烦躁失眠等症。

佛手柑饮

【组成】佛手柑 15 克，白糖适量。

【用法】佛手柑、白糖泡茶，或将佛手柑与粳米煮粥，常食效果相同。每日服数次。

【功效】醒脾开胃、疏肝理气，适用于黄疸肝炎肝胃气滞之脘胁胀痛者。

【注意】阴虚五心烦热者不宜食用。

茵陈郁金饮

【组成】茵陈 150 克，郁金 75 克，甘草 15 克。

【用法】共研细末，加蜜，制成每丸 1.5 克的药丸。周岁至周岁半每天 2 次，每次取半丸；周岁半至 2 岁每天 1 次，每次服半丸；2岁以上每天2次，每次服1丸。

【分析】本方取茵陈、郁金2味利胆退黄之品，调以甘草，对于一般邪热不甚亢盛之肝炎，尤其于无黄疸型肝炎颇为简单实用，临床疗效可予肯定。

【功效】清除湿热，利胆消炎。主治小儿急性传染性肝炎。

板蓝清肝茶方

【组成】板蓝根30克，茵陈15克，炒黄柏9克。

【用法】上方药量加大15倍，研为粗末。每次用50~60克，放入保温瓶中，冲入沸水泡闷15~20分钟后，代茶频饮。每日1剂，连服7~10天。

【分析】板蓝根性味苦寒，清热解毒，凉血止血。《辽宁常用中草药手册》说它："治肝炎，腮腺炎"。本方以板蓝根为主清热解毒，佐以茵陈利湿退黄，黄柏苦寒燥湿泄降，针对传染性肝炎湿热蕴结的病机。现代研究表明：板蓝根含靛甙、谷甾醇、靛红、板蓝根结晶（乙、丙、丁）等，具有抗病毒及解毒等作用。本方苦寒太过，故易伤阴耗气，碍脾伤胃。

【功效】清热解毒，祛湿退黄。主治传染性肝炎，症见恶寒发热，倦怠乏力，身目黄染，食欲缺乏，小便短赤如浓茶，舌红苔厚腻，脉滑数。

【注意】溃疡病者宜食后饮用。

肝炎合剂

【组成】茵陈18克，黄芩9克，焦山栀9克，龙胆草9克，郁金9克，板蓝根12克，云苓12克，鳖甲12克，夏枯草10克，丹皮10克，车前子30克，大黄5克，甘草5克。

【用法】水煎服。以上为5岁患儿剂量，其他年龄适当增减。10剂为1个疗程。

【分析】本方中茵陈、栀子、黄芩、板蓝根、夏枯草可清热解毒，增加抗毒能力；车前子、云苓利尿除湿热；郁金、鳖甲、丹皮活血化瘀，大黄、龙胆草清热解毒，泻肝胆淤滞，加速胆汁的排泄。

【功效】清热解毒。利湿，活血化瘀。主治小儿黄疸型肝炎。

二、乙肝

疏肝健脾汤

【组成】柴胡、枳壳、川芎、香附各12克，郁金、太子参、茯苓各15克，陈皮、半夏各12克，白术、黄芩各15克。

【用法】水煎服，每日1剂，每日2次。

【功效】疏肝理气，健脾和胃。主治乙型肝炎。

疏肝解毒汤

【组成】白芍15克，当归12克，

柴胡、茯苓、板蓝根、败酱草各 15 克，茵陈 30 克，川楝子 12 克，金银花、蒲公英各 15 克，甘草 6 克，生姜 10 克，红枣 5 枚。

【用法】每日 1 剂，水煎服，每日服 2 次。

【功效】疏肝健脾，清热解毒。主治乙型肝炎。

活血解毒清热方

【组成】虎杖 500 克，露蜂房、紫草、龙胆草、槟榔各 100 克。

【用法】蜂房蒸后微火烤干，与其他药共研极细末，过 100 目筛，制成蜜丸。成人每次服 10 克，每日服 3~4 次（儿童酌减），用适口饮料，或以茵陈、板蓝根、连翘煎水送服。也可同时吞服明矾 0.2 克，贝母粉 1 克。

【功效】活血，解毒，利湿，清热。主治乙型肝炎。

治乙肝纤维化方

【组成】黄芪、枸杞子、丹参各 30 克，制黄精、制首乌、炙鳖甲各 15 克，当归 12 克，地鳖虫 9 克，柴胡 10 克，虎杖根 24 克。舌质红绛、阴亏甚者，加生地、石斛各 15 克；黄疸明显者，加茵陈、鸡骨草各 30 克；腹胀者，加大腹皮、枳壳各 15 克。

【用法】每日 1 剂，水煎分 3 次服。3 个月为 1 个疗程，连用 2 个疗程。

【功效】主治慢性乙型肝炎肝纤维化。

茵陈粥

【组成】茵陈 8 克，大枣 10 克，白矾 0.3 克，粳米 30 克，食糖适量。

【用法】将茵陈和白矾一起入锅，加水煎煮 25 分钟，滤去药渣，与淘洗干净的粳米、大枣一同煮粥，加食糖调味。

【功效】每日 1 剂，分早、晚 2 次食用，连服 7 日。

谷糠灵芝粉

【组成】谷糠（微炒）、山楂（干品）、灵芝各 100 克。

【用法】共研细末，每次 6 克，每日 1~2 次。

【功效】可治疗乙型肝炎引起的多种消化系统不适症状，症见食欲不振、恶心呕吐、乏力等，有的患者还会出现黄疸、肝区疼痛、上腹胀满等。亦可用于肝炎的恢复期。

三、脂肪肝

丹参陈皮膏

【组成】丹参 100 克，陈皮 30 克，蜂蜜 100 毫升。

【用法】丹参、陈皮加水煎，去渣取浓汁加蜂蜜收膏。每次 20 毫升，每日 2 次。

【分析】丹参，味苦，微寒，无毒——《本经》，入心、肝经。药用部分为丹参植株的干燥根及根茎。丹参在临床上广泛地用于治疗慢性肝病、慢性肾功能不全、小儿病毒性心肌炎、脉管炎、硬皮病、流行性出血热、过敏性紫癜、精神分裂症、肺炎、血管性头痛、鼻炎等。

【功效】活血化瘀、行气祛痰。适用于气滞血瘀型脂肪肝。

佛手香橼汤

【组成】佛手、香橼各 6 克，白糖适量。

【用法】佛手、香橼加水煎，去渣取汁加白糖调匀，每日 2 次。

【分析】香橼，性味辛、苦、酸、温，入肝、肺、脾经。药用部分为香橼植株的成熟果实干制品。该品辛能行散，苦能疏泄，入肝经而能疏理肝气而止痛。治肝郁胸胁胀痛，常配柴胡、郁金、佛手等同用。该品功同佛手，但效力较逊。

平肝舒郁，理肺气，通经利水，治腰脚气——《本草再新》。

【功效】疏肝解郁、理气化痰。适用于肝郁气滞型脂肪肝。

丹参山楂蜜饮

【组成】丹参、山楂各 15 克，檀香 9 克，炙甘草 3 克，蜂蜜 30 毫升。

【用法】丹参、山楂各 15 克，檀香 9 克，炙甘草 3 克加水煎，去渣取汁加蜂蜜，再煎几沸，每日 2 次。

【功效】活血化瘀、疏肝健脾。适用于瘀血阻络型脂肪肝。

陈皮二红饮

【组成】陈皮、红花各 6 克，红枣 5 枚。

【用法】水煎，取汁代茶饮。

【分析】红花，味辛、性温，入心、肝经——《中国大百科全书》。药用部分为菊科植物红花的筒状花冠。主产于河南、湖北、四川、云南、浙江等地。

红花气香行散，入血分具有活血通经，祛瘀止痛的功效。

【功效】活血化瘀、行气化痰。适用于气滞血瘀型脂肪肝。

何首乌粥

【组成】何首乌 20 克，粳米 50 克，大枣 2 枚。

【用法】将何首乌洗净晒干，打碎备用，再将粳米、红枣加清水 600 毫升，放入锅内煮成稀粥，兑入何首乌末搅匀，文火煮数沸，早晨空腹温热服食。

【功效】适用于脂肪肝。

赤小豆鲤鱼汤

【组成】赤小豆 150 克，鲤鱼 1 条（约

500克），玫瑰花6克。

【用法】将鲤鱼活杀去肠杂，与余2味加水适量，共煮至烂熟。去花调味，分2~3次服食。

【功效】适用于营养不良性脂肪肝。

菠菜蛋汤

【组成】菠菜200克，鸡蛋2只。

【用法】将菠菜洗净，入锅内煸炒，加水适量，煮沸后，打入鸡蛋，加盐、味精调味，佐餐。

【功效】适用于脂肪肝。

灵芝河蚌煮冰糖

【组成】灵芝20克，蚌肉250克，冰糖60克。

【用法】将河蚌去壳取肉，用清水洗净待用。灵芝入砂锅加水煎煮约1小时，取浓汁加入蚌肉再煮，放入冰糖，待溶化即成，饮汤吃肉。

【功效】适用于脂肪肝。

兔肉煨山药

【组成】兔肉500克，怀山药50克，盐少许。

【用法】将兔肉洗净切块，与怀山药共煮，沸后改用文火煨，直至烂熟，饮汤吃肉。

【功效】适用于脂肪肝。

红花山楂橘皮茶

【组成】红花10克，山楂50克，橘皮12克。

【用法】水煎取汁，每日1剂，分数次当茶饮。

【功效】适用于脂肪肝。

金归楂橘茶

【组成】郁金、当归各12克，山楂、橘皮各25克。

【用法】将原料混合，加水同煎取汁代茶饮，每日1剂，分2~3次内服。

【功效】适用于脂肪肝。

三花茶

【组成】玫瑰花、代代花、茉莉花各20克。

【用法】三花加水煎取药汁，或沸水冲泡代茶饮，每日1剂。

【功效】适用于脂肪肝。

脊骨海带汤

【组成】海带丝、动物脊骨各适量，调料少许。

【用法】将海带丝洗净，先蒸一下；将动物脊骨炖汤，汤开后去浮沫，投入海带丝炖烂，加盐、醋、味精、胡椒粉等调料即可。食海带，饮汤。

【分析】海带含有丰富的牛磺酸，可降压降脂、防治胆结石、预防动脉粥样硬化，保护肝脏及动脉血管。海带中不含脂肪，对高脂血症、肥胖症、脂肪肝等具有一定的疗效和预防作用。

【功效】对脂肪肝有一定食疗作用。

玉米须煮赤豆汤

【组成】玉米须60克，冬葵子15克，赤小豆100克，白糖适量。

【用法】将玉米须、冬葵子煎水取汁，入赤小豆煮成汤，加白糖调味。分2次饮服，吃豆，饮汤。

【分析】玉米须，性平，味甘淡，无毒，归膀胱、肝、胆经——《四川中药志》。药用部分为禾本科植物玉蜀黍的花柱。玉米须可以利尿，泄热，平肝，利胆。适用于治肾炎水肿，脚气，黄疸肝炎，高血压，胆囊炎，胆结石，糖尿病，吐血衄血，鼻渊，乳痈。

玉米须为利尿药，对肾脏病、水肿性疾病、糖尿病等有效。又为胆囊炎、胆石症、肝炎性黄疸等的有效药——《现代实用中药》。

【功效】泄热通淋，平肝利胆。

白术枣汤

【组成】白术、车前草、郁金各12克，大枣120克。

【用法】将白术、车前草、郁金用纱布包好，加水与枣共煮，尽可能使枣吸干药液，去渣食枣。

【功效】适用于脂肪肝。

乌梅粥

【组成】乌梅20克，粳米150克。

【用法】将乌梅中加水煮沸15分钟，取汁，将粳米放入乌梅汁中，先用旺火烧沸，再改用小火熬煮成粥，加入冰糖食用，每周2次。

【分析】乌梅中含有丰富的齐墩果酸和熊果酸，可修复肝脏组织，降低谷丙转氨酶，提高肝胆转运能力，排出堆积的脂肪颗粒。

【功效】适用于脂肪肝。

海带汤

【组成】海带50克、绞股蓝50克、泽泻20克、决明子20克、生山楂30克。

【用法】将所有材料放在一起加水煎煮即可，每天1剂，连续服用3~6个月。

【功效】适用于脂肪肝。

四、肝硬化

桃仁红花粥

【组成】桃仁（去皮尖）15克，红花6克，粳米50克。

【用法】将上述药物一起入锅，加500毫升清水熬煮至粳米熟烂即成，可随意服用。

【功效】此方具有活血化瘀的功效。适用肝炎合并早期肝硬化患者，症见早期肝硬化。

山药桂圆炖甲鱼

【组成】山药 30 克，桂圆肉 20 克，甲鱼 1 只（约重 500 克）。

【用法】先将甲鱼宰杀，洗净去内脏，连甲带肉加适量水，与山药片、桂圆肉清炖，至炖熟。食用时，吃肉喝汤。

【功效】滋阴潜阳、散结消、补阴虚、清血热，适用于肝硬化、慢性肝炎、肝脾肿大患者。

消症丸

【组成】庶虫 100 克，炮山甲 100 克，水蛭 75 克，大黄 50 克。

【用法】共研为末，水泛为丸，每服 5 克。每日服 2~3 次，温开水送服。

【分析】黄疸重者加用茵陈 50 克、赤芍 50 克，煎水送服本丸，小便少者加玉米须 50 克、琥珀 10 克水煎服；大便秘结者加牵牛子 15 克、商陆 10 克，水煎服；有出血倾向者，停服本丸，改服云南白药，血止后，休息 1 周，继服本丸；血常规检查白细胞、血小板减少者加来参芪膏；血清总蛋白低或白蛋白与球蛋白比例倒置者加黄芪、黄精、山药，煎水送服本丸。

【功效】破血逐瘀散结。主治早期肝硬化。

金钱草砂仁鱼

【组成】金钱草、车前草各 60 克，砂仁 10 克，鲤鱼 1 条（约 500 克），精盐、味精、姜各适量。

【用法】鲤鱼去鳞、鳃及内脏，洗净，同上述 3 味加水入锅，上火煮；武火沸开，移用文火；至鲤鱼熟烂后加入精盐、味精、姜片调好，调匀即成。食鲤鱼肉，饮汤。分 2~3 次食。

【功效】利胆除湿、补脾利水。适用于水湿停滞型肝硬化。

活肝汤

【组成】金钱草 30 克，茯苓 30 克，炮山甲 10 克，泽兰 10 克，大腹皮 12 克，丹参 15 克，山药 15 克，泽泻 15 克，黄芪 15 克。

【用法】水煎服。

【分析】脾虚湿重者加苍术、厚朴、薏苡仁；肝郁气滞者去黄芪加四逆散或柴胡疏肝散；气滞血瘀者去黄芪、山药，加三棱 12 克、莪术 12 克、鳖甲 30 克、桃仁 12 克；脾肾阳虚者合附子理中汤；阴虚湿热者合实脾饮；水气搏结者合中满分消饮。

【功效】疏肝理气，除湿散满，利水消肿。主治肝硬化属气滞湿阻者。

黑鱼赤豆汤

【组成】黑鱼1条（约500克），赤小豆100克，葱花、姜末、精盐、料酒、味精各适量。

【用法】赤小豆洗净，放入温开水中浸泡1小时；黑鱼除鳞、鳃及内脏，洗净，入锅，加水足量，先用武火煮沸，烹入料酒，加葱花、姜末，缓缓加入浸泡的赤小豆，改用文火煮1.5小时；待黑鱼肉、赤小豆熟烂时，加少许精盐、味精，拌和均匀即成。佐餐当菜，随意服食，当日吃完。

【功效】补益肝肾、健脾益气。适用于各型肝硬化。

桃红四物汤合五苓散

【组成】柴胡、当归、桃仁、五灵脂、炮山甲、炙地鳖虫各10克，丹参、白茅根、大腹皮各20克，茯苓、白术各15克。

【用法】水煎服，每日1剂。

【功效】祛瘀通络，活血利水。主治瘀血阻络型肝硬化。

胃苓汤

【组成】苍术、厚朴、泽泻、陈皮、木香、柴胡各10克，云苓、白术各15克，车前子30克。

【用法】水煎服，每日1剂。

【功效】运脾利湿，理气行水。主治水湿内阻型肝硬化，属肝硬化失代偿期腹水轻症，症见腹胀如鼓，按之坚满，或如蛙腹，两胁胀痛，胸闷纳呆。

三甲复肝丸

【组成】炙鳖甲150克，炮甲珠150克，龟板150克，阿胶150克，淮山药150克，当归150克，生黄芪150克，薏苡米150克，茯苓150克，鸡内金100克，沉香75克。

【用法】上药研末，白蜜适量为丸，每丸重9克，每日服2丸，用汤药送下。

【功效】补气益血填精，清热利水活血。主治肝炎后肝硬化，酒精中毒性肝硬化，血吸虫性肝硬化。

瓜蒂治疗肝腹水

【组成】带柄的南瓜蒂适量（柄的长度为5厘米左右）。

【用法】将南瓜柄置于瓦片上焙略焦，研成粉末，装瓶备用。焙的时间不宜太长，否则会影响疗效。每日3次，每次0.5克，温开水调服，可加少许糖调味。20天为1个疗程。

【功效】主治各种原因引起的腹水，如肝硬化、血吸虫晚期等。

五、胆囊炎

乌梅内金调蜂蜜

【组成】鸡内金100克，乌梅肉30

克，蜂蜜 25 克。

【用法】鸡内金、乌梅肉共研细末，以蜂蜜调匀即可服用。

【功效】温胆生津——《随息居饮食谱》。

双花连翘汤

【组成】金银花 60 克，连翘 15 克，薏苡仁 30 克。

【用法】金银花、连翘水煎去渣取汁，与薏苡仁共煮成粥。调入白糖适量食用。

【功效】金银花，性寒，味甘，入肺、心、胃经，具有清热解毒、抗炎、补虚疗风的功效，主治胀满下疾、温病发热、热毒痈疡和肿瘤等症。同时，金银花茶有独特的减肥功能，还能抑制与杀灭咽喉部的病原菌，对老人和儿童有抗感染功效。所以，经常服用金银花浸泡或煎剂有利于风火目赤、咽喉肿痛、肥胖症、肝热证和肝热型高血压的治疗与康复。

金钱败酱陈皮茶

【组成】金钱草 30 克，败酱草 30 克，陈皮 15 克。

【用法】上 3 味水煎至 500 毫升去渣。加白糖适量代茶饮用。

【分析】金钱草甘咸微寒，入肝、胆、肾、膀胱经，功能利胆排石，清热解毒；败酱草辛苦微寒，能清热解毒化消炎，

配茵陈消炎利胆。此茶有排石利胆消炎作用，经临床多次验证，效果良好。

【功效】须多服方见疗效，慢性胆囊炎患者可经常用之。

茵陈赤豆粥

【组成】茵陈 20 克，赤小豆 30 克，薏苡仁 10 克。

【用法】茵陈水煎去渣取药液备用。赤小豆加水煮烂。加入薏苡仁及茵陈药液，至薏苡仁烂熟即成。食用时可加入白糖少许。

【分析】茵陈，性味苦、辛，微寒，归脾、胃、肝、胆经。

【功效】消炎利胆。

丹参田鸡汤

【组成】丹参 30 克，大枣 10 克，田鸡 250 克。

【用法】将丹参布包，大枣去核，田鸡去皮洗净。加水同炖至田鸡熟后，去药包，加入食盐、味精等调服，每日 1 剂。

【功效】疏肝理气。

金币竹叶粥

【组成】金币草 30 克，竹叶 10 克，大米 50 克，白糖适量。

【用法】将金币草、竹叶择净，放入锅中，加清水适量，浸泡 5~10 分钟后。水煎取汁，加大米煮粥，待熟时，调入

白糖，再煮 2 沸即成。每日 1 剂。

【功效】疏肝泄热，行气止痛。

山楂三七粥

【组成】山楂 10 克，三七 3 克，大米 50 克，蜂蜜适量。

【用法】将三七研为细末，先取山楂、大米煮粥，待沸时调入三七、蜂蜜，煮至粥熟服食，每日 1 剂，早餐服食。

【功效】活血化瘀，理气止痛。

无花果木耳红枣煲瘦肉

【组成】猪瘦肉 250 克，无花果 60 克，红枣 5 枚，黑木耳 15 克，调料适量。

【用法】将猪肉洗净、切片；大枣去核；黑木耳发开洗净，与无花果等同放锅中，加清水适量煮沸后，调入葱、姜、椒、盐等。待熟后，味精调服，每日 1 剂。

【功效】活血化瘀，理气止痛。

桃仁墨鱼

【组成】桃仁 6 克，当归 10 克，墨鱼 1 条，调味品适量。

【用法】将墨鱼去头、骨，洗净，切丝，桃仁、当归布包，加水同煮沸后去浮沫。文火煮至墨鱼熟透，去药包，调味服食。

【功效】活血化瘀，理气止痛。

小麦秆饮

【组成】鲜嫩小麦秆 100 克（采取春天已灌浆，尚未成熟的小麦），白糖少许。

【用法】麦秆加水煮半小时左右，加白糖使之微甜，代茶饮，每次半小碗，每日 3 次。

【功效】消炎利胆，适用于胆囊炎。

西瓜酪

【组成】红瓤西瓜 14 克，冻粉 1.5 克，白糖 60 克，香蕉油 1 滴，清水 90 克。

【用法】西瓜瓤去掉种子、切碎，挤出西瓜汁，冻粉切成寸段，在瓜汁中加白糖 15 克，放入冻粉煮化，搅均匀，凉透，凝结成冻，即为西瓜酪。清水加入剩余白糖烧开，凉透，加上香蕉油，把西瓜酪割成小块，在盘子四周浇上糖水即成。

【功效】清热解毒，利胆降压，适用于胆囊炎，胆石症。

化瘀养肝蜜

【组成】山楂 250 克，丹参 500 克，枸杞子 250 克，蜂蜜 1000 克，冰糖 60 克。

【用法】先将前 3 味药浸泡 2 小时后煎成药液，再把蜜、糖兑入药液内，以微火煮沸 30 分钟，待至蜜汁与药液融合而呈黏稠时离火，冷却后盛入容器内密封保存。

【功效】活血化瘀，疏肝止痛。

黑豆川芎粥

【组成】黑豆 25 克，川芎 10 克，粳米 50 克，红糖 20 克。

【用法】川芎水煎去渣，先加黑豆煮熟，再入粳米同煮为粥，放入红糖即成。作早晚餐服食。

【功效】活血化瘀，行气止痛。

蒲公英汤

【组成】蒲公英 100 克。

【用法】采鲜蒲公英全草 100 克，水煎服，连续服多日。

【功效】用于慢性胆囊炎恢复期，急性、亚急性胆囊炎之辅助疗效。

溪黄草泥鳅汤

【组成】溪黄草 30 克，泥鳅 250 克，生姜 4 片。

【用法】泥鳅活杀，用开水洗去黏液及血水，与溪黄草、生姜一起入锅，加清水适量，武火煮沸后文火煮 1~2 小时，调味即可。隔日 1 次，饮汤食泥鳅。

【功效】清利湿热。

六、肝癌

枸杞甲鱼

【组成】枸杞 30 克，甲鱼 150 克。

【用法】将枸杞、甲鱼共蒸至熟烂即可，枸杞与甲鱼汤均可食用。每周 1 次，不宜多食，尤其是消化不良者及失眠者不宜食。

【功效】滋阴、清热、散结、凉血，能够提高机体免疫功能。

【注意】忌饮白酒、辣椒、母猪肉、韭菜、肥肉、油煎炸、坚硬的食物及刺激性调味品。

天仙藤茴香末

【组成】天仙藤 30 克，乳香、没药、醋元胡、吴茱萸、干姜各 6 克，小茴香 15 克。

【用法】共研细末，每服 9 克，好酒服。

【功效】散寒，活血止痛，适用于肝癌。

翠衣番茄豆腐汤

【组成】西瓜翠衣 30 克，番茄 50 克，豆腐 150 克。

【用法】将西瓜翠衣、番茄和豆腐全部切成细丝做汤食。经常食用。

【功效】具有健脾消食，清热解毒，利尿利湿等功效。

【分析】虚寒体弱者不宜多服。

制鳖甲治肝癌

【组成】制鳖甲 30 克，炮山甲、桃仁、广木香、青皮、郁金、白芍各 12 克，红花 6 克。

【用法】每日 1 剂，水煎服。

【功效】活血化瘀，软坚散结，适

用于肝癌。

芡实炖肉

【组成】芡实 30 克，猪瘦肉 100 克。

【用法】一起放砂锅中，加水适量，炖熟后吃肉喝汤。

【功效】经常食用可泻火、祛痰、通便，有腹水者可用此方。

没药人参

【组成】麝香、牛黄各 3 克，乳香、没药各 30 克，熊胆 3 克，三七粉、人参各 30 克。

【用法】共研细末，黄米浆为丸，绿豆大，每次 1 克，每日 3 次。

【功效】行气化痰，化瘀散结，适用于肝癌。

川石斛

【组成】川石斛、竹茹、佛手各 9 克，绿萼梅 6 克，生熟谷芽、北沙参各 12 克，芦根 30 克。

【用法】每日 1 剂，水煎服。

【功效】滋阴和胃，降逆止呕，适用于肝癌，阴虚呕逆。

茵陈白花蛇舌草

【组成】茵陈 30 克，黄柏、栀子各 10 克，猪苓 30 克，泽泻 12 克，水红花子、丹参各 30 克，莪术 10 克，白花蛇舌草 30 克。

【用法】每日 1 剂，水煎服。

【功效】清热化湿，解毒化瘀，适用于湿热瘀毒型肝癌。

木鳖子外敷

【组成】木鳖子去壳 3 克，独头蒜、雄黄各 1.5 克。

【用法】杵为膏，入醋少许，蜡纸贴患处。

【功效】散血清热，除痛消痞，适用于肝癌疼痛。

第十二章

消化科

中华传统养生智慧

一、胃炎

柚子茶

【组成】老柚子皮 15 克，茶叶 10 克，生姜 2 片。

【用法】水煎服。

【分析】柚子营养价值很高，含有丰富的蛋白质、有机酸、维生素以及钙、磷、镁、钠等人体必需的元素，这是其他水果所难以比拟的。中医认为，柚肉甘酸，性寒无毒，具有润肺清肠、补血健脾等功效。鲜柚肉中含有类似胰岛素的成分，有降血糖功效，极有益于糖尿病、心血管病患者，能治食少、口淡、消化不良等症，常食有帮助消化、除痰止渴、理气散结的作用。

【功效】治疗急性肠胃炎。

石榴皮蜜

【组成】鲜石榴皮 100 克，蜜糖 300 克。

【用法】石榴皮水煮，至黏，入糖煮沸即可，每次 1 勺，开水冲化服。

【分析】石榴皮，酸涩，温，有毒。入大肠、肺、肾经。

石榴皮为石榴科植物石榴的果皮。秋季石榴果实成熟，顶端开裂时采摘，除去种子及隔瓤，切瓣晒干，或微火烘干。干燥的果皮呈不规则形或半圆形的碎片状，厚 2~3 毫米。外表面暗红色或棕红色，粗糙，具白色小凸点；顶端具残存的宿萼；基部有果柄。内面鲜黄色或棕黄色，并有隆起呈网状的果蒂残痕。质脆而坚，易折断。气微弱，味涩。以皮厚实、色红褐者为佳。石榴皮多含鞣质，当它们与黏膜、创面等接触后，能沉淀或凝固局部的蛋白质，使在表面形成较为致密的保护层，有助于局部创面愈合或保护局部免受刺激。

【功效】急性肠胃炎。

韭菜生姜奶

【组成】韭菜 25 克，生姜 25 克，牛奶 250 毫升。

【用法】捣烂，取汁，兑奶煮沸，趁热服。

【功效】慢性肠胃炎。

梅连平胃汤

【组成】乌梅 15 克，黄连 10 克，秦皮 30 克，苍术 10 克，厚朴 10 克，陈皮 10 克，炙甘草 5 克，生姜 10 克，大枣 5 枚。

【用法】每天 1 剂，煎 2 遍，和匀，每日 3 次，分服。

【功效】理气和中，调和脾胃。

龙眼核

【组成】龙眼核（即桂圆核适量）。

【用法】将龙眼核焙干研成细粉。每次 25 克，每日 2 次，白开水送服。

【分析】龙眼核其味微苦、涩、平，内用于胃痛、疝气痛；外用治外伤出血，用于止血止痛、烧烫伤、刀伤出血等。龙眼核为无患子科植物龙眼的种子。

【功效】补脾和胃。治急性胃肠炎。

老萝卜肉

【组成】老萝卜干若干，瘦肉 100 克。

【用法】每餐煮饭时，切 3~4 片（约一两左右）陈年萝卜干，洗净蒸瘦肉，瘦肉约 2 两，放少许水，吃饭时吃，持之以恒。

【功效】适用于慢性胃炎。

金橘饮

【组成】金橘 200 克，白蔻仁 20 克，白糖适量。

【用法】金橘加水，用中火烧 5 分钟，再加入白蔻仁、白糖，用小火略煮片刻即可。温饮。

【分析】金橘，《本草纲目》称其"酸、温、甘、无毒"；"主治下气快膈，止渴解酲，解臭，皮尤佳"；"疗呕哕反胃嘈杂、时吐清水，痰痞，痰疟，大肠闭塞，妇人乳痈"。《中国药物植物图鉴》称金橘能治"胸脘痞闷作痛"。现代药理分析认为，金橘皮中含有挥发性芳香油，其成分为柠檬萜、橙皮甙、脂肪酸，对消化有缓和的刺激作用，有助于消化。金橘对妇女经前乳房胀痛，早期急性乳腺炎的疗效极为显著。

【功效】疏肝解郁，调和脾胃。

猪肚猴头菇莲肉红枣汤

【组成】猪肚 1 只，猴头菇 100 克，莲肉 30 克，红枣 10 枚。

【用法】将洗净的猪肚在高压锅里煮 10 分钟，捞起后用清水洗净泡沫，切成条状。同时用温水泡发猴头菇，莲子去皮、心，红枣去核，将 4 物放入砂锅，加黄酒、酱油、糖适量，烧开后加水，再用文火炖至猪肚酥烂，佐餐食用。

【分析】猴头菇是治疗消化系统疾病和抑制胃痛的良药。它含有丰富的营养物质，如蛋白质、脂肪、铁、磷、钙、胡萝卜素、碳水化合物、热量等，还含有 16 种天然氨基酸，其中有 7 种为人体所必需。猴头菇中含硫量非常高。硫是人体不可或缺的重要营养元素。进入人体的硫经过一系列代谢过程，绝大部分最终成为无机硫酸盐、硫酸酯及中性硫进入血液循环，功效之一就是健脾益胃，增进食欲，增加胃黏膜屏障机能，对各种慢性胃炎均有较好的治疗作用。

【功效】益气养血，利五脏，助消化。

紫花苦菜汤

【组成】紫花苦菜15克。

【用法】紫花苦菜洗1遍（1遍即可），放入锅（一般锅即可），加水约1000毫升；煮开后多煮5分钟左右，然后去渣，剩余汤入暖瓶或容器置于冰箱保存；饮用紫花苦菜汤时，必须温服。每次50~100毫升，每天3次，先把红糖放入杯内，把烧好的紫花苦菜汤倒入杯中充分搅拌，待温时喝下，红糖加2~3勺。饭后30分钟服。

【功效】清热解毒，解胃酸。

二绿茶

【组成】绿萼梅6克，绿茶6克。

【用法】绿萼梅和绿茶，沸水冲泡5分钟即可。

【分析】绿萼梅，别名白梅花，绿梅花，或白梅绿梅。梅花的一种，为乔木蔷薇科植物，药用部分为干燥花蕾，呈圆球形，直径4~8毫米，基部常带有小梗。苞片3~4层，褐色鳞片状。苞片内有萼片5枚，淡黄褐色，微带绿色，卵圆形，覆瓦状排列，基部与花托愈合。绿萼梅花色洁白，香味极浓，有"花中君子"的美称。它性平，最大特点就是能够理气，调理脾胃，但不会伤阴，非常难得。

【功效】疏肝理气，和胃止痛。

丁香姜糖

【组成】白砂糖50克，生姜末30克，丁香粉5克，香油适量。

【用法】白砂糖加少许水，放入砂锅，文火熬化，加生姜末、丁香粉调匀，继续熬至挑起不粘手为度。另备一大搪瓷盆，涂以香油，将熬的糖倒入摊平。稍冷后趁软切作50块。

【功效】温中降逆，益气健脾。

沙参煮山药

【组成】北沙参30克，淮山药30克。

【用法】将北沙参、淮山药分别洗净切碎，一同入锅，加适量水，先浸渍2小时，再煎煮40分钟，取汁；药渣加适量水再煎煮30分钟，去渣取汁，合并两次药汁。每日服1剂，分早、晚2次温服。

【功效】益气健脾。

双花茶

【组成】桂花籽3克，玫瑰花1克。

【用法】将桂花子研成粉末后同玫瑰花一起开水冲泡，每日服用3次。

【功效】适用于慢性胃炎。

生姜橘皮煎剂

【组成】生姜、橘皮各20克。

【用法】水煎服，每日2~3次。

【功效】主治肝胃气滞型胃炎，症

见胃脘胀痛、饱闷不适。

佛手酒

【组成】佛手 30 克，低度优质白酒 500 毫升。

【用法】佛手洗净，清水润透，切片或丁，放瓶中，加低度优质白酒 500 毫升，密闭，泡 10 日后饮用，每次 15 毫升。

【功效】可治慢性胃炎、胃腹寒痛。

土豆炒蜂蜜

【组成】新鲜土豆 500 克，蜂蜜 50 克。

【用法】先将土豆皮削净，再将土豆切成丝状，而后置于火上烧煮。待土豆煮到半熟时，即可放入适量蜂蜜搅拌，再用文火煮一会，待蜂蜜味道浸入土豆，土豆变软时，即可起锅。土豆不要煮得太烂，否则会降低治疗功效，也不能太硬，否则不适合胃溃疡患者。食用时，比较科学的方法是早、晚各 1 次。空腹吃可直接覆盖胃黏膜，能提升治疗效果。

【分析】生土豆外用时具有消炎、消肿的功效；熟土豆食用后，具有益气强身、和胃调中、健脾胃的作用。蜂蜜有润肠、通便、润肺止咳的作用，对于治疗便秘、胃溃疡等疾病都有良好的辅助作用。将土豆和蜂蜜配在一起食用，更是强强联合。

【功效】对胃溃疡、胃炎等胃肠疾病有较好的作用。

【注意】服用过程中忌食刺激性食物，如辣椒、胡椒、酒类等。血糖不稳定者不宜服用蜂蜜，加之土豆中淀粉含量高，所以患有糖尿病的人不适合吃。

鲫鱼糯米汤

【组成】鲫鱼 3 条（200~300 克 / 条，此重量的鱼味最鲜美，营养也最佳），葱白、生姜适量（辛温解表、通阳、散寒、和胃），糯米 50~100 克，藕粉 5 克，细盐少许。

【用法】将鲫鱼去鳞、鳃及内脏，洗净，与糯米同时放入锅中，加水适量，先用急火烧沸，后改用文火煨至烂熟。生姜和葱白切成碎末，姜 3~5 克为宜，将葱、姜同时放入鱼汤中煮沸 5 分钟，最后加入藕粉、细盐，稍煮即成。鱼汤和鱼肉既可分开食用，亦可同时食用。每日 1 次，每次 1~2 小碗，温热食用，连食 5~7 天。

【分析】中医理论认为，鲫鱼性甘、平温、无毒，入脾、胃、大肠经，具有健脾、除湿利水、温胃进食、温中下气之功效。

【功效】主治脾胃虚弱、不思食、纳少无力、胃炎溃疡等。

【注意】该汤不要冷却后食用，更不要与咖啡、浓茶等共饮，炖汤过程中不要用油脂或其他调料。

仙人掌猪肚汤

【组成】猪肚250克，仙人掌30克。

【用法】先将仙人掌去刺、洗净、切碎；猪肚剔去肥油，擦少许食盐后，用清水反复冲洗干净，再把仙人掌、猪肚放入锅内，加水适量，煮沸后，用小火煮1~2个小时，调味后食肉喝汤。

【分析】仙人掌性寒，味甘，有清热解毒之功效。

【功效】主治慢性胃炎。常食仙人掌猪肚汤，对缓解频繁打嗝有较好疗效。

麦冬茶

【组成】麦冬3克。

【用法】泡水当茶饮，长期坚持服用。

【分析】麦冬味甘、微苦，具有养阴生津、润肺清心的功效。麦冬的主要成分麦冬多糖，能增加胃蛋白酶原（P克）合成，改善胃黏膜的血液循环，抑制炎性反应，促进组织细胞的增生，对受损的胃黏膜有保护作用。

【功效】对慢性胃炎患者疗效显著。

二、胃痛

佛手扁苡粥

【组成】佛手10克，白扁豆、薏苡米、山药各30克，猪肚汤及食盐适量。

【用法】将佛手水煎取汁，去渣，纳入扁豆、薏米、山药及猪肚汤，煮为稀粥，略放食盐调味服食，每日1剂。

【功效】可泻热和胃，适用于胃脘灼热疼痛、口干口苦、心烦易怒、便秘等。

桃仁猪肚粥

【组成】桃仁（去皮尖）、生地各10克，熟猪肚片、大米各50克。

【用法】将肚片切细，取2倍水煎取汁，加猪肚、大米煮为稀粥，待熟时调味服食，每日1剂。

【功效】可益气活血，化瘀止痛。

清中汤

【组成】黄连须10克，黑山栀子、茯苓、川楝子各12克，法半夏、草蔻仁各7克，甘草3克，生姜3片。

【用法】水煎服。每日1剂。

【分析】方中黄连、山栀子苦寒清火；陈皮理气；佐半夏、草豆蔻仁、生姜之类，辛温以散邪，兼能降逆。郁散则火随之得泄，脘痛乃止。又恐连、栀苦寒戕伤脾胃，以茯苓、甘草健脾和胃。全方寒热相伍，辛升苦降，相辅相成。既清火开泻肝郁，又降逆和胃止呕，是临床治疗郁火胃痛之良方。

【功效】治急、慢性胃炎、溃疡等引起的急性胃脘痛，证属郁火或实热者，有很好的疗效。

卷心菜汤

【组成】卷心菜1个，调料适量。

【用法】上锅热油，放入葱、姜调料，爆炒后，放入洗净切碎的卷心菜，翻炒后，放入适量的水，开锅后，再焖煮10分钟。吃菜喝汤。

【分析】卷心菜中的维生素U能促进胃黏膜分泌胃液，保护胃壁免受刺激。生吃卷心菜可以最大限度地保全营养，但对胃不好的人可以试着用卷心菜做汤。需要提醒的是，煮卷心菜的菜汤直接饮用并不好喝，用它做酱汤或炖菜效果会好一些。

【功效】护胃健胃，可以预防胃痛。

玫瑰花茶

【组成】干燥玫瑰花适量。

【用法】把干燥的玫瑰花放入茶壶中，倒入热水。将第1泡的水倒掉，洗去沾染在花上的杂质和灰尘。以7~10朵为佳，然后保持95℃~100℃的水温，泡一会儿后饮用即可。

【分析】喝玫瑰花茶具有缓解胃痛和神经性胃炎的作用。此外，玫瑰花茶还具有补养血气、润泽肤颜等功效，对于工作辛苦、压力繁重的现代人而言，是非常合适的下午茶饮品。它不但可以解除胸闷胀痛，还能对女性生理期间的烦躁情绪进行调理。

【功效】缓解胃痛。

桂花茶

【组成】干桂花6克。

【用法】加开水300毫升冲泡，加盖闷5分钟，趁热饮用，一次饮完。饮后需注意胃部保暖，以增强疗效。

【分析】中医认为，桂花性味甘、辛、温，具有温中散寒、暖胃止痛的功效。

【功效】可以有效缓解寒冷引起的胃寒、胃痛。

陈皮鸭

【组成】半块陈皮，半只鸭子，适量白糖、生抽、盐和米酒，姜蒜少量。

【用法】将鸭子洗净切成块，焯热水之后备用；陈皮泡软切成丝；姜蒜切成片和段。先在锅中放油，用大火爆炒姜、蒜等，后放入鸭子和陈皮，以及适量米酒，再依次加入生抽、白糖和盐等。然后加入少量清水，将鸭子等一起放入电饭煲内，炖熟即可。

【分析】陈皮是中医上比较常用的一种药材，对于缓解胃痛症状有明显的改善和治疗作用。

【功效】缓解冬季胃痛。

洋白菜粥

【组成】洋白菜500克，粳米50克。

【用法】洋白菜洗净，切碎煮半小时，

捞出菜不用,下米煮粥。每日2次,温热服。

【功效】本品适用于胃脘急剧疼痛。

桃仁粥

【组成】桃仁、生地各10克。

【用法】桃仁浸泡后去皮,二药洗净后加入适量冷水,慢煎30分钟。除去药渣,将100克粳米洗净加入药汁中煮粥。粥熟加入桂心粉(药店有售)2克,红糖50克。每次食1小碗,每天3~4次。

【功效】适用于消化性溃疡出血停止后或无发生出血者,即中医辨证为瘀血内停型,表现为胃脘痛如针刺,痛处固定不移。

艾叶鸡蛋汤

【组成】艾叶干品10~15克(鲜品30克),鸡蛋3个。

【用法】将艾叶洗净、切碎;鸡蛋打在碗里拌匀,加入艾叶搅匀,在铁锅里放油,待油烧热后将艾叶蛋液放入,炒至半熟时,加水200毫升,煮沸5分钟即成,待温度适宜时,渣水共服。一般30分钟后疼痛症状可明显减轻,隔4小时再按上方服1次可痊愈。

【分析】艾叶具有散寒止痛、温经止血的功效,内服多用于治疗妇科病,外用常用于治疗皮肤瘙痒等症。现代药理研究表明,艾叶有抗菌、保护胃黏膜、利胆以及缓解平滑肌痉挛的作用。

【功效】适用于胃痛。

四磨汤

【组成】乌药12克,沉香6克,炒槟榔10克,党参12克,枳壳9克,柴胡6克,木香5克。

【用法】共服5剂,每日1剂,水煎400毫升,分2次空腹服。

【功效】疏肝和胃降逆,适用于胃脘痛反复。

桂浆粥

【组成】肉桂2~3克,粳米50~100克,红糖适量。

【用法】将肉桂煎取浓汁,去渣;再将粳米淘净,加水煮粥;煮沸后调入肉桂汁及红糖,同煮为粥。或用肉桂末1~2克调入粥内同煮。每日2次,一般连续食用3~5日。

【功效】本品温中补阳、散寒止痛。适用于虚寒性腹痛、饮食减少、消化不良、大便稀薄及妇女虚寒性痛经。

三、肠炎

乌梅败酱煎剂

【组成】乌梅12~15克,败酱草12克,黄连4.5~6克,木香(后下)9克,当归10克,炒白芍12~15克,炒枳实10克,太子参 12 克，炒白术 10 克，茯苓 15 克，葛根 12 克，炙甘草 6 克。

【用法】水煎。每日 1 剂，分 2 次服。

【功效】清热化湿，调气行血，健脾益肝。主治慢性非特异性结肠炎。长期腹泻，大便黏滞或带脓血，腹痛坠胀，或里急后重，脘腹痞闷，纳少乏力，面色黄白，舌质暗滞，苔腻，脉弦缓滑。

葛根荷叶田鸡汤

【组成】田鸡 250 克，鲜葛根 120 克，鲜荷叶 15 克。

【用法】将田鸡活杀，去皮、内脏及头爪，洗净；葛根去皮，洗净，切块；荷叶洗净。把全部用料一齐放入锅内，加清水适量，武火煮沸，文火煮 1 小时，调味即可。随量饮汤食肉。

【功效】解暑清热，止湿止泻。适用于急慢性肠炎属湿热内蕴者。症见身热烦渴，小便不利，大便泄泻，泻下秽臭，肠鸣腹痛。

荆芥连翘汤

【组成】荆芥 10 克，防风 10 克，桔梗 10 克，白芷 10 克，柴胡 12 克，连翘 15 克，薄荷 10 克，川芎 10 克，黄连 5 克，黄芩 10 克，栀子 10 克，生地 10 克，当归 15 克，白芍 10 克，枳壳 10 克，甘草 15 克。

【用法】共服 7 剂，水煎服。

【功效】祛湿泻火，疏肝理气，凉血活血养血，适用于慢性肠炎。

清利肠道方

【组成】桃仁、杏仁各 10 克，黄芩、赤芍各 15 克，生薏苡仁、冬瓜仁（打）、马齿苋、败酱草各 30 克。

【用法】水煎服。

【分析】本方重用败酱草、马齿苋的清热解毒，特别是马齿苋一药，民间用治菌痢，常以此一味煎汤服之辄愈。

【功效】清理肠道。主治大肠疾病湿热停滞型，适用于细菌性痢疾，阿米巴肠病，急、慢性结肠炎，溃疡性结肠炎等；主要症状为大便不爽，1 日数次，腹部隐痛，肠鸣后重，舌质红，舌苔黄腻，脉弦细者。

地锦草藿香汤

【组成】地锦草 30 克，炒山楂、炒黄芩、车前子、藿香各 15 克，木香 10 克，炙甘草 3 克。

【用法】每日 1 剂，水煎，分 3 次服，连服 2 日。

【功效】适用治疗急性肠道炎。

老枣树皮

【组成】老枣树皮适量。

【用法】洗净晒干，研成细粉，装

瓶密封备用。每次温开水冲服 0.9 克，每日 3 次，儿童酌减。

【分析】药理研究表明，枣树皮粉不仅有收敛止泻的作用，还有类似消炎药或抗生素的功能。现在，已有药厂将枣树皮提炼制成片剂成药，更便于患者服用。

【功效】适用于肠炎的治疗。

芦根石斛汤

【组成】鲜芦根 12 克，鲜石斛 6 克，猪苓 6 克，泽泻 2 克，采曲 6 克，川木香 4.5 克，木通 6 克，茯苓 6 克，甘草 1.5 克。热重者加龙胆草 4.5 克；严重呕吐者加藿香 3 克、厚朴 6 克，腹胀者加莱菔子 6 克；体质虚者加党参、炒白术各 6 克。

【用法】水煎 2 次，分 4 次服。

【分析】本方药性平和，以芦根、石斛清热养阴生津，猪苓、泽泻、木通、茯苓健脾除湿；木香和胃理气，采曲消食导滞。诸药伍之有升清降浊，调和肠胃之功效。对急慢性肠胃炎的治疗，可作通用之方，且本方药味无大寒、大温、大苦，小儿易于服用。

【功效】清热利湿，调和肠胃，主治外感湿热和伤食引起的急慢性肠胃炎。

痛泻要方

【组成】防风、白术、陈皮各 12 克，白芍 15 克（此为成人量，小儿宜酌减）。

【用法】上方水煎，取汁 400 毫升，分 2 次温服。

【分析】上方白术健脾祛湿；防风祛肝邪以助脾土；白芍泻肝，缓急止痛；陈皮行气醒脾，消胀止痛，故用之，可抑肝健脾，使肝脾调和而获愈。

【功效】适用于治疗急性肠道炎。

参苓白术散

【组成】太子参 10 克，炒白术 10 克，炒山药 15 克，炒薏苡仁 15 克，云茯苓 12 克，炒建曲 12 克，煨葛根 10 克。

【用法】水煎服。

【分析】方中太子参、炒白术、炒山药为君，益气健脾，扶正固本。炒薏苡仁、云茯苓、炒建曲为臣，燥湿运脾止泻，使补而不滞；《内经》云："清气在下则生飧泄"，煨葛根为使，使清气升而浊气降。药用炒过之品，补气健运脾胃、燥湿止泻之力尤增，使脾气充足而其功可用，湿气去而泄泻自止。

【功效】益气健脾，化湿止泻。适用于治疗炎症性肠病属于脾虚湿盛证。也可用于治疗慢性结肠炎、肠易激综合征、胆囊术后综合征等属于脾虚湿盛型病症。

四、腹泻

生姜大枣粥

【组成】鲜生姜 10~15 克（切片），大枣 5 枚，粳米 50 克。

【用法】一起放入锅中，加水适量煮粥，空腹趁热食用，每日 2 次，早晚服用。一般食 1 次即可止痛，食 2~3 次后止泻。

【功效】对治疗胃痛、胃胀、腹痛腹泻、泛酸食少、呕吐清水等症效果极佳。

石榴皮水

【组成】吃完石榴剩下的石榴皮。

【用法】把石榴皮放入锅中干炒，至石榴皮焦黄，放入适量的水，再煮 5 分钟后，即可把水倒出服用。

【功效】针对炎症轻微的腹泻患者，比如肛门胀痛不明显、肚子腹痛不严重的情况，效果很好。

花椒艾绒桂圆贴

【组成】桂圆肉 1 个，花椒 6~7 粒。

【用法】桂圆肉、花椒加上艾绒适量共捣烂，每晚睡前取药填放在肚脐里，以纱布覆盖，胶布固定即可。贴敷后若配合热熨，则效果更好；此方宜在睡前贴用，次日早晨取出，以免因久用刺激，引起肚脐发炎。

【功效】该法不仅可治疗一般的肠胃病（如胃脘不适、胃寒痛、腹泻、寒性便秘等），而且对失眠、痛经、手足冰凉、风寒感冒等疾病也有一定疗效。

【注意】脐部感染者禁用此法。

鲫鱼羹

【组成】荜茇 10 克，缩砂仁 10 克，陈皮 10 克，大鲫鱼 1000 克，大蒜 2 头，胡椒 10 克，泡辣椒 10 克，葱、盐、酱油各适量。

【用法】将鲫鱼去鳞和内脏，洗净，在鱼腹内装入陈皮、砂仁、荜茇、蒜、胡椒、泡辣椒、葱、盐、酱油备用。锅内放入油烧热，将鲫鱼放锅内煎，再加水适量，炖煮成羹即成。空腹食之。

【功效】温中祛寒。用治脾胃虚寒之慢性腹泻。

瓜蒌瞿麦汤

【组成】山药、茯苓各 30 克，瞿麦 9 克，瓜蒌根 10 克，炮附子 15 克。

【用法】每日 1 剂，水煎服，连服 2 剂。

【分析】《金匮》瓜蒌瞿麦丸原主治下寒上燥之"小便不利，有水气，其人苦渴"，其病机与该患者颇为相似，故可用于本例。方中重用淮山药，大滋脾阴，可固摄大便以止泻，张锡纯先生屡用其治疗上焦燥热，下焦滑泄则证；附子温阳化气，使水循常道则便泄自止；茯苓、瞿麦行水气、利小便；瓜蒌根生津止渴，助山药润上燥。全方温凉同用，上下并调，故获效迅速。本方将丸该汤主之。

【功效】适用于产后泻泄。

山药蛋黄

【组成】山药30克，熟鸡蛋黄2枚。

【用法】将山药切块，捣成碎末，用凉开水调成山药浆，然后再将山药浆倒入锅内，置小火上，不断用筷子搅拌，煮2~3沸，加入鸡蛋黄，继续煮熟即成。每日1剂，分早、晚2次空腹温热服食。

【功效】此方可健脾止泻，适用于脾虚久泻、大便清稀、水谷不化者。

猪肾汤

【组成】猪腰子2个，骨碎补20克，食盐等调味品适量。

【用法】先将猪腰子剖开，剔除白筋膜，切片洗净，加水1000克与骨碎补共煮至熟。将骨碎补捞出，下调味品。饮汤食猪腰子。隔日服用1次。

【功效】疗虚补肾，强身止泄。用治老年人肾虚不固、时常腹泻且经久不愈。

苋菜粥

【组成】新鲜苋菜150克，粳米100克。

【用法】将新鲜苋菜去根洗净切细，同粳米煮粥，每日于早、晚餐服食。

【功效】清热解毒、抗菌止痢，适用于老年人急性细菌性痢疾和肠炎。

【注意】脾虚便溏者不宜多服。

葛花解醒汤

【组成】葛花15克，茯苓30克，泽泻20克，砂仁15克，神曲15克，陈皮15克，木香10克，炙甘草15克，白豆蔻10克。

【用法】共服7剂，每日1剂，水煎服。

【分析】汪昂《医方集解》："葛花独入阳明，令湿热从肌肉而解；豆蔻、砂仁皆辛散解酒，故以为君。神曲解酒而化食。木香、干姜调气而温中。青皮、陈皮除痰而疏滞。二苓、泽泻能驱湿热从小便出。乃内外分消之剂。"认为葛花、肉蔻和砂仁为君药。

【功效】适用于酒后腹泻，症见腹微痛，夜寐欠佳，舌淡红，苔白，微腻，脉缓。

山药大枣粥

【组成】山药各20克，大枣10克，粳米50克。红糖适量。

【用法】大枣去核，与茯苓、山药、粳米同煮成粥。加适量红糖调味即可。分3次佐餐食用。可经常食用。

【功效】用于脾胃气虚、食少便溏、

体倦乏力者。

芡实山药粥

【组成】芡实、干山药各30克，糯米50克，砂糖适量。

【用法】芡实、山药、糯米洗净后加砂糖，同煮成粥。供四季早晚餐食用，温热服。

【功效】补脾胃，滋肺固肾。适用于脾虚腹泻，肾虚遗精，慢性久痢，虚劳咳嗽。

扁豆山药粥

【组成】扁豆、山药各60克，大米50克。

【用法】上3味洗净后同入砂锅煮粥。可经常服食，小儿量减半。

【功效】健脾益胃，清暑止泻。用于脾虚胃弱，呕逆泄泻，食欲不振，食积痞块，小儿疳积，消渴等。

白头翁粥

【组成】白头翁15克，黄柏10克，秦皮12克，黄连3克，粳米100克，白糖适量。

【用法】先煎药，取汁去渣，加入淘净的粳米煮粥，粥熟时调入白糖即可。每日早、晚各1次，温热服。

【功效】清热利湿，杀菌止痢。适用于细菌性痢疾、肠炎。

藿香粥

【组成】干藿香15克，粳米30克。

【用法】藿香研细末。粳米淘净，加水烧至米粒开花时调入藿香末，文火煮成稀粥。每日1剂，调味分次服食，连食3天。

【功效】本方有健脾化湿之功效，适于轻度急性肠炎腹痛、腹泻者及中度肠炎腹泻已减者。

姜茶乌梅粥

【组成】生姜10克，乌梅肉30克，绿茶5克，粳米50克，红糖适量。

【用法】将前3味药煎煮，取汁去渣，加粳米煮粥，粥将熟时调入红糖即可。每日2次，温热服。

【功效】温中散寒，杀菌止痢。适用于细菌性痢疾和阿米巴痢疾。

五、胃下垂

龙眼肉炖猪肚

【组成】干龙眼肉100克，猪小肚1个。

【用法】炖熟后服用，每日1剂。

【功效】有健脾益胃，升提中气的作用。适用于胃下垂，症见食欲不振，上腹疼痛，腹胀，泛酸，胃脘部有下坠感等。

养阴活血汤

【组成】沙参 15 克，麦冬 15 克，生地黄 12 克，玉竹 10 克，白芍 10 克，枳壳 10 克，党参 10 克，红花 6 克，桃仁 10 克，当归 10 克，炙甘草 6 克。

【用法】水煎服。

【分析】现代医学研究认为，胃下垂是由于胃本身形态及位置明显改变，牵引、扭曲及压迫血管，致使胃壁静脉回流障碍，加之对周脏器的机械性挤压而发生气血瘀滞，故以养阴活血法治疗，获得较好的疗效。

【功效】益胃养阴活血。主治胃下垂。

疏肝益气汤

【组成】柴胡 3 克，炙升麻 3 克，炙甘草 3 克，枳壳 20 克。白芍 10 克，玄胡 10 克，炒川楝 10 克，白术 10 克，炒神曲 10 克，山楂 10 克，党参 10 克，黄芪 10 克，鸡内金 10 克。

【用法】每剂煎 2 次，首次加水约 500 毫升，煎至 200 毫升，同法再煎 1 次，将 2 次药液混合，分 2 次饭后服用。

【分析】上腹剑突下疼痛明显者加檀香 5 克；进甜食后腹胀加重者去党参，加太子参 20 克；喜热食恶寒食者，加桂枝 3 克、干姜 5 克、饴糖 15 毫升；常叹气觉舒者加橘叶 5 片、生麦芽 10 克；合并慢性胃炎、泛酸者加白及 10 克、黄连 3 克、吴茱萸 3 克；伴肠鸣者加泽泻 5 克；肝下垂者加醋刺鳖甲 30 克；病程长，上腹痛甚，频嗳气者加沉香 5 克。

【功效】疏肝益气。主治胃下垂。

莲子山药粥

【组成】猪肚 1 只，莲子、山药各 50 克，糯米 100 克。

【用法】将猪肚去除脂膜，洗净切碎，莲子、山药捣碎，和糯米同放锅内，加水文火煮粥，早晚 2 次食完，隔日 1 剂。10 天为 1 个疗程。

【分析】猪肚"为补脾胃之要品"，山药、莲子、糯米补中益气而养胃阴。脾胃得补，则中气健旺，下垂的脏器即可回原位。

【功效】适用于治疗脾胃虚弱的胃下垂。

苍术泡水

【组成】苍术 5~20 克。若胃下垂患者出现了阴虚有热的症状（如烦渴喜饮、便秘、多汗、舌红少津等）时，则不宜单独应用苍术治疗，可酌情增加麦冬、玉竹、石斛等养阴生津之品与苍术同用。

【用法】加水煎煮或用沸水浸泡，每剂可煎煮 2 次或冲泡 2~3 杯。每日 1 剂，可像品茶一样慢慢饮服该药的药汁或浸汁，可连续服用1~3个月。

【功效】该方具有升阳燥湿的功效，用于治疗脾虚气陷型胃下垂。症见食欲不振、食后脘腹胀满、嗳气不舒、泛酸、呕吐清水痰涎、面色萎黄、形体消瘦、神倦乏力。

桂圆肉蒸鸡蛋

【组成】桂圆肉5~7克，鸡蛋1个。

【用法】新鲜鸡蛋去壳，放入小碗中，可加白糖少许，约蒸3分钟，蛋半熟（蛋黄凝成糊状的半流质时），将桂圆肉塞入蛋黄内，再蒸10分钟（或烧饭时放入饭锅内蒸熟，让蒸汽水进入）。当点心吃，每日1次。

【分析】桂圆可壮阳益气、补益心脾、养血安神，可用于胃下垂的食疗。

【功效】补益心脾。适用于治疗胃下垂。

干姜花椒粥

【组成】干姜5片，花椒3克，粳米100克，红糖15克。

【用法】花椒、姜片用白净的纱布袋包，与粳米加清水煮沸，30分钟后取出药袋，再煮成粥。每日早、晚各1次，长期服食始可见效。

【功效】暖胃散寒，温中止痛。适

用于治疗胃下垂。

龟肚羹

【组成】乌龟1只，猪肚1个。

【用法】乌龟置清水中，滴入香油2滴，放养半天（约2小时）后，将龟宰杀，放入洗净的猪肚内，缝合后加水炖烂，吃肉饮汤，每日1剂。有条件时，可连服数剂。

【功效】适用于年久胃下垂，体瘦无力，腹胀胃痛，呃逆食少，面色萎黄，脉细无力者。

枳麻汤

【组成】升麻15克，枳壳15克。

【用法】水煎服。

【分析】现代药理研究证明，枳壳对动物胃肠有兴奋作用，能使胃肠蠕动加强而有节律。升麻与枳壳相伍，一升脾之清阳，清升则利于浊降；一降胃之浊气，浊降则利于清升。

【功效】升清提肠，清胀除满。主治胃下垂。

茯苓黄芪汤

【组成】茯苓35克，枳壳、黄芪各20克，白术12克，佛手9克，升麻、甘草炙、肉桂各6克。

【用法】加水煎沸15分钟，滤出药液，再加水煎20分钟，去渣，2煎所得药液兑匀，分服。每日 1~2 剂。

【功效】治胃下垂，餐后腹胀，并有下坠感，食欲减退，倦怠，腹泻。

荷叶蒂

【组成】新鲜荷叶蒂 4 个，莲子 60 克，白糖适量。

【用法】将荷叶蒂洗净，对半切 2 刀，备用。莲子洗净，用开水浸泡 1 小时后，剥衣去心。把上两者倒入小钢精锅内，加冷水 2 大碗，小火慢炖 2 小时，加白糖 1 匙，再炖片刻，离火；当点心吃。

【功效】本方补心益脾，健胃消食，对脾虚气陷、胃弱食滞的胃下垂患者有一定效果。

米糠鸡内金

【组成】米糠 500 克，鸡内金 50 克。

【用法】先将米糠放入锅内以文火炒至黄褐色，再放入鸡内金 50 克，炒至鸡内金胀发后，从火上移开，稍后除去米糠，将鸡内金碾成细末，每次用温开水送服 1~2 克，每日 3 次。

【功效】此方有健胃消食的功能，治胃下垂可获满意效果。

六、胃溃疡

冬青白芷

【组成】冬青 30 克，川楝子、白芷

各 15 克。

【用法】水煎。每日 1 剂，分 2 次服。30 天为 1 个疗程，1 个疗程未愈而有效者可继服第 2 疗程，2 个疗程未愈者停药。

【功效】消肿排脓，燥湿止痛。主治胃、十二指肠溃疡。

三七白及汤

【组成】三七粉、白及粉、生大黄粉各（冲服）6 克，仙鹤草、煅瓦楞子各 20 克，枳实 9 克，陈皮、茯苓各 15 克，清半夏 10 克。

【用法】水煎。每日 1 剂，30 剂为 1 个疗程。

【功效】消肿定痛，收敛止血。主治胃、十二指肠溃疡。

韭菜白汁

【组成】韭菜白 200 克。

【用法】韭菜白焯水后榨汁，再与 2~3 茶匙蜂蜜同饮。每天 1 次，连服 1~2 周。

【分析】黏膜富含氧自由基生成酶系统，长期服用伤胃药物，细胞中脂类物质受到氧自由基侵害时，发生脂质过氧化反应，产生过氧化物丙二醛，大量释放炎症介质，会损伤胃黏膜细胞。

研究发现，韭菜白（韭菜下端发白部分）对药物诱发的胃黏膜损伤有保护

作用。通过提高抗氧化酶的活性、增强清除氧自由基的能力和降低丙二醛含量来减轻胃黏膜损伤。

【功效】有效预防胃溃疡。

【注意】需注意的是，鼻出血、痔疮出血等阴虚火旺者不宜饮用。

猪肚粥

【组成】猪肚半个，粳米 50 克，薏苡仁 30 克，三七 6 克。

【用法】将猪肚剁成肉酱，加水放在砂锅上炖熟，然后加入粳米、薏苡仁、三七煮沸 30 分钟后去掉三七食用，每日 1 剂，连服 1~2 周。

【功效】适用于消化性胃溃疡。

黄芪建中汤

【组成】饴糖 50 克，黄芪 30 克，桂枝、生姜、大枣各 9 克，白芍 18 克，炙甘草 6 克，半夏、茯苓、陈皮、干姜各 12 克。

【用法】水煎服，连服 3~5 剂。

【功效】温补脾胃，缓急止痛。适用于治疗胃及十二指肠溃疡，症见饥则胃脘疼痛，食之则痛减或止，喜按喜暖，畏惧生冷与硬物，勉强食之，其痛必发。

黄芪白头蜜汁

【组成】白头翁 150 克，生黄芪 100 克，蜂蜜 200 克。

【用法】先将白头翁、生黄芪洗净，

切碎，加水浸过药面浸泡 3 小时，置火上煎熬 1 小时，过滤取汁；渣再加水浸过药面，煎 1 小时，过滤取汁，然后将两次滤取的药汁混合，加热浓缩至 800 毫升，加入蜂蜜煮沸，冷却后贮瓶备用。口服，每日 3 次，每次 20 毫升，饭前温开水冲服。

【功效】适用于治疗胃溃疡。

虚寒胃病生姜巧治

【组成】生姜 50 克。

【用法】煎水喝，每天分 2 次服用，直到疼痛、呕吐、反酸等症状缓解。

【分析】生姜属于辛热燥烈之品，所以阴虚有热、内热偏重及舌苔黄而干的患者，忌食生姜。另外，患有肺炎、肝炎、肺结核、胆囊炎、肾炎、痔疮等疾病的人，也不宜长期大量食用生姜。

【功效】适用因感受风寒或饮食生冷而导致胃溃疡发作的患者。

烤馒头片

【组成】馒头若干。

【用法】将馒头切成薄皮，放到炉火上烤，直至烤到两面都呈金黄色，然后趁热吃下，一日三餐都可吃，在食用馒头片期间，主食可酌减。长期坚持有良效。

【分析】小麦冬天种、农历五月收，它的阳气最重，属温性。温性的小麦面粉做馒头时放了点碱发起来，就很容易消化，再将它烤黄时，它就更温了，吃了可以温胃散寒，这就是烤馒头能治疗胃寒型溃疡病的道理。

【功效】适用于治疗胃寒性胃溃疡。

莲藕梨汁

【组成】莲藕100克，大鸭梨1个。

【用法】分别切成小块榨汁，然后混匀2种汁饮用，每日1次，空腹服用，连服3天。

【功效】适用于胃热炽盛型胃溃疡，症见胃脘灼热疼痛，喜欢冷饮冷食，口臭，牙龈出血，小便色黄而短少。

山楂当归饮

【组成】炒山楂15克，当归10克，沙参15克，黄芪15克，炙甘草8克，海螵蛸10克，大枣6克。

【用法】水煎服，每日1剂，饭后温服。

【分析】《证治汇补·心痛选方》中就有"服寒药过多，致脾胃虚弱，胃脘作痛"的记载。《本草衍义补遗》中有山楂"健脾"功效的记载。《本草纲目》曰山楂主治"滞血痛胀"，当归能"润肠胃……和血补血"。加上黄芪健脾益气、北沙参养胃生津、海螵蛸止酸止痛、炙甘草、大枣健脾养胃等，共奏良效。

【功效】适用于治疗胃溃疡，症见

体形消瘦，胃脘隐痛喜按，喜温饮，时吐清水涎沫，食欲缺乏，神疲，乏力。

【注意】禁食生冷硬食。

丹参甘草饮

【组成】丹参6克，炙甘草3克，蜂蜜20克。

【用法】丹参、炙甘草用沸水冲泡20分钟后，加入蜂蜜20克，饮服，每日1次。

【分析】中医认为，蜂蜜能清热、补中、解毒、润燥和止痛。《本草纲目》记载，蜂蜜味甘而平，能解毒，柔而濡泽，能润燥，缓而去急，能止肌肉疮疡之疼痛。现代医学研究表明，蜂蜜所含的锰等无机盐，有促进食物消化的作用，从而减轻胃肠负担。

【功效】可以用来治疗胃及十二指肠溃疡。

丹参三七炖鸡

【组成】丹参30克，三七10克，老母鸡1只。

【用法】将2味药切片，填入宰杀好的老母鸡腹中，用线缝好，放砂锅中，加水，先武火后文火炖鸡烂熟，吃肉饮汤。

【功效】本方有活血化瘀止痛的功效，适用于血瘀型溃疡病。

冬青叶泡水

【组成】鲜冬青叶 10 片。

【用法】冬青叶洗净，撕开，加沸水 100 毫升冲泡 3 分钟后，空腹饮用。每天喝 600 毫升，连续 20 天，可觉胃中疼痛减轻或消除。

【分析】冬青是路旁常见的灌木，不仅四季常青，还能治疗胃溃疡。胃溃疡患者，大多胃部有瘀血内停、热毒蓄积，严重阻碍了胃部组织的修复，造成溃疡常年难愈。冬青叶性寒，能凉血止血、清热解毒，清除胃部瘀热，加快溃疡愈合。

【功效】清热解毒，清除胃部瘀热，加快溃疡愈合。

干姜白红糖饮

【组成】干姜 15 克，葱白 10 克，红糖 20 克。

【用法】将干姜洗净，切片，鲜葱白洗净，切成小段，干姜先放入砂锅，加水适量，煎煮 15 分钟，加葱白段及红糖，连续煎煮 5 分钟，用洁净纱布过滤，去渣取汁即成。早晚 2 次分服。

【功效】本方适用于脾胃虚寒型溃疡病。

陈皮蜜膏

【组成】陈皮 50 克，甘草 40 克。

【用法】陈皮、甘草用水浸透泡发，然后上火煎煮。每 20 分钟要将汁液取出，然后添入适量的水再煮，反复 3 次。将取出的所有汁液倒入锅中以文火煎熬成稠膏状，然后加入蜂蜜。需要注意的是，加入的蜂蜜量要是汁液的一倍。煮沸后停火，冷却后装瓶备用。每日 2 次，每次 1 勺，口服。

【功效】补中益气，行气健脾。适用于胃肠溃疡。

金橘根煲猪肚

【组成】金橘根 30 克，猪肚 1 只，料酒 15 克，葱 10 克，盐 3 克，生姜 6 克。

【用法】将金橘根洗净，切薄片，猪肚洗净切 4 厘米见方的块，姜拍烂，葱切段。把猪肚、金橘根、葱、姜、料酒加入炖锅内加水适量，置武火上烧沸，再用文火炖煮 50 分钟，加入盐搅匀即成。每日 1 次，佐餐食用，吃猪肚 50 克，喝汤。

【功效】本方有疏肝理气止胃痛之功效。适用于气滞型胃、十二指肠溃疡。

党参黑米粥

【组成】党参 30 克，黑米 150 克，白糖 20 克。

【用法】将党参洗净，切成 3 厘米长的段；黑米淘洗干净。把黑米、党参放入锅内，加水适量，用武火烧沸，再用文火煮40分钟，加入白糖搅匀即成。正餐食用，每日1次，每次1碗。

【功效】本方有补脾胃、益气血之功效，适宜于虚寒型胃溃疡，胃部隐痛，喜暖喜按者食用。

蒲公英水煎

【组成】蒲公英（干品）50克。

【用法】水煎，早晚分服，连用10天为1疗程，一般服用3~5天时，胃痛、胃胀、不适症状会明显缓解或消失，且无任何副作用。

【分析】蒲公英有清热解毒、散结消肿之功效。临床应用证明，单味蒲公英治疗胃炎、胃溃疡病及十二指肠溃疡有良效。

【功效】适用于胃溃疡。最适宜胃热患者。

七、胃癌

复方壁虎酒

【组成】泽漆100克，壁虎50克（或活者10条），蟾蜍皮50克，锡块50克。

【用法】用黄酒1000毫升浸泡5~7天，滤渣后静置2天即成。每日3次口服，每次服25~50毫升。

【分析】方中的壁虎、蟾蜍皮、锡块均有抗癌作用，泽漆能化痰散结，解毒消肿。

【功效】没有条件做胃癌切除手术者可以一试。有一定的疗效。

血竭蜜丸

【组成】琥玉白30克，血竭60克，京墨、灵脂、海带、南星（姜炒）、木香各15克，麝香6克。

【用法】共为细末，蜜丸，每丸重3克，每次1丸，黄酒送服。

【功效】具有活瘀止痛之效，适用于血瘀型胃癌。

高良姜槟榔

【组成】高良姜、槟榔等若干。

【用法】上药炒过后研为末，用米汤送服，每次6克。

【功效】清热解毒，化解散邪，适用于胃癌。

龙葵白花蛇舌草汤

【组成】龙葵、白英、白花蛇舌草各30克，石见穿、干蟾皮、枸杞叶各15克，半枝莲、藤梨根各30克。

【用法】水煎服，每日1剂。

【功效】本方具有清热解毒、抗癌消结之功效，适用于胃热炽盛之胃癌。

无花果粥

【组成】无花果30克，粳米50克，冰糖适量。

【用法】将粳米洗净煮粥，八成熟

时，放入无花果煮至粥熟，加入冰糖溶化即可。每周食用 3~4 次。

【分析】无花果中含硒丰富，硒是人体内最重要的抗过氧化酶，能保护细胞膜的结构和功能，提高人体免疫细胞的活性，防止胃黏膜细胞发生癌变。另外，无花果还含有苯甲醛、补骨脂素、佛手柑内酯等具有抑癌作用的成分。这些抑癌物质协同作用，能抑制、破坏癌细胞蛋白酶的生成，使癌细胞失去营养而死亡，但对人体健康细胞无任何副作用。

【功效】长期食用可有效防止胃溃疡癌变。

白头翁大枣饮

【组成】陈白头翁 45 克，大枣 5 枚，槟榔 10 克，党参 15 克。

【用法】水煎服，每日 1 剂。

【功效】益气和中，解毒散结，适用于胃癌。

羚羊骨蜜丸

【组成】羚羊骨、半枝莲、白花蛇舌草、威灵仙、黄芪各 100 克，大黄、木香各 60 克，核桃树枝、石斛、炮山甲、砂仁、山豆根、蜂房、马鞭草、地骨皮各 50 克。

【用法】共研细末，炼蜜为丸，每丸 9 克，每服 1 丸，每日 3 次。

【功效】解毒散结，益气养阴。治疗胃癌中晚期方。

半夏白术

【组成】半夏、白术各 30 克，血竭、木香各 9 克，瓦楞子 30 克，雄黄 6 克。

【用法】共研细末，分成 7 份，每服 1 份，每日 3 次。

【功效】活血化瘀，化痰散结，适用于胃癌。

中药治疗胃癌方

【组成】生党参 15 克，茯苓 12 克，生黄芪 15 克，炒白术 10 克，生白芍 12 克，炒当归、广郁金各 10 克，醋青皮 9 克，炒莪术、京三棱各 10 克，绿萼梅 6 克，香谷芽 10 克。

【用法】水煎服，每日 1 剂。

【功效】益气养血，化瘀散结，对胃癌的治疗有疗效。

花生藕根牛奶蜜

【组成】花生米、鲜藕根各 50 克，鲜牛奶 200 毫升，蜂蜜 30 毫升。

【用法】捣烂共煮，每晚 50 毫升。

【功效】益气养阴，清热解毒，适用于胃癌。

八、消化不良

槟榔焦三仙

【组成】槟榔 10 克，焦山楂、焦神

曲、焦麦芽各 15 克。

【用法】将槟榔和三仙加水煎汁饮服。

【功效】消食效果良好。

大麦清粥

【组成】50 克大麦，250 克水。

【用法】大麦放入水中，煮沸 10 分钟。盖上锅盖再慢炖 50 分钟。过滤，冷却后，一天喝数次。

【功效】对胀气、排气及胃灼热等有效。

芦荟汁

【组成】新鲜芦荟汁 1/4 杯。

【用法】新鲜芦荟汁 1/4 杯，空腹使用，早晨起床及睡前各 1 杯。

【功效】对胃灼热及其他消化道问题有益。

羊肉粥

【组成】新鲜精瘦羊肉 250 克，粳米适量。

【用法】新鲜精瘦羊肉切小块先煮烂，再合粳米同煮粥，每日吃 2 次。

【功效】补中益气，温胃止痛，治脾胃虚弱而致的消化不良、腹部隐痛等。

砂仁内金橘皮粥

【组成】鸡内金、陈皮各 5 克、砂仁 3 克、粳米 60 克、白糖适量。

【用法】将鸡内金、砂仁、陈皮共研成细末，待粥熬至将熟时下入，直至粥熟烂离火，调入白糖即成。每日 1 剂，连用 7~10 日。

【功效】消食导滞。主治小儿疳积，胃纳减少，恶心呕吐，消化不良，烦躁哭闹等症。

鸡内金

【组成】鸡内金 7 个。

【用法】将鸡内金晒干，放在瓦上烘焦，研末。将鸡内金末用热水冲服，饭前 1 小时服 3 克，每日 2 次，分 7 天服完。

【功效】消积滞，健脾胃。

普洱茶粥

【组成】陈年普洱茶 12 克，大米 100 克。

【用法】先将普洱茶块加清水煮取茶汁，然后将茶汁与大米同放粥锅内煮粥。

【功效】消食除胀。对过食油腻，食滞不消者尤为适宜。

曲末粥

【组成】神曲 15 克，大米 50 克。

【用法】先将神曲捣碎，加水煎取药汁。然后把药汁与大米同放粥锅内煮粥，温热食用。

【功效】健脾胃，助消化。本粥对食积难消，嗳腐吞酸者尤为适宜。

蛋黄油

【组成】煮熟的鸡蛋。

【用法】将煮熟的鸡蛋去白留黄，研碎，置铜锅内加热，熬出蛋黄油。每天5~10毫升，分2次服，4~5天为1个疗程。

【分析】"鸡子黄补脾精而益胃液，止泄利而断呕吐。""温润淳浓，滋脾胃之精液，泽中脘之枯槁，降浊阴而止呕吐，生清阳而断泄利，补中之良药也。"消化不良多因脾胃虚弱所致，蛋黄油善补脾胃，故能升清降浊，恢复消化功能——《长沙药解》。

【功效】生清降浊，恢复消化功能。

橘皮生姜消食法

【组成】橘皮7克，生姜1块，糖适量。

【用法】将橘皮、生姜和糖混合，用沸水冲泡，代茶饮服。

【功效】治消化不良、胃脘胀满。

神曲丸

【组成】神曲300克、麦蘖（炒）150克、干姜（炮）200克、乌梅肉（焙）200克。

【用法】将上述材料共研为末，加蜜调成丸子，如梧子大。每服50丸。米汤送下，每天服3次。

【功效】主治腹胁膨胀，消化不良。

胡萝卜汁

【组成】胡萝卜500克，蜂蜜适量。

【用法】将胡萝卜放入研钵中捣烂，滤出胡萝卜汁，加适量蜂蜜饮用。

【分析】本品含蛋白质、脂肪、糖类、胡萝卜素、维生素C、矿物质、挥发油等。胡萝卜汁能缓解便秘，胡萝卜有促进消化的作用，饮用胡萝卜汁能有效缓解便秘。如果把胡萝卜和富含膳食纤维的蔬菜搭配在一起，通便效果更好。

胡萝卜，因味辛则散，味甘则和，质量则降。故能宽中下气，而使肠胃之邪与之俱去也——《本草求真》。

【功效】缓解便秘，促进消化。

胡萝卜粥

【组成】胡萝卜、粳米适量。

【用法】将胡萝卜洗净切碎，与粳米同入锅内，加清水适量，煮至米开粥稠即可。此粥味甜，易变质，需现煮现吃，不宜多煮久放。

【功效】健脾和胃、下气化滞、明目、降压利尿，适用于高血压以及消化不良、久痢、夜盲症、小儿软骨病、营养不良等症。

山楂丸

【组成】山楂、怀山药各250克，

白糖 100 克。

【用法】山药、山楂晒干研末，与白糖混合，炼蜜为丸，每丸重 15 克，每日 3 次，温开水送服。

【功效】用于治疗脾胃虚弱所致的消化不良。

橘枣饮

【组成】橘皮 10 克（干品 3 克），大枣 10 枚。

【用法】先将红枣用锅炒焦，然后同橘皮放于杯中，以沸水冲沏约 10 分钟后可饮用。

【功效】调中，醒胃，饭前饮可治食欲不佳，饭后饮可治消化不良。

荷叶饭

【组成】大米 250 克，鲜荷叶 1 张。

【用法】将大米淘洗干净，置铝锅上加适量水，荷叶绿面朝下，盖于上面，与平时焖米饭的方法相同，熟时去荷叶即可食用。

【功效】健脾除湿，升举胃气。适用于各种原因所致的消化不良。

蒲公英外敷

【组成】鲜蒲公英 50 克，炒麦芽 10 克，花椒 5 克。

【用法】共捣烂，用纱布包敷胃脘处。每日 1 剂，分 2 次敷，早晚各 1 次。

一般使用 1~2 剂。对于小儿应酌减剂量，切忌直接放在胃脘皮肤处敷，须用纱布包敷，以免损害皮肤。

【功效】适用于消化不良。

芋头

【组成】芋头 50 克。

【用法】削皮洗净后切成小块，放蒸锅中蒸熟，出锅后蘸少量陈醋食用。

【分析】早在梁朝陶弘景《名医别录》中就有关于芋头的记载，言其"主宽肠胃，光肌肤，滑中"。中医认为，芋头性味甘、辛、平，入大肠、胃经，有解毒、散结、健脾胃、消食积之功效，本品少食可助消化，治疗消化不良。

【功效】可助消化，治疗消化不良。

九、胃病

粉光参鱼汤

【组成】虱目鱼 1 条，粉光参 10 克，白术 10 克，茯苓 10 克，枸杞子 6 克，生姜 5 片，米酒 10 毫升。

【用法】虱目鱼洗净、切小块，放锅里，再把所有食材洗净后放入锅里，加 2000 毫升水，置入电饭锅中煮熟。

【功效】能改善吃不下饭、消化不良、腹部胀气、大便溏泻等情况，适合经常肠胃胀气或不舒服的人食用。

陈皮猪肉粥

【组成】瘦猪肉 50 克，陈皮 6 克，皮蛋 1 颗，葱 1 根，白米 1 杯，少许食用油，少量盐。

【用法】煮好白饭，锅里放少许食用油，加入瘦肉、葱段后炒，加入适量水，等沸后加入陈皮约煮 2 分钟，再加入白饭、瘦肉丝、皮蛋、葱段等一起煮成粥，熟后加盐调味即可。

【功效】可改善肠胃胀气、打饱嗝、胃口差、消化不良等症状，适合肠胃胀气或不舒服者食用。

鸡蛋壳制酸止痛

【组成】鸡蛋壳适量。

【用法】将鸡蛋壳洗净打碎，放入铁锅内用文火炒黄（不能炒焦），然后研成粉，越细越好。每天 1 个鸡蛋壳的量，分 2 次在饭前或饭后用温开水送服。

【分析】胃酸可以帮助消化，但如果分泌过多会出现反酸、胃灼热、吐酸水等现象，甚至造成胃溃疡或十二指肠溃疡等严重疾病。鸡蛋壳是一味中药，具有制酸止痛、收敛止血的功效。现代研究发现，鸡蛋壳的主要成分是碳酸钙，约占 93%，有抑酸作用，研成粉末覆盖在炎症或溃疡表面，可降低胃酸浓度，起到保护胃黏膜的作用。另外，

鸡蛋壳的内膜对溃疡性疾病有很好的治疗效果，它曾经被中医称为"凤凰衣"，专做治疗胃病药方里的药引，因此能起到辅助鸡蛋壳保护胃黏膜的作用。

【功效】降低胃酸浓度，起到保护胃黏膜的作用。

鲫鱼椒姜汤

【组成】鲫鱼 500 克，豆豉、胡椒、干姜、陈皮适量。

【用法】鲫鱼洗净切片，水煮沸，加入豆豉、胡椒、干姜、陈皮，空腹食之。

【功效】适用于不能下食，虚弱无力，胃部饱满，遇寒则发，喜温喜按，形寒肢冷者。

椒姜粥

【组成】胡椒面 1 克，大米或小米 50 克。

【用法】胡椒面 1 克加入大米或小米 50 克中煮粥服。

【功效】适于胃凉暴痛，遇冷痛甚，口淡乏味，泛吐清水者。

人参煨猪肚

【组成】猪肚 1 个，人参 15 克，干姜 6 克，葱白 7 根，糯米 150 克。

【用法】将猪肚洗净，葱折去须切段，糯米洗净，一起放入猪肚内，用线缝合。

砂锅内加水，将猪肚放入锅内，先用大火烧沸，撇去汤面上的浮泡，改用小火煮至极烂熟后，温食。

【功效】治疗胃虚寒证，胃脘冷痛，食欲不振，大便泻泄。

瑞香汤

【组成】山药120克，乌梅、甘草各30克，陈皮、木香各3克。

【用法】将以上诸药为末，每次取适量做汤服食，每日2次。

【功效】主治肝脾不和、胃脘胀痛、大便溏薄等。

胃灵汤

【组成】党参15克，白术15克，佛手10克，白芍15克，蔻仁10克，砂仁10克，茯苓10克，鸡内金10克，扁豆10克，乌药10克，陈皮6克，生姜三片，大枣3枚，甘草6克。

【用法】水煎，每日服3次，早、中、晚，每次150毫升。

【分析】方中党参、白术、茯苓益气、健脾、砂仁、蔻仁、白芍消食和胃；扁豆、鸡内金、乌药化食止痛；佛手10克，陈皮、生姜、大枣健脾化湿，甘草调和诸药。

【功效】健脾和胃、疏肝理气、化湿止痛。主治各种急慢性胃病。

黄芪姜茶

【组成】黄芪15克、桂枝10克、大枣30克、白芍10克、生姜10克、饴糖30克。

【用法】先把黄芪、桂枝、生姜、白芍、大枣等中药材用热水煮熟后，放入饴糖溶化后即可饮用。

【功效】对补脾益气、温中祛寒、缓急止痛有帮助。

丹参元胡

【组成】丹参30克，元胡15克，砂仁10克，檀香6克。

【用法】水煎，分3次服，每日1剂。

【功效】适用于治疗胃黏膜脱垂症气滞血瘀型患者。

【注意】患者禁烟酒，吃清淡饮食。

酸辣卷心菜

【组成】卷心菜500克，米醋30克，花椒5粒，细盐、白糖各10克。

【用法】洗净切丝，加盐，腌半小时备用，泡辣椒30克切细丝，在炒锅内放少许油，先放花椒，油热后倒入卷心菜、辣椒丝，加上调味品等翻炒装盘。

【功效】溃疡病患者常食可促进溃疡面愈合和胃黏膜再生。

五辣暖胃酱

【组成】鲜蚕豆酱20克，醋5克，

白糖10克，花椒4粒，胡椒4粒，生姜3片，大蒜1~2瓣（切碎）。

【用法】先在炒锅内放入花生油少许，待油热后放入花椒、胡椒、姜、蒜煸炒出香味，加入酱、醋、糖、翻炒几下装盘。

【功效】平时用以佐餐食用，有开胃止痛之功效，适合胃溃疡、慢性胃炎伴有胃痛、胃寒、肢冷者。

中药治胃柿石

【组成】金钱草30克，甲珠8克，三棱10克，莪术10克，陈皮10克，木香10克，白豆蔻10克，大黄10克，玄明粉10克，鸡内金10克，谷芽15克，麦芽15克。

【用法】水煎服。

【分析】本方用白豆蔻、陈皮行气健胃，内金、麦芽、谷芽化滞消导，三棱、莪术、山甲消坚破积，金钱草化石，大黄、玄明粉攻积通下，可使胃柿石裂解，随大便排出。

【功效】消导化滞，消坚破积。适用于治疗胃柿石。

姜枣桂圆汤

【组成】干姜片10克，红枣30克，桂圆30克，红糖20克。

【用法】加水500毫升后煎煮15分钟，早晚服用。连续吃一段时间。

【功效】有温胃调补之功效，适用

于治疗慢性胃炎、胃神经官能症等。

蜂蜜水

【组成】蜂蜜适量。

【用法】每次取蜂蜜15克，水冲服。胃酸分泌过多者，应在饭前一个半小时服用蜂蜜水，这样可减少胃酸的分泌。另外，服用蜂蜜水的温度应以温热为宜（一般用60℃的水冲，放置到40℃左右服用），温热的蜂蜜水可使胃酸浓度降低。

【分析】蜂蜜味甘，性平。归肺、脾、大肠经。《本经》记载，蜂蜜能"安五脏诸不足，益气补中，止痛，解毒，除众病，和百药"，可以用于多种疾病的辅助治疗。胃病患者喝了蜂蜜水后，可以在胃黏膜形成一层保护膜，对胃病的恢复有很大帮助。

【功效】合理引用，对胃酸分泌过多有积极的治疗作用。

胡椒猪肚汤

【组成】胡椒3克，猪肚半个，猪碎骨150克，生姜3片，腐竹60克，白果12个。

【用法】猪肚反转后彻底冲洗干净内壁滑腻污物，再用生粉或盐搓揉一遍，冲洗后与所有食材一同放入瓦煲，加入2500毫升水（约10碗），武火煮沸后改文火煲2.5小时，下盐即可。

【功效】驱寒祛湿，补气健脾，主

治胃冷痛。

紫菜南瓜汤

【组成】虾皮、南瓜块、紫菜各适量。

【用法】虾皮、南瓜块同煮 30 分钟后，放紫菜、搅好的鸡蛋液，煮开加入佐料即成。

【分析】南瓜所含的果胶可以保护胃肠道黏膜，使之免受粗糙食品刺激，促进溃疡面愈合，适宜于胃病患者。南瓜所含成分能促进胆汁分泌，加强胃肠蠕动，有助于食物消化。

【功效】养胃护肝补肾。

二陈汤加味

【组成】清半夏、茯苓、苍术各 15 克，陈皮、白术各 12 克，甘草、升麻、柴胡、生姜各 10 克。

【用法】4 剂，水煎，每日 1 剂，分早、晚 2 次口服。

【分析】苍术、白术伍用出自《张氏医通》，用以治疗脾虚痰食不运。柴胡、升麻在《本草纲目》曰："升麻引阳明清气上行，柴胡引少阳清气上行，此乃禀赋虚弱，元气虚馁，及劳役饥饱，生冷内伤，脾胃引经最要药也。"

【功效】利湿补气，升清降浊。适用于胃脘痞满，症见食后症状加重，神疲乏力，少气懒言，头晕，头重如裹，小便少，大便不通。为中气不足，湿停遏阳，升降失常所致。

滋胃饮

【组成】乌梅肉 6 克，炒白芍、北沙参、大麦冬、石斛、丹参、生麦芽各 10 克，炙甘草、玫瑰花各 3 克，炙鸡内金 5 克。

【用法】诸药加水适量，先浸泡 15 分钟，然后用武火煎煮至沸后改用文火煎煮 20 分钟，去渣取汁约 300 毫升即可。每日 1 剂。

【功效】具有滋养胃阴、疏肝柔肝的功效。适用阴虚胃痛，多见于慢性萎缩性胃炎或溃疡病并发慢性胃炎迁延不愈、胃酸缺乏者，临床主要表现为胃部胀满隐痛或灼热而痛，食少乏味或饥而不欲食，甚至厌食不饥、干呕泛恶、口干渴、大便干燥、舌干质红等。

砂仁生姜粥

【组成】砂仁、生姜各 10 克，大米 50 克。

【用法】先煎砂仁、生姜，取浓缩汁 60 毫升。然后用水 600 毫升与大米煮熬至粥稠，再加入药汁稍煮一会儿即成，候温食用。食用时可加少量糖（以红糖为宜），但不宜过甜，因过甜有碍开胃。

【功效】温胃行气，止呕降逆，主

治虚寒性胃病。

十、胰腺炎

砂仁薏苡仁粥

【组成】春砂仁 5 克，粳米 100 克，薏苡仁 30 克。

【用法】先用纱布将春砂仁包好；粳米淘净后，加适量水，与薏苡仁一起煮成稀粥；然后加入砂仁药袋再煮 5 分钟，去药袋调味即可饮服。

【功效】理气燥湿、止痛，主治老年人慢性胰腺炎，症见腹部隐痛，口淡不渴。

山药茯苓粥

【组成】淮山药 30 克，茯苓 20 克，粳米 100 克。

【用法】上药洗净后，加适量水，一起煮成稀粥，即可饮服。

【功效】益气健脾，主治慢性胰腺炎之脾气虚弱，症见脘腹部疼痛，食少，消瘦，疲倦乏力，便稀。

清炖鲫鱼

【组成】鲫鱼 1 条（约 300 克），橘皮 10 克，春砂仁 3 克，精盐 3 克，葱白、植物油适量。

【用法】将鲫鱼 1 条（约 300 克）去鳞及内脏，洗净；橘皮、春砂仁用纱布包好，精盐 3 克，葱白、植物油适量。将上述诸物加适量水，一起炖至烂熟后，去药包即可食用。

【功效】行气、利水、燥湿，主治老年人慢性胰腺炎，症见腹部胀痛、食少。

柴胡龙胆汤

【组成】龙胆草 6 克，山栀 9 克，黄芩 9 克，黄连 3 克，茵陈 15 克，生地 12 克，柴胡 12 克，丹参 12 克，大黄 9 克，蒲公英 15 克，白花蛇舌草 30 克，土茯苓 30 克，薏苡仁 30 克，茯苓 12 克，郁金 12 克。

【用法】水煎服。

【分析】瘀血内阻加丹参、桃仁、红花、水红花子、七叶一枝花等；阴虚加鳖甲、知母、地骨皮、银柴胡、西洋参、蛇莓等；气虚加党参、白术、黄芪、陈皮、甘草；胀痛加郁金、香附、八月扎、枳壳、枯叶等；胃肠道出血加大黄、白及、参三七、血余炭、墨旱莲、生地榆、侧柏炭。

【功效】清热解毒，活血化瘀。主治胰腺癌。

豆蔻粥

【组成】肉豆蔻 10 克，生姜 10 克，粳米 50 克。

【用法】先将粳米煮粥，待煮沸后，加入肉豆蔻末及生姜，熬成粥后服。

【功效】可理气止痛，散寒，治疗

急性胰腺炎有寒象者。

乌梅茶

【组成】乌梅2颗。

【用法】去核捣碎，开水冲泡，加盖闷15~20分钟后饮用，每天1次，连用3周。

【分析】高血脂性胰腺炎多伴有胆道疾病（胆结石、胆囊炎等），胆总管的阻塞常导致胆汁反流，激活胰蛋白酶原，引起胰腺的炎症。乌梅中含有丰富的柠檬酸及齐墩果酸，能够降低血脂、促进胆囊收缩、利于胆汁引流，减少和防止胰腺损伤。

【功效】能有效保护胰腺，防止胰腺炎。

胰腺炎中药敷贴方

【组成】大黄、黄柏、姜黄、白芷各15克，天南星、陈皮、苍术、厚朴、甘草各10克，天花粉20克。

【用法】将上药共研细末混匀，用食醋调成糊状，敷贴于腹部压痛部位。敷贴范围应超过腹部压痛范围3~5厘米，厚度约0.8厘米。每天换药1次，3~5天为1个疗程。

【功效】适用于胰腺炎的治疗。

泻胰方

【组成】柴胡15克，生白芍15克，金铃子15克，黄芩10克，黄连10克，木香10克，元明粉（冲）10克，延胡索12克。吐蛔者可加乌梅10克、槟榔10克。

【用法】上药用冷水浸半小时，煎2汁。生大黄则另用温开水浸半小时以上，并不时用筷子拌动，以加快有效成分的浸出。药汁可顿服或分2次服。

【功效】清热通腑，理气止痛。主治急性胰腺炎。

胆胰汤

【组成】茵陈20克，黄芩10克，银花15克，香附10克，川楝子10克，枳实10克，白芍20克，法半夏10克，柴胡10克，大黄（后下）15克，黄连6克，蒲公英15克，甘草6克。如药后大便未通者，另加煎大黄20克。

【用法】水煎服。

【功效】清热利湿解毒，行气止痛健胃。主治急性胰腺炎。

柴胡陷胸汤

【组成】柴胡9克，黄芩9克，半夏9克，白芍15克，枳实10克，大黄10克，芒硝12克，甘遂3克。

【用法】水煎服。

【分析】有发热者加银花、连翘、蒲公英；呕吐者加代赭石、竹茹；腹胀者加川朴、青风藤；黄疸者加山栀、茵陈、龙胆草；吐蛔加槟榔、使君子、苦楝根皮；

挟瘀者加桃仁、赤芍；腹痛剧烈者加延胡索、川楝子。

【功效】和解通下，清热逐水。主治急性胰腺炎。

十一、肥胖

枸杞子茶

【组成】枸杞子15克。

【用法】每日2次，每次15克，代茶冲服。

【功效】滋肾润肺，补肝明目。主治肥胖症。

黄芪党参

【组成】黄芪30克，党参、苍术、丹参、山楂、大黄、荷叶、海藻各15克，白术、柴胡、陈皮、姜黄、泽泻、决明子各10克。

【用法】上药水煎。每日1剂，每剂分3次服，早、中、晚饭前半小时各服1次，1个月为1个疗程。

【功效】健脾益气，活血理气，通腑导滞，降浊化饮。主治肥胖症。

苍术山楂

【组成】炒苍术、山楂、何首乌、怀山药、泽泻各100克，制半夏、陈皮、制香附、白茯苓、车前子（包煎）、生地黄、桔梗、炒枳实、川牛膝、丹皮、白芥子、红花、生蒲黄（包煎）各60克，大黄30

克，姜汁30毫升，竹沥60毫升。

【用法】诸药共粉碎细面，兑入竹沥、姜汁，水泛为丸如小绿豆大，每次服5克，每日3次，饭后开水送服。3个月为1个疗程。

【功效】理气散湿，消痰减肥。主治单纯性肥胖症。

白芍泽泻

【组成】白芍20克，泽泻、汉防己、乌梅、荷叶、茯苓、黄柏各10克，柴胡8克。

【用法】将上药水煎3次后合并药液，分早、晚2次口服。待体重接近正常标准时，可按上述组成配成蜜丸，每丸重9克，每日2丸，分2次口服。

【功效】主治单纯性肥胖症。

冬瓜烧香菇

【组成】冬瓜250克，水发香菇50克。

【用法】将冬瓜切成小方块，香菇浸泡后切块。锅中加油烧热，倒入冬瓜、香菇及泡香菇水，烧数分钟，加食盐、味精等调味，至熟即可。佐餐食用。

【功效】清热健脾。

雪梨兔肉羹

【组成】兔肉500克，雪梨400克，车前叶15克。

【用法】雪梨榨汁，车前叶煎取汁100毫升，兔肉煮熟后，加梨汁、车前汁及琼脂同煮，成羹后入冰箱，吃时装盘淋汁即可，可作点心食用。

【功效】清热祛痰，利湿减肥。

降脂饮

【组成】枸杞子10克，首乌15克，决明子15克，山楂15克，丹参20克。

【用法】药共放砂锅中，加水适量，以文火煎煮，取汁约1500毫升，储于保温瓶中。每日1剂，作茶频饮。

【功效】活血化瘀，轻身减肥。

菊楂决明饮

【组成】菊花10克，生山楂片15克，决明子15克。

【用法】将决明子打碎，与菊花、生山楂片共放锅中，水煎代茶饮。每日1剂，代茶频饮。

【功效】活血化瘀，降脂减肥。

薏仁荷叶茶

【组成】干荷叶60克，生山楂10克，生薏米10克，橘皮5克。

【用法】上药共制细末，混合，放入热水瓶中，用沸水冲泡即可。每日1剂，不拘时代茶饮。

【功效】理气行水，降脂化浊。

乌龙茶

【组成】乌龙茶3克，槐角18克，首乌30克，冬瓜皮18克，山楂肉15克。

【用法】先将槐角、首乌、冬瓜皮、山楂肉4味加适量清水煎沸20分钟，取药汁冲泡乌龙茶即成。每日1剂，不拘时饮服。

【功效】消脂减肥，健身益寿。

薏米赤豆粥

【组成】薏米50克，赤小豆50克，泽泻10克。

【用法】将泽泻先煎取汁，用汁与赤小豆、薏米同煮为粥。可作早、晚餐或点心服食。

【功效】健脾利湿，减肥。

萝卜汤

【组成】红、白萝卜各250克，姜10克，调料各适量。

【用法】将红白萝卜洗净、切块，加入姜块、清水同煮，至熟透，加入食盐、味精调味即可。饮汤吃萝卜。

【功效】有减肥功效。

第十三章

肛肠科

中华传统养生智慧

一、阑尾炎

石膏薏苡仁汤

【组成】生石膏、薏苡仁、蒲公英、金银花各25克，大黄、败酱草、牡丹皮、桃仁各15克，元胡、川楝子各12克。

【用法】水煎服。每日1剂。

【功效】治慢性阑尾炎。

赤芍汤

【组成】赤芍50克，泽泻25克，白术、茯苓各12克，当归、川芎各10克，败酱草30克。

【用法】水煎服。每日1剂。

【功效】治慢性阑尾炎。

白红草汤

【组成】白毛夏枯草、红藤各30克，枳壳、木香各15克。

【用法】水煎服。每日1剂。

【功效】治慢性阑尾炎。

香附汤

【组成】香附15克，栀子、枳实、桃仁、麦芽、山楂、木香、鸡内金各10克，远志、神曲、枳壳、甘草各5克。

【用法】水煎服。每日1剂。

【功效】治慢性阑尾炎。

凤仙花汤

【组成】凤仙花全草1000克。

【用法】加水煎。分数次服。每日1剂。

【功效】治慢性阑尾炎。

金银花蒲公英煎剂

【组成】金银花12克，蒲公英、紫花地丁各15克，白花蛇舌草、大黄各10克，川楝子、丹皮各9克，赤芍10克，虎杖15克。

【用法】水煎服，每日1剂。

【功效】清热解毒，化瘀消痛，适用于热毒内蕴所致慢性阑尾炎，腹痛拒按，右下腹压痛较明显，有反跳痛，腹皮挛急，或可扪及包块，伴身热口渴食少脘痞，恶心呕吐，大便秘结或便溏不爽。

赤芍败酱草

【组成】赤芍12克，败酱草50克，蒲公英50克，金银花50克，木香10克，元胡10克，当归20克，桃仁10克，紫花地丁30克，大黄10克，后下。

【用法】水煎服。早、晚饭前2小时服。

【功效】治慢性阑尾炎及慢性阑尾炎急性发作者。

银花当归煎剂

【组成】银花90克，当归60克，生地榆30克，麦冬3克，玄参30克，生甘草9克，薏苡仁15克，黄芩30克。

【用法】清水煎2次，滚后5分钟，分2次空腹服，每隔6小时服1次。

【功效】用于急性阑尾炎。

丹皮薏苡仁煎剂

【组成】丹皮15克,薏苡仁30克,瓜蒌仁或冬瓜仁6克,桃仁20粒(去皮研末)。

【用法】水煎服,每日1剂。

【功效】用于阑尾炎化脓期,或腹中急痛,烦热不安,或胀满不食。还可应用于慢性阑尾炎。

木香汤

【组成】木香、金银花、蒲公英各25克,牡丹皮、川楝子、大黄各12克。

【用法】加水煎沸15分钟,滤出药液,再加水煎20分钟,去渣,两煎所得药液兑匀,分服。每日1~2剂。

【功效】治慢性阑尾炎。

大田螺荞麦

【组成】大田螺、荞麦面各适量。

【用法】大田螺捣碎,去壳,将其肉捣成烂泥,用荞麦面拌成糊,再捣和。摊于布上贴在腹上阑尾部,每日换药2次。

【功效】清热解毒。用于治疗阑尾炎。

鲜姜芋头泥

【组成】鲜姜、鲜芋头、面粉各适量。

【用法】先将姜和芋头去粗皮,洗净,捣烂为泥,再加适量面粉调匀。外敷患处,每日换药1次,每次敷3小时。

【功效】散瘀定痛。用于治疗急性阑尾炎及痛。

葫芦子大血藤

【组成】葫芦子50克,大血藤50克,繁缕50克。

【用法】水煎。分早、晚2次服。

【功效】润肠消炎。用治阑尾炎。

金银花连翘

【组成】金银花30克,连翘30克,败酱草15克,大黄(后下)15克,玄明粉(冲)9克,丹皮9克,冬瓜子18克,桃仁9克,丹参20克,白芍24克,柴胡6克,薏苡仁18克。

【用法】水煎服,每日1剂。

【功效】消炎止痛,活血通便。用于治急性阑尾炎(未化脓者)。

五灵脂赤小豆

【组成】五灵脂9克,蒲黄9克,乳香6克,没药6克,赤小豆30克,玄胡10克,川楝子10克,乌药10克,桃仁10克,赤芍12克,败酱草30克,冬瓜仁15克。

【用法】水煎服,每日1剂。

【功效】活血化瘀,消肿止痛。用于治疗慢性阑尾炎,本病初起疼痛多在胃脘,恶心呕吐,继则局限于右下腹,麦氏点处压痛,偶或触及索状物,脉多缓和。

二、痔疮

鳖头骨

【组成】鳖头骨1个，陈醋适量。

【用法】用鳖头骨磨醋，取汁抹于肛门患处，1~2次即愈。

【功效】消肿止痛。用于治疗痔疮肿痛。

黑木耳柿饼汤

【组成】黑木耳3~6克，柿饼30克。

【用法】将黑木耳、柿饼去杂洗净，切碎，加水煮汤服食。每日2剂。

【功效】清热润燥，凉血止血。用于治疗痔疮出血，大便干结。

丝瓜肉片汤

【组成】丝瓜200克，猪瘦肉120克，调料适量。

【用法】按常法煮汤服食。每日1剂，2次分服，连服5~7日。

【功效】清热解毒，凉血止血。用于治初期内痔便血。

马钱子

【组成】生马钱子数枚，醋适量。

【用法】将生马钱子去皮放在瓦上用醋磨成汁，敷于患处，每日1~3次。

【功效】散结消肿，通络止痛。适用于外痔。

硝黄桃红汤

【组成】大黄、桃仁、黄连、夏枯草各30克，红花、芒硝各20克。

【用法】将前5味药煎水去渣。加芒硝20克入煎液中拌匀。先用蒸汽熏洗肛门2~3分钟，待药液不烫时，坐入其内约20~30分钟，每日1~2次。

【功效】治疗血栓性外痔，一般1~2剂即可见效，2~3天痊愈。

鲜案板草

【组成】鲜案板草2000克，干品500克。

【用法】上药为1次药量，加水煎开10分钟后倒入盆中，待温时，坐浴30分钟，再将药渣敷于患处30分钟，每天3次，4天为1个疗程。

【功效】治外痔。

生地苦参汤

【组成】生地、苦参各30克，生大黄、槐花各9克。

【用法】水煎服。

【功效】治痔核出血。

地榆汤

【组成】地榆30克，红鸡冠花30克，生大黄15克。

【用法】水煎服。

【功效】治痔核出血。

香蕉蔬菜粥

【组成】香蕉、绿色蔬菜各 100 克，粳米 70 克，食盐适量。

【用法】香蕉去皮捣成泥，蔬菜切成丝。粳米煮粥至熟时，加入香蕉泥和蔬菜。煮沸后，加入食盐。每天早餐服食。

【功效】适用于痔疮的治疗。

木耳

【组成】黑木耳 30 克。

【用法】将木耳摘去污物，洗净。加水少许，文火煮成羹，服食。

【功效】益气、凉血、止血。适用于内外痔疮患者。

花椒艾叶皮硝

【组成】花椒、艾叶、葱白、五倍子、马齿苋、茄根、皮硝各等份。

【用法】锉碎水煎，先熏后洗。

【功效】治痔漏。

丝瓜

【组成】丝瓜适量。

【用法】烧存性，研末，酒服 6 克。每日 1 剂。

【功效】主治肛门久痔。

香菜外洗

【组成】香菜 250 克。

【用法】洗净香菜，用热水煎，熏洗患处。

【功效】治疗痔疮。

南瓜子

【组成】南瓜子 100 克。

【用法】加水煎煮，趁热熏肛门，每日最少 2 次。

【功效】对内痔有效，连熏数天即愈。

【注意】熏药期间禁食鱼类发物。

茄子

【组成】茄子适量。

【用法】将其切片，烧成炭，研成细末。每日服 3 次，每次 10 克，连服 10 天。

【功效】清热止血。适用于内痔。

炒槐角

【组成】炒槐角 240 克，生地 240 克，大黄 150 克，炒枳壳 120 克，当归 180 克，白芷 120 克，焦地榆 120 克，黄连 120 克，黄芩 120 克，炒二丑 120 克，栀子 120 克，甘草 120 克。

【用法】将药物共碾为细末，炼蜜后制梧桐子大丸。每日服 1~2 次，饭前开水送下，每次 20~30 粒；以大便通利为适度。服药后大便仍干燥者，可增至 50 粒；大便稀泻者，须停服或减量。

【功效】清热利便，止血止痛。用于治疗痔疾肿痛，大便干燥，肛门破裂疼痛下血。

金针菜红糖

【组成】金针菜100克，红糖100克。

【用法】用水1碗煮熟吃。

【功效】治内外痔。

绿豆猪大肠

【组成】绿豆200克，猪大肠1节。

【用法】将绿豆放入猪大肠内，两头扎紧，炖熟吃。

【功效】治内外痔。

三、便秘

冰糖炖香蕉

【组成】香蕉2只，冰糖适量。

【用法】将香蕉去皮，加冰糖适量，隔水蒸。每日服2次，连服数日。

【分析】香蕉是淀粉质丰富的有益水果，味甘性寒，可清热润肠，促进肠胃蠕动，另外，香蕉含有许多纤维，可刺激肠胃蠕动，帮助排便。

止咳润肺解酒，清脾滑肠；脾火盛者食之，反能止泻止痢——《本草求原》。

【功效】清热润燥，解毒滑肠，补中和胃。适用于缓解虚弱病人的便秘。

【注意】脾胃虚寒、便溏腹泻者不宜多食、生食，急、慢性肾炎及肾功能不全者忌食。

胖大海

【组成】胖大海5枚，蜂蜜适量。

【用法】将胖大海放在茶杯或碗里，用沸水约150毫升冲泡15分钟，待其发大后，少量分次饮服，并且将涨大的胖大海也慢慢吃下，胖大海的核仁勿吃，一般饮服1天大便即可通畅。

【分析】胖大海，味甘，淡，性凉，归肺、大肠经。药用部分为梧桐科植物胖大海的干燥成熟种子。可以清热润肺，利咽解毒，润肠通便。用于肺热声哑，干咳无痰，咽喉干痛，热结便闭，头痛目赤。用于开肺气，清肺热。有时常配蝉蜕治肺热声咳。胖大海为寒凉之品，又归于大肠经，具备清肠通便的作用，故可用于大肠热积引起的便秘、排便不畅。但胖大海的通便之力不强，只适用于轻症，且须配伍其余泻下药同用。

治火闭痘，并治一切热证劳伤吐衄下血，消毒去暑，时行赤眼，风火牙疼，虫积下食，痔疮漏管，干咳无痰，骨蒸内热，三焦火症——《纲目拾遗》。

【功效】大肠热积引起的便秘、排便不畅。

【注意】脾胃虚寒者，当慎用胖大海。另外，女性经期也当慎用。

冬瓜瓤

【组成】冬瓜瓤500克，麻油15毫升。

【用法】冬瓜瓤水煎取汁300毫升，冲麻油服之。

【功效】主治便秘，老年性便秘。

生甘草

【组成】生甘草2克。

【用法】取生甘草2克，用15~20毫升开水冲泡服用。每日1剂。

【分析】生用主治咽喉肿痛，痈疽疮疡，胃肠道溃疡以及解药毒、食物中毒等；蜜炙主治脾胃功能减退，大便溏薄，乏力发热以及咳嗽、心悸等。

【功效】补脾益气，清热解毒。

牛奶蛋花

【组成】牛奶250克，鸡蛋1个，蜂蜜适量。

【用法】将鸡蛋打入牛奶中，煮沸后待温，调入适量蜂蜜，顿服，每日早晨服1次。

【功效】适用于习惯性便秘者。

白萝卜

【组成】白萝卜250克。

【用法】白萝卜洗净去皮，切块，加水煮烂后食用。

【分析】白萝卜中的膳食纤维含量很高，尤其是叶子中含有的植物纤维更是丰富。这些植物纤维可以促进肠胃蠕动，消除便秘，可起到排毒的作用，从而改善皮肤粗糙、粉刺等情况。

【功效】适用于习惯性便秘。

麻油蜜

【组成】蜂蜜50克，麻油25克。

【用法】先将麻油倒入蜂蜜中拌匀，接着边搅拌边加入温开水，将其稀释成均匀的液体后即可服用。

【分析】麻油，是芝麻油，一般黑芝麻食用，白芝麻榨油，它是从胡科植物芝麻成熟种子榨取的脂肪油。医学认为：本品性味甘、凉，具有润肠通便、解毒生肌之功效。据《本草纲目》记载："有润燥、解毒、止痛、消肿之功。"《别录》说："利大肠，胞衣不落。生者摩疬肿，生秃发。"

【功效】适用于肠燥便秘、大便干结者。

麻油菠菜

【组成】菠菜100克，麻油适量。

【用法】将菠菜用开水烫熟，捞出，加入麻油拌匀后食用。

【分析】麻油具有润肠通便、解毒生肌之功效，菠菜含有大量的植物粗纤维，具有促进肠道蠕动的作用，利于排便，且能促进胰腺分泌，帮助消化。两者结合对治疗便秘有很好的效果。

【功效】适用于大便不畅者。

紫苏子粥

【组成】紫苏子 12 克、麻仁 12 克、粳米 100 克。

【用法】将苏子、麻仁捣烂如泥，加水慢研，滤汁去渣，同粳米煮为稀粥食用。

【功效】润肠通便。适用于老人、产妇、病后及体弱等大便不通，燥结难解者。

首乌粥

【组成】制首乌 30~60 克，大米 50 克、红枣 5 枚。

【用法】首乌，先煎取浓汁，去药渣，再用首乌汁同大米、红枣入砂锅加水熬粥，食用时加少许冰糖调味。

【功效】补肝肾、益气血、润肠通便。适用于老年人血虚肠燥之习惯性便秘。

无花果粥

【组成】无花果 30 克、大米 50 克，蜂蜜适量。

【用法】先用大米熬粥，至粥沸后放入无花果，食用时加适量蜂蜜即可。

【分析】无花果能清肠润燥，善疗痔疮，蜂蜜亦有良好的滋补润肠功效。

【功效】用于老人便秘兼痔疮者。

黑芝麻粉

【组成】黑芝麻 60 克，大黄 60 克，茶叶 15 克。

【用法】研成细末，每次用 10 克，开水冲服。

【功效】适用于大便秘结不解。

决明子茶

【组成】决明子 20~30 克。

【用法】决明子加入 700 毫升水，熬到汤收到一半时关火。代茶温服。

【分析】决明子，性味甘，苦、咸、微寒，归肝、大肠经——《中国药典》。药用部分为豆科一年生草本植物决明或小决明的干燥成熟种子。决明子含有多种维生素和丰富的氨基酸、脂肪、碳水化合物等，决明子茶润肠通便的功能能解决现代人便秘的问题，可以治疗大便燥结，帮助顺利排便。

【功效】温和的通便剂，还具有治疗高血压和醒酒的功效。

芦荟茶

【组成】芦荟若干。

【用法】洗净的芦荟切成 8 毫米厚的薄片，放入锅中加入水，没过芦荟即可。用小火煮熟后滤出芦荟饮用。

【分析】芦荟所含的蒽醌类化合物衍生物在肠管中释放出芦荟大黄素，能有效地刺激大肠蠕动，发挥刺激性泻下作用。

【功效】调理肠胃和导泻的作用。

奶蜜葱汁

【组成】牛奶 250 克，蜂蜜 100 克，葱白 100 克。

【用法】先将葱白洗净，捣烂取汁；牛奶与蜂蜜共煮，开锅下葱汁再煮即成。每早空腹服用。

【功效】补虚、除热、通便。治老人习惯性便秘。

菊花决明子粥

【组成】菊花 10 克，决明子 10~15 克，粳米 50 克，冰糖适量。

【用法】先把决明子放入砂锅内炒至微有香气，取出，待冷后与菊花煎汁，去渣取汁，放入粳米煮粥，粥将熟时，加入冰糖，再煮 1~2 沸即可食。每日 1 次，5~7 日为 1 个疗程。

【功效】清肝明目，降压通便。适用于高血压、高脂血症，以及习惯性便秘等。

【注意】大便泄泻者忌服。

胡萝卜

【组成】鲜胡萝卜若干。

【用法】鲜胡萝卜煮熟后蘸蜂蜜吃下，每次吃 3 两左右，每天 2~3 次。

【功效】治老年便秘及大便干燥特别有效。

红薯大枣蜜

【组成】红薯 300 克，大枣 50 克，蜂蜜 25 克。

【用法】将红薯去皮切碎，同大枣一起用水 500 毫升武火煮至约 300 毫升加入蜂蜜，再用文火煮 5~10 分钟，待凉后早晚服用，连汤带渣同时吃，每日 1 剂，服 3~4 天见效。

【功效】除热通便。

蜂蜜苹果汁

【组成】苹果 250 克，洋槐花蜂蜜。

【用法】苹果去皮，洗净，切小块，把苹果放入搅拌机，放适量纯净水，搅拌 40 秒，把苹果汁过滤出来，加适量蜂蜜搅拌均匀即可。

【分析】苹果中含有丰富的水溶性食物纤维——果胶。果胶有保护肠壁、活化肠内有用的细菌、调整胃肠功能的作用，所以它能够有效地清理肠道，预防便秘。同时，苹果里的纤维，能使大便变得松软，便于排泄。另外苹果里的有机酸，能刺激肠子蠕动，有助于排便。

【功效】清理肠道，有助于排便。

四、结肠炎

五倍子粥

【组成】五倍子 5 克，小米（或糯米）

50克。

【用法】将五倍子敲破，剔去杂质，用食醋炒后，晒干研细末，装瓶备用。小米（糯米）煮粥，待凉到40℃左右时，加入5克五倍子粉，与小米粥混匀，慢慢吃下。每天2次，连用10天。

【功效】治慢性结肠炎。

牛奶燕麦粥

【组成】燕麦片50克，牛奶250毫升。

【用法】燕麦片加入沸水中煮熟，再加牛奶煮至微沸即可，每天食用1次。

【分析】牛奶中含有的丁酸，可起到保护结肠黏膜、抑制炎症的效果；燕麦中含丰富的谷氨酰胺和膳食纤维，在肠道中被双歧杆菌及真菌转化成乳酸、醋酸和丁酸，可以调节结肠运动，减轻腹泻症状。这2种食物同时食用还可预防结肠炎恶变为结肠癌。

【功效】用于老年人结肠炎反复发作，主要表现为排便次数增多、大便呈糊状、便中带有黏液或脓血，常伴有腹痛、腹胀及里急后重感等。

【注意】中老年人不可食用过量。

香附白芍外敷

【组成】香附、白芍、厚朴、沉香、丁香，按2：2：1：1：1的比例取药。

【用法】上药研成细末。每次用药3~5克，以麻油调成膏状。脐部用75%酒精消毒后将药填敷脐中，外盖胶纸固定。每天换药1次，5次为1个疗程，间隔2天后行第2疗程。2个疗程后改隔天敷药1次，并逐渐延长间隔天数至停药。

【功效】适用治疗结肠炎，症见腹部痉挛、下痢，而且一直需要排泄，通常粪便带血。

藿香正气水

【组成】丁香、黑胡椒各等份。

【用法】共研细末，装瓶备用。使用时每次取药末适量，用藿香正气水调匀，外敷于肚脐孔处，敷料包扎，胶布固定，每日换药1次，连续3天。

【功效】可芳香化湿，理气止痛。用于治疗结肠炎。

土豆麦仁粥

【组成】大麦仁100克，土豆300克，精盐、葱花、植物油适量。

【用法】土豆去皮，切小丁。大麦仁去杂，洗净。锅上火，放油烧热，放葱花煸香，加水，放入大麦仁烧至沸，加土豆丁煮成粥，加盐。每天早、晚分食。

【功效】对溃疡性结肠炎有疗效。

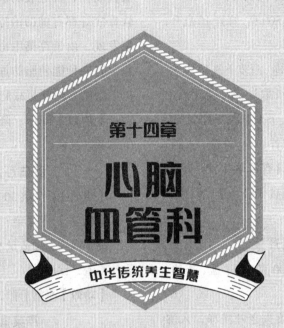

第十四章

心脑血管科

中华传统养生智慧

一、高血压

蜂蜜荠菜白萝卜汁

【组成】白萝卜500克,蜂蜜10毫升,荠菜50克。

【用法】荠菜洗净,白萝卜洗净切丝,二者用洁净白纱布绞取汁液。在汁液内调入蜂蜜,拌匀即成。每日2次,每次1剂。

【分析】萝卜味甘、辛、性凉,入肺、胃、肺、大肠经;具有清热生津、凉血止血、下气宽中、消食化滞、开胃健脾、顺气化痰的功效。

糖醋芹菜

【组成】芹菜500克,糖、盐、香油、醋各适量。

【用法】将芹菜去老叶洗净,入沸水焯过,待茎软时,捞起沥干水,切寸段,加糖、盐、醋拌匀,淋上香油,装盘即可食用。

【分析】芹菜,其性凉,味甘,无毒。芹菜中富含蛋白质、碳水化合物、胡萝卜素、B族维生素、钙、磷、铁、钠等,叶茎中还含有具有药效成分的芹菜苷、佛手苷内酯和挥发油,具有较高的药用价值。具有降血压、降血脂、防治动脉粥样硬化的作用。同时,具有平肝清热,祛风利湿,除烦消肿,凉血止血,解毒

宣肺,健胃利血,清肠利便,润肺止咳,降低血压,健脑镇静的功效。对高血压、血管硬化、神经衰弱、头痛脑涨、小儿软骨症等都有辅助治疗作用。国外科学家发现,由于芹菜中富含水分和纤维,并含有一种能使脂肪加速分解、消失的化学物质,因此是减肥的最佳食品。

【功效】降压、降脂,孕妇、高血压患者可常食。

茭白芹菜

【组成】鲜芹菜30克,鲜茭白20克。

【用法】将芹菜、茭白分别切成小段,放于锅内,加适量水煎煮10分钟后,取汁去渣,饮服。

【功效】平潜肝阳,降血压。

芹菜蜜

【组成】芹菜500克,蜂蜜50毫升。

【用法】将芹菜洗净捣烂绞汁,拌蜂蜜温服,每日3次。

【功效】主治原发性高血压。

洋葱水

【组成】洋葱100克。

【用法】将洋葱切成块,加适量水放榨汁机里榨汁,一次服下,经常服用。

【功效】治高血压,保护心脏。

荷叶茶

【组成】鲜荷叶半张。

【用法】荷叶洗净切碎，加适量水，煮沸放凉后代茶饮用。

【分析】荷叶，苦涩，平，微咸，入心、肝、脾经——《医林纂要》：荷叶色青绿，气芬芳，是传统药膳中常选用的原料。清暑利湿，升发清阳，止血，降血压，降血脂。适用于中暑热致头昏脑胀、胸闷烦渴、小便短赤等。

【功效】荷叶的浸剂和煎剂具有扩张血管、清热解暑及降血压的作用。

冰糖豆腐粥

【组成】豆腐适量，粳米 60 克，冰糖适量。

【用法】豆腐煮硬米，煮好后加入冰糖，然后再煮 1~2 分钟。当粥饮。

【功效】适于高血压及食欲不振者。

醋浸花生米

【组成】生花生、精醋适量。

【用法】将花生米倒醋浸泡 7 天，早晚各 10 粒，待血压降后可隔日服用。

【功效】清热，可治高血压症。

海带绿豆汤

【组成】海带 150 克，绿豆 150 克。

【用法】将海带浸泡、洗净、切碎；绿豆洗净。共入锅内煮至烂熟，用红糖调服，每日 2 次。

【分析】海带，性味咸，寒，入肝、胃、肾三经——《本草再新》。海带含藻胶酸、昆布素，半乳聚糖等多糖类，海带氨酸、谷氨酸、天门冬氨酸、脯氨酸等氨基酸，维生素 B_1、维生素 B_2、维生素 C、维生素 P 及胡萝卜素，碘、钾、钙等无机盐。主要用于消痰软坚、泄热利水、止咳平喘、祛脂降压、散结抗癌。用于瘿瘤、瘰疬、疝气下坠、咳喘、水肿、高血压、冠心病、肥胖病。

【功效】具有补心，利尿，软坚，消痰，散瘿瘤作用。

菊花茶

【组成】甘菊（苏杭一带的大白菊或小白菊最佳）

【用法】每次用 3 克左右泡茶饮用，每日 3 次。

【分析】甘菊味微苦、甘香，入脾、胃、肝经——《本草经疏》。具有帮助睡眠，润泽肌肤的功效。可消除各种不适引起的酸痛，退肝火，消除眼睛疲劳。可治长期便秘，消除莫名紧张，眼睛疲劳，润肺、养生。可消除感冒所引起的肌肉酸痛以及偏头痛，且对胃及腹部神经有所助益。明目、退肝火，治疗失眠，降低血压，可增强活力、提神。增强记忆力、降低胆固醇。

【功效】平肝明目、清热解毒。对

高血压、动脉硬化患者有显著疗效。

花生壳饮

【组成】花生壳若干。

【用法】把花生壳洗干净，放入茶杯，以花生壳占一半为宜。把烧开的水倒满茶杯，当茶饮用。

【功效】降血压，又可以调整血中胆固醇含量。

鲜葫芦汁

【组成】鲜葫芦、蜂蜜各适量。

【用法】将鲜葫芦捣烂绞取其汁水，以蜂蜜调匀。每次服用半杯至1杯，每日2次。

【功效】除烦降压。

玉米须茶

【组成】玉米须60克。

【用法】将玉米须晒干，洗净加水煎。每日饮3次。

【分析】玉米须，性平，味甘淡，无毒，入膀胱、肝、胆经——《四川中药志》。含糖类、苹果酸、柠檬酸、维生素K、无机盐（钾盐特多）等。能促进胆汁分泌，降低其黏稠性及胆红素的含量，有较强的利尿作用，并能抑制蛋白质的排泄。把留着须的玉米放进锅内煮，熟后把汤水倒出，就是"龙须茶"。"龙须茶"口感不错，喝下去甜丝丝的，又

经济实惠，可以做全家的保健茶。高血脂、高血压、高血糖的病人喝了，可以降血脂、血压、血糖。夏季暑气重，龙须茶有凉血、泻热的功效，可去体内的湿热之气。

【功效】降压，利尿。

黑木耳柿饼

【组成】黑木耳6克，柿饼50克，冰糖少许。

【用法】加水共煮至烂熟。此方为1日服用量，常服有效。

【功效】清热，润燥。治老年人高血压。

二、心脏病

活血心汤治心痛气短

【组成】党参15克，黄芪30克，玉竹12克，桂枝10克，丹参30克，川芎10克，香附10克，郁金10克，当归12克，山楂20克，益母草30克。

【用法】每次煎药，加水适量，小火慢煎，头煎1小时，2煎、3煎各半小时，3次煎液混合。每日服药3次，每次食后半小时服药。儿童药量酌减。

【分析】丹参、川芎活血化瘀为主药；党参、黄芪益气通阳，使气充血行为辅药；香附、郁金行气，气行则血行，当归、山楂、益母草和血活血，共佐主

药发挥作用；玉竹滋阴养心，桂枝通阳化气，共为使药。

【功效】益气通阳，行气活血，通络化瘀，理气止痛。主治心脏病心血瘀症，气虚血瘀，心脉痹阻。心痛气短，憋闷咳喘，唇甲发绀，颧红咯血，脘胁胀满，纳呆食少，不耐劳累，舌紫脉涩。

【注意】经期慎服，孕妇忌服。

景天保元汤加味

【组成】红景天 18 克，白参 12 克，黄芪 24 克，桂枝 6 克，炙甘草 6 克，丹参 24 克，川芎 12 克，滇三七 10 克（研末泡服），生姜 10 克。

【用法】每剂水煎 2 次，分别取汁200 毫升混合，再分 2 次加热温服，每日1 剂。

【分析】保元汤中之参、芪补益心气为主药，加红景天者，取其益气生血、活血化瘀之功。据现代药理学研究，红景天具有抗疲劳、抗缺氧、抗寒冷等药理作用。再加丹参、川芎、滇三七助其活血祛瘀，行气止痛，借桂枝、生姜辛温之性助阳通脉。

【功效】适用于治疗劳累型心绞痛，症见胸部阵发隐痛，心悸气短，稍动益甚，且感全身乏力，语声低微，面色苍白，不时汗出，舌质淡红，舌体稍胖，

舌苔薄白，脉象沉细无力且时有结代。证属心气虚弱，心血瘀阻所致。

三七西洋参粉

【组成】三七粉、西洋参粉各等量。

【用法】两者混合均匀，每日温水冲服。用量根据病情增减，一般人每日服用混合粉末 1 克即可。

【分析】三七粉与西洋参粉搭配服用，一方面三七可化瘀通络，另一方面，西洋参可气阴双补，这对心脏是一个全面的养护。如遇到患者兼有血虚，还会让他配合服用龙眼肉，这样，心脏的气、血、阴、阳都得到补充，同时还有化瘀的三七保护，十分有益于心脏。

【功效】适用于心脏经脉瘀阻，气阴两虚等症状。

桂枝加香蕉皮煎汤

【组成】桂枝 6 克，香蕉皮 30 克（切成碎块）。

【用法】加水 500 毫升，煎沸 10 分钟后去渣取汁饮用，每周 2 次。

【分析】心绞痛是由于动脉血管狭窄和硬化，导致心肌供血不足所致。桂枝所含的桂皮醛能调节血液循环，增加冠状动脉血流量。香蕉皮含叶黄素，具有延缓老年人动脉硬化进程、防止动脉血管壁增厚、降低动脉栓塞发生率的

作用。

【功效】对防治心肌供血不足引发的心绞痛效果尤佳。

冬防"心梗"常饮姜汤

【组成】生姜适量。

【用法】生姜洗净，切10片，放入清水适量，煮沸20分钟即可饮服。

【分析】中医认为，生姜性温味辛，能通血脉，对降血脂、降血压、预防心肌梗死有特殊作用，可降低心脑血管疾病的发病率。

【功效】对心脏有保健作用。

生脉饮合五苓散合四逆汤

【组成】人参20克，麦冬10克，五味子5克，茯苓15克，泽泻10克，白术10克，桂枝10克，干姜10克，附子10克，厚朴10克，赤芍15克，甘草10克。

【用法】共服7剂，水煎450毫升，分早、中、晚3次温服，每日1剂。

【分析】方中人参、麦冬、五味子益心气，养心阴；桂枝、干姜、附子温振心肾阳气；茯苓、泽泻利水；白术健脾；患者气喘，加厚朴以平喘；患者舌暗，加赤芍以行瘀；甘草调和诸药。

【功效】益气养阴，温阳利水。适于治疗慢性心衰，症见胸闷气喘，难以平卧，动则尤甚，腿肿，舌暗，苔白，脉沉。

桂枝丹参汤

【组成】桂枝10克，当归10克，桃仁10克，党参12克，红花10克，丹参15克，炙甘草4.5克。

【用法】水煎分2次服，每日1剂。

【分析】党参、炙甘草益气；当归活血；丹参、红花、桃仁通瘀；桂枝通阳化气，温通经脉而祛风寒湿邪。

【功效】益气祛风、活血通瘀。适用于治疗慢性风湿性心脏病。

猪心治疗心慌胸闷

【组成】新鲜猪心1只，香叶子树根皮20克，春木香25克。

【用法】将上2味药放入猪心内，然后将猪心放入陶罐内盖好，隔水蒸1个小时，趁热吃肉喝汤。每天1只猪心，连服7天即愈。

【功效】用于治疗心慌胸闷。

鲜薤白治心绞痛

【组成】鲜薤白50克。

【用法】好醋煮熟，顿服。

【分析】薤白俗名小根蒜，初春采之以为菜蔬，其味甚美。能理气、宽胸、通阳、散结，张仲景创瓜蒌薤白白酒汤治胸痹，成千古名方，足证其效不凡。此方重用薤白，可通调气机，通则不痛矣。

用醋煮之，取其酸而敛之，使薤白理气而不散气。

【功效】适于治疗心绞痛。

山药猪腰

【组成】猪腰500克，山药20克，当归10克，党参20克，油、盐、酱油、醋、葱、姜各适量。

【用法】将猪腰对半剖开，取去网膜及导管，洗净；加入山药等3味中药清炖至熟，将猪腰取出凉凉，切成腰花装盘，浇上各调料即成。当菜肴食之。

【功效】对气阴不足所致心悸治疗有效。

鸡心鸡苦胆两吃

【组成】鸡心3个，鸡苦胆1个。

【用法】将鸡心煮熟，鸡苦胆焙干研面。吃鸡心、服苦胆，每日1次，连用3日为1个疗程。

【功效】用于治疗心脏神经官能症，症见心悸、气短、呼吸不畅、乏力或心前区隐痛等。

三、高血脂

决明子海带汤

【组成】决明子20克、海带30克。

【用法】将海带泡发洗净，切丝备用；决明子洗净；将海带、决明子一同放入砂锅，加适量清水炖至海带熟。滤药除渣，吃海带饮汤，每日1次，1个月为1个疗程，一般服用1~3疗程。

【分析】决明子，性味甘苦微寒，入肝、胆、肾三经，具清热、明目、润肠之功效。药用其干燥成熟的种子。决明子含蒽甙类物质，分解后产生大黄素、大黄素甲醚、大黄酸、大黄酚及葡萄糖等，还含维生素A类物质。实验证明，决明子具有降血压、降血脂、抗菌等作用，用于治疗高脂血症有一定疗效。

【功效】祛脂降压作用，适用于高血脂、高血压、冠心病或肥胖病人。

【注意】泄泻与低血压者慎用决明子制剂。

三七花煮鸡蛋

【组成】文山三七花10克、鸡蛋4个。

【用法】先用花和鸡蛋煮10分钟，然后将鸡蛋敲碎壳再煮30分钟，花和鸡蛋同吃。

【分析】三七花，味甘，性凉，入肝经、心经。药用部分为花的干燥品。三七花，是三七全株中皂苷含量最高的部分，三七花总皂苷对中枢神经系统呈抑制作用，表现为镇静、安神功效。用于高血压，头昏、目眩、耳鸣，急性咽喉炎的治疗。降血压，降血脂，减肥，生津止渴，提神补气。具有清热、平肝、降压之功效，适用于头昏、目眩、耳鸣、高血压和急性咽喉炎等症。

【功效】清热、解毒、凉血、降血压。

山楂菊花茶

【组成】山楂片 10 克，白菊花 5 克。

【用法】山楂片和白菊花开水泡饮，每日 2 次，连用 1 个月，也可常用。

【分析】山楂，药用其干燥成熟果实。味酸甘，性微温。山楂果实含山楂酸、苹果酸、枸橼酸、咖啡酸、内脂、脂肪、金丝桃苷、解脂酶、鞣质、蛋白质、槲皮素、核黄素、胡萝卜素、糖类及维生素类等多种成分。药理研究发现，家兔连服山楂制剂 3 周后，血清胆固醇显著下降。山楂与菊花、丹参、元胡、银花、红花、麦芽等配伍，可用于治疗高脂血症、高血压、冠心病所致之胸闷隐痛。

【功效】降高血脂、高胆固醇。

桂圆莲子茶

【组成】桂圆肉 10 克，莲子 15 克，银耳 6 克。

【用法】将莲子煮熟炖烂，再加桂圆肉和泡开洗净的银耳，于汤内稍煮，而后投入冰糖适量食之。早晚各饮 1 次。

【分析】桂圆肉，性味甘，温，入心、脾经。药用部分为无患子科植物龙眼的假种皮。桂圆含有丰富的葡萄糖、蔗糖、蛋白质及多种维生素和微量元素，有良好的滋养补益作用。

【功效】适用于高血脂伴有头昏眼花、心慌气短、神疲乏力、烦躁失眠者。

山楂枣糖酒

【组成】山楂片 3000 克，红糖、大枣各 30 克。

【用法】上 3 味可用米酒 1000 毫升浸半月即可服用，浸时每天摇动 1 次。每天 1~2 次，每次 30~50 毫升。

【功效】适用于高血脂。

山药大枣羹

【组成】山药 60 克，大枣 10 枚（去核）。

【用法】将山药和大枣共炖烂为羹，再加入白砂糖适量，搅匀后即可食用。每日 1~2 次。

【分析】山药，味甘，性平入脾、肺、肾经。学名薯蓣，药用部分薯蓣科植物薯蓣的干燥根茎。山药含有的皂苷、糖蛋白、鞣质、山药碱、胆碱、淀粉及钙、磷、铁等，具有诱生干扰素的作用，有一定的抗衰老物质基础。

【功效】适用于血脂增高伴有倦怠

乏力、烦热多汗、大便稀薄者。

楂橙荸荠糊

【组成】山楂肉 30 克，香橙 2 枚，荸荠淀粉 10 克，白糖 60 克。

【用法】将山楂肉加水 2 碗在砂锅内煮后，用纱布滤渣汁待用。香橙捣烂用纱布滤取汁，2 汁调匀煮沸，加糖溶化后用淀粉勾芡成糊状食用。

【功效】适用于高脂血症。

胡椒绿豆末

【组成】绿豆 21 粒，胡椒 4 粒。

【用法】绿豆和胡椒同研末用开水 1 次服用。

【功效】主治高血脂。

鲜菇汤

【组成】鲜菇适量。

【用法】将鲜菇炖汤食用，用量以每天 12 克左右为宜。

【功效】主治高血脂。

开洋煮干丝

【组成】香豆腐干 10 块，虾米 25 克，精盐 4.5 克，黄酒、味精少许。

【用法】香豆腐干洗净，用沸水烫 5 分钟，用刀剖成 0.17 厘米厚的薄片，再切成丝。把香干丝用沸水烫 5 分钟，沥干备用。虾米先用黄酒加鲜汤浸发，待质地发软后，去除杂质，加入适量鲜汤，

用文火煮 8 分钟，加入精盐、干丝同煮 15 分钟，加少许味精起锅。

【功效】主治体内胆固醇过高。

绿豆萝卜灌大藕

【组成】大藕 4 节，绿豆 200 克，胡萝卜 125 克。

【用法】胡萝卜洗净，切碎捣成泥，用适量白糖将绿豆和胡萝卜调匀。藕洗净，用刀切开靠近藕节的一端，将和匀的绿豆萝卜泥塞入藕洞内，塞满为止，煮熟后当点心食。

【功效】主治高脂血症。

大枣芹菜根汤

【组成】芹菜根 10 个，大枣 10 枚。

【用法】芹菜根洗净捣烂后与大枣同煎，分 2 次服，连服 15 天。

【分析】芹菜性凉，味甘，具有清热除烦、平肝、健胃、利水消肿的作用，对高血压、神经衰弱、水肿、妇女月经不调等病有帮助治疗的作用。

【功效】主治高血压、血管硬化。

【注意】慢性腹泻者不宜多食芹菜。

芹苹粥

【组成】芹菜 300 克，苹果 400 克，粳米 100 克。

【用法】先将芹菜、苹果加水煎煮成汁，去渣留汁，然后将粳米煮至将成

粥时兑入芹菜、苹果汁。早餐食用。

【分析】芹菜性凉，味甘辛，无毒，入肝、胆、心包经。芹菜，属伞形科植物，药用为地上植株部分。芹菜有水芹、旱芹两种，功能相近，药用以旱芹为佳。芹菜富含蛋白质、碳水化合物、胡萝卜素、B族维生素、钙、磷、铁、钠等，叶茎中还含有具有药效成分的芹菜苷、佛手苷内酯和挥发油，具有降血压、降血脂、防治动脉粥样硬化的作用。同时，具有平肝清热，祛风利湿，除烦消肿，凉血止血，解毒宣肺，健胃利血，清肠利便，润肺止咳，降低血压，健脑镇静的功效。

【功效】主治动脉硬化。

银耳山楂羹

【组成】白木耳20克，山楂片40克，白糖1匙。

【用法】木耳冲洗后，冷水浸泡1天，全部发透，择洗干净，放入砂锅中，并倒入木耳浸液，山楂与白糖同放入木耳锅内，炖半小时，至木耳烂，汁糊成羹离火。当点心吃。每次1小碗，每日1~2次。

【功效】主治高血脂。

冰糖炖海参

【组成】水发海参50克，冰糖适量。

【用法】将海参置锅内，炖至熟烂后加入冰糖，再炖片刻即可。早饭前空腹服食。

【分析】海参，性微寒，味甘、咸，入肺、肾、大肠经——《百草镜》。药用为刺参、绿刺参、化刺参的全体。海参除含有蛋白质、钙、钾、锌、铁、硒、锰等活性物质外，其体内其他活性成分有海参素及由氨基己糖、己糖醛酸和岩藻糖等组成刺参酸性黏多糖，另含18种氨基酸且不含胆固醇。故适用于动脉硬化、高血压、高血脂等心脑血管疾病患者。

【功效】主治血管硬化，高血压。

葱白蜜汁

【组成】葱白60克，蜂蜜60克。

【用法】葱白捣烂后与热熟蜂蜜拌匀，贮入瓶内备用，每天服2次，每次半汤匙，只吃蜜汁，不吃葱。

【功效】主治动脉硬化。

糖醋生姜

【组成】生姜500克，冰糖250克，白醋500克。

【用法】生姜，洗净晾干，切成薄片（如信封纸厚），装在1个大口瓶内；再放入250克冰糖；然后倒入500克白醋（注意：白醋一定要真正的米醋），白醋没过姜面即可。最后将瓶口封死。8天后，开始食用。食用方法：每天早上空腹吃5~8片姜（视姜片大小而定）喝

1 小勺醋。每天吃 1 次即可，一定要坚持吃完。

【功效】治疗血液黏稠度高。

【注意】不可以晚上吃姜，医学上有"早上吃姜如人参，晚上吃姜赛砒霜"之说。

花生壳与山楂煎水

【组成】花生壳 2 小碗，山楂 10 颗。

【用法】花生壳和山楂煎水半小时。每日饮 1 次

【功效】主治血脂高。

醋花生

【组成】花生 500 克，醋 250 克。

【用法】花生米放入大口瓶中，再放入醋，没过花生来即可，将瓶口封死，7 天后食用。每天晚上临睡觉前或早上空腹吃 10~15 粒（视花生米大小）即可。

【功效】既降血脂又减肥。

陈葫芦茶

【组成】陈葫芦 15 克，茶叶 3 克。

【用法】将陈葫芦和茶叶研为粗末，用沸水冲泡，代茶频饮。

【分析】陈葫芦，性甘，平。药用为平时作菜瓜的葫芦瓜的干品，一般是完整的老熟后留干即可。有利尿、消肿、散结的功效。

【功效】主治高血脂。

首乌汤

【组成】何首乌 30 克。

【用法】何首乌加 3000 毫升水煎 20 分钟左右，取汁 150~200 毫升，分 2 次温服，每日 1 剂。

【分析】首乌，性味苦、甘、涩，性温，入肝、肾二经。药用其干燥块根。首乌含丰富的卵磷脂（4%~4.2%）、淀粉等，有助于脂肪运转。首乌含蒽醌衍生物，主要为大黄酚及大黄泻素，其次为大黄酸、大黄素甲醚等，能使肠蠕动增强和抑制胆固醇吸收。首乌还能阻止胆固醇在肝内沉积、在血清中滞留或渗透到动脉内膜中，以减缓动脉粥样硬化形成。血脂下降可能与首乌有效成分与胆固醇结合有关。首乌配银杏叶、钩藤等治疗心脑血管病，能消除或改善症状。注意：首乌对个别病人有腹泻的副作用。另外，首乌浸出液可能含有肾上腺皮质激素类似物。

【功效】主治阴虚火旺型高脂血症。

五宝乌龙茶

【组成】乌龙茶 3 克，槐角 18 克，何首乌 30 克，冬瓜皮 18 克，山楂肉 15 克。

【用法】水煎后 4 味去渣取汁，以之冲泡乌龙茶，当茶饮。

【功效】清热化瘀，通利血脉，可

增强血管弹性，主治高脂血症。

柿叶山楂茶

【组成】柿叶 10 克，山楂 12 克，茶叶 3 克。

【用法】3 味与沸水冲泡 15 分钟，每日 1 剂，频频饮服，不拘时。

【功效】主治高脂血症。

决明子茶

【组成】决明子 20 克，绿茶 6 克。

【用法】绿茶和决明子用开水冲沏，经常饮用。

【功效】主治大便干燥之高脂血症。

山楂荷叶茶

【组成】山楂 15 克，荷叶 12 克。

【用法】将 2 味共切细，加水煎或沸水冲泡去浓汁即可，每日 1 剂代茶饮，不拘时。

【功效】主治高脂血症。

四、中风

嫩桑皮水煎洗脸

【组成】嫩桑皮 10 克，槐枝 20 克，艾叶、花椒各 15 克。

【用法】煎汤趁热频洗面部。先洗一边，再洗另一边，洗后应避风寒。

【功效】用于治疗中风口眼歪斜。

橘皮山楂粥

【组成】橘子皮 10 克，山楂肉（干品）15 克，莱菔子 12 克。

【用法】先分别焙干，共研为细末。将糯米 100 克煮粥，粥将成时加入药末再稍煮，放食盐少许调味，即可服食。

【功效】有效调理中风后遗症。证属脾虚痰湿型。表现为头昏眩晕、神志恍惚、肢体麻木、运动不利、脘腹胀满、食少纳呆等。

天麻钩藤饮

【组成】天麻、红花、僵蚕各 10 克，钩藤 20 克，石决明 30 克，桑枝、豨莶草、山楂各 15 克，杜仲 25 克，丹参、葛根各 30 克。肢体麻木者，加威灵仙 30 克。

【用法】水煎服。

【功效】育阴潜阳、息风通络。适用于肝风上扰型中风后遗症，突发半身不遂，肢体僵硬拘挛，口舌㖞斜，舌强言謇，伴头痛眩晕，耳鸣腰酸，面红烦躁，口苦。

黄芪地龙瘦肉粥

【组成】干地龙 15 克，猪瘦肉丝 50 克，黄芪 10 克，大米 50 克。

【用法】干地龙，切碎，猪瘦肉丝 50 克，共用调味品勾芡。取黄芪 10 克，大米 50 克，加水适量煮沸后，下地龙及瘦肉丝，煮至粥熟肉烂，即可调味服食。

【功效】适用于气虚血瘀型中风后遗症的治疗。表现为气短乏力、肢软神疲、偏身麻木、瘫肢肿胀等。

养血通络汤

【组成】当归、白芍、枸杞子、丹参各 30 克，川芎、黄精、沙苑子、红花各 10 克。若肢体疼痛者，加乌梢蛇、蜂房各 10 克，秦艽 6 克；肢体麻木者，加鸡血藤 30 克，僵蚕 10 克。

【用法】水煎服。

【功效】滋养肝血、活血通络。适用血虚络瘀型中风后遗症，症见半身无力，瘫肢酸胀疼痛，麻木不仁。

淮莲柠檬粥

【组成】淮山药 18 克，莲米 30 克，冰糖 40 克。

【用法】上药分别焙干，共研为细末。将半只柠檬研磨成浆状，置小锅内加水 200 毫升煮沸，冲入淮山药粉和莲米粉，搅拌成糊状，加冰糖 40 克，凉后随意食用。

【功效】适用于脾虚痰湿型中风后遗症。表现为头昏眩晕、神志恍惚、肢体麻木、运动不利、脘腹胀满、食少纳呆等。

玉米糊

【组成】玉米 100 克。

【用法】玉米洗净，晒干，研成细粉，置锅中，加水煮沸后煨成糊状，调味服食。每日 1 次，连吃数月或时时服食。

【功效】有预防脑卒中的作用，尤适于口渴，舌苔黄腻属湿热内盛及腰酸、乏力属脾肾亏虚等证型的高脂血症、脂肪肝、血管硬化症等患者。

雪羹汤

【组成】荸荠 30 克，海蜇头 30 克。

【用法】荸荠洗净，去皮，切片。海蜇洗净，切碎。锅中加水，放荸荠和海蜇后烧开，续煮 10 分钟。温服，每日 1 次，连服 2~3 周，或时时服食。

【功效】特别适合阴虚阳亢、痰热内盛伴眩晕、大便燥结的高血压患者预防脑卒中。

【注意】便溏、肢冷者不宜多服。

海带松

【组成】浸发海带 250 克，香油、白糖、精盐各适量。

【用法】海带洗净，煮透，沥干后切丝。锅中放油，烧至七成热，加入海带丝，煸炒至海带松脆捞出，加白糖、精盐拌匀。时时服食。

【功效】可预防和辅助治疗冠心病和脑卒中等。

【注意】消瘦者不宜多食。

茄子防中风

【组成】茄子 500 克，调料适量。

【用法】锅内放油，爆炒葱姜调料然后放入洗净切块的茄子。翻炒出锅时，可加入少量香菜。

【分析】美国科学家发现，茄子含有较多的皂苷，能降低胆固醇，对预防动脉硬化、高血压、冠心病很有帮助。茄子含有丰富的维生素 P，这种物质能增强人体细胞间的黏着力，增强毛细血管的弹性，降低毛细血管的脆性及渗透性，防止微血管破裂出血，使心血管保持正常的功能。此外，茄子还有防治坏血病及促进伤口愈合的功效。

用茄子做菜时，最好不要削皮，因为大量的营养物质蕴藏在茄子皮中。所以茄子去皮后不仅会降低其保健价值，还会因其中的铁被空气氧化，影响人体对铁的吸收。

【功效】可以很好地预防中风。

【注意】茄子虽然营养丰富，能防病保健，但它性寒滑，脾胃虚寒、容易腹泻的人不宜多吃。

醋蛋方

【组成】鸡蛋 1 个，老陈醋 200 毫升。

【用法】将新鲜鸡蛋揩干净，泡在醋内 48 小时，蛋壳软化调匀备用。每日清早空腹喝 1 次（喝时添 1 勺蜂蜜），分 5 次服完，连服 10 次为 1 个疗程。

【功效】主治脑出血后半身不遂。

山楂粥

【组成】山楂 30 克，粳米 50 克。

【用法】山楂煎汤取汁，与粳米煮粥，调味服食。每日 1 次，时时服食。

【功效】可预防脑卒中，尤适于眩晕、易怒以及心烦肝阳亢盛、口苦咽干、气滞血瘀等证型的高脂血症患者。

【注意】胃酸过多者不宜多食。

茵陈益精汤

【组成】茵陈 40 克，首乌 20 克，金樱子 30 克，葛根 20 克，泽泻 15 克，大黄 10 克，三七粉 5 克（冲服），陈醋 15 毫升（冲服）。

【用法】每日 1 剂，水煎分 2 次服。15 天为 1 个疗程。停药 5 天再进行下个疗程，一般用药 4 个疗程以上。

【功效】主治脑梗死后继发阿尔茨海默病。

【注意】用药期间，应配合语言及机能训练。

水蛭方

【组成】水蛭粉（或水剂）。

【用法】每次服量相当于生药 3 克。每天 3 次，30 天为 1 个疗程。

【分析】水蛭别名马蟥，马蛭、马棋等。《本草纲目》载水蛭能"逐恶血，瘀血……破血症积聚"。脑出血后，在脑实质内形成凝血块，并伴有脑血液循环障碍。中医辨证属于瘀证，并认为瘀血性出血或出血伴有血瘀时，瘀血不除则新血难安，故应用本方治疗脑出血切合病机。兔的动物实验证实，水蛭对脑出血急性期具有促进血肿吸收，促进神经功能恢复的作用，又可瘀化止血，改善血液循环，防止出血。

【功效】祛瘀破血生新。主治脑出血后颅内血肿。

芡实粥

【组成】芡实 50 克，大米 100 克。

【用法】将芡实 50 克加水煮熟后，再加入淘洗干净的大米 100 克共煮粥，粥成即可食用。

【分析】芡实中含有一种被称为脑苷脂的成分，能够促进神经干细胞的营养、增殖和分化。芡实还含有丰富的蛋白质、矿物质和维生素 B_{12}，在补充营养的同时，能够提高多种酶的活力并防止细胞衰老。

【功效】芡实粥对中风后常出现的偏瘫、失语等后遗症的康复会有很大帮助。

天冬龟板方

【组成】天冬 20 克，龟板 20 克，枸杞子 20 克，白花蛇 10 克，益智仁 10

克，人参 6 克，水蛭 12 克，石菖蒲 12 克，黄精 15 克，首乌 15 克，鳖甲 15 克，黄连 10 克，苏木 12 克，海藻 12 克，天竺黄 12 克，陈醋 15 毫升（冲服）。

【用法】水煎服，每日 1 剂，30 天为 1 个疗程。

【分析】醋为血管活性物质，对于防治中风后遗症有着较好的效果，以醋配合药物，临床效果更佳。

【功效】养阴补肾，通络活血，主治中风后遗症，半身不遂，言语不利等。

地龙丹参汤

【组成】地龙20克，丹参30克，赤芍15克，红花15克，生地20克，没药10克。阴虚阳亢者加龟板20克，丹皮15克，麦冬15克，玄参15克；痰湿阻络者加半夏15克，陈皮20克，茯苓20克。

【用法】水煎服。

【功效】活血息风通络。主治中风。

活血通络汤

【组成】川芎 10 克，桂枝 10 克，鸡血藤 30 克，葛根 12 克，羌活 10 克，归身 10 克，黄芪 60 克，地龙 10 克，三棱 10 克（炒），炒莪术 10 克，石菖蒲 10 克，乌梢蛇 10 克，赤芍 10 克，甘草 6 克，醋 15 毫升（冲服）。

【用法】水煎服，每日 1 剂。

【功效】活血化瘀，主治脑血栓形成。

二仙芎归汤

【组成】仙茅15克，淫羊藿12克，巴戟天12克，川芎12克，当归18克，知母15克，黄柏12克，牛膝24克。

【用法】水煎服。

【分析】方中仙茅、淫羊藿、巴戟天温而不燥，滋而不腻，阴阳双补，填补精血，为温柔之品，可使精血得充，肝肾得养则肢体不废；当归养血补血，配血中气药川芎以上行头目、下行血海；牛膝补肝肾，引血下行，与川芎一升一降，调和气机；知母、黄柏既可润燥而滋阴，又可防止过温，补中有泻，泻寓于补中。

【功效】补肾和血。主治中风后遗症。

八味复元汤

【组成】生黄芪50~100克，丹参15~30克，桑寄生15~30克，枸杞子15~30克，地龙15~30克，土鳖虫6~9克，茯苓15~20克，全蝎3~6克。

【用法】水煎服。

【分析】如头痛加天麻、白芍；呕吐加半夏，竹茹；目眩耳鸣加灵磁石、熟地黄；失语加远志、石菖蒲；水肿加泽泻、水防己；失眠加酸枣仁、夜交藤；血压偏高加钩藤、夏枯草；出血加当归、

生地；便秘加川军、桑葚子；尿失禁加桑螵蛸、益智仁。

【功效】补气活血。主治中风后遗症。

凉拌菠菜

【组成】菠菜250克，调味品适量。

【用法】菠菜沸水焯后放冷水中，待凉透切段，放调味品食用。

【分析】菠菜中含有的叶酸能降低体内高半胱氨酸，起到保护血管内皮细胞、减轻凝血、防止动脉粥样硬化的作用。另外，菠菜中所含物质可延缓血管老化，所含的维生素A能防止胆固醇在血管壁聚集，保持血管畅通。

【功效】有效防止脑卒中的发生。

【注意】菠菜中不要放醋。

五味子汤

【组成】五味子、人参、苏叶各10克，红糖100克。

【用法】将前3味药水煎取药汁，加入红糖，拌匀饮服，每日1剂。

【功效】可益气、养阴、固脱，适用于中风手撒尿遗，四肢不温，肢体不遂等症。

当归荆芥

【组成】当归、荆芥各等份。

【用法】炒黑，共研细末，每用9克，水1杯，酒少许，煎服。

【功效】用治中风不省人事、口吐白沫、产后风瘫。

蒜泥

【组成】大蒜 2 瓣。

【用法】将蒜瓣去皮，捣烂如泥。涂于牙根部。

【功效】宣窍通闭，用治中风不语。

蔬菜汤

【组成】红萝卜、白萝卜适量。

【用法】将洗净的红萝卜、胡萝卜削皮后切成不规则的块状。把切好的蔬菜用适量清水煮 15 分钟，用网筛筛去蔬菜，只保留菜汤即可，每日服 1 次。

【功效】可预防中风复发。

生姜芹菜汁水

【组成】芹菜 100 克，生姜 30 克。

【用法】洗净，切片，挤汁服。每日 1~2 次。

【功效】用于治疗中风半身不遂。

生姜竹沥

【组成】竹沥 3 克，生姜汁数滴。

【用法】和匀，用调羹频灌。

【功效】用于治疗中风不省人事、痰涎上涌。

桃仁花生皮

【组成】花生皮 20 克，桃仁 15 克。

【用法】上药水煎服。每日 2~3 次。

【功效】用于治疗中风半身不遂。

桑皮槐枝洗脸

【组成】嫩桑皮 10 克，槐枝 20 克，艾叶、花椒各 15 克。

【用法】煎汤趁热频洗面部。先洗一边，再洗另一边，洗后应避风寒。

【功效】用于治疗中风口眼歪斜。

田七丹参汤

【组成】田七切片 10 克，研末 3 克。丹参 10 克，可加少量花旗参或高丽参。

【用法】加入瘦肉或鸡肉煲汤，每周 2~3 次。

【功效】预防脑卒中。

淡菜旱芹汤

【组成】淡菜 10 克，旱芹 50 克。

【用法】同煎汤。适当调味服食，每日 1 次，连服 2~3 周，或时时服食。

【功效】适合腰酸、眩晕、口渴、面赤，属肝肾阴虚、肝阳上亢的高血压患者。

葛粉面条

【组成】葛粉 250 克，荆芥穗 50 克，豆豉 150 克。

【用法】葛粉作面条，荆芥穗、豆豉共煮沸，去渣留汁，葛粉面条放药汁中煮熟，空腹食。

【功效】本方祛风，适用于中风，言语蹇涩，神昏，手足不遂。

小续命汤

【组成】麻黄10克，防己10克，人参10克，黄芩10克，制附子60克，肉桂15克，白芍15克，川芎20克，杏仁10克，甘草10克，防风20克。

【用法】药氧吸入；药液热敷前后胸腹；鼻饲或灌肠，每日6次，每次60毫升，间隔4小时。

【分析】重用麻黄、肉桂、附子，此大温大热之药，可发汗消瘀，通畅五窍，使出血得以吸收，受损的脑组织恢复。孙思邈把"古今大小续命汤"录入到《千金方》之中，对治疗中风昏迷欲死者的奇效推崇备至，曰"大良"，曰"甚良"，曰"必佳"，曰"诸风服之皆验"。

【功效】适用于中风。症见舌僵肢瘫，神昏失语，四肢痉挛，身屈背弓，肌无弹性。

醋蛋方

【组成】鸡蛋1个，老陈醋200毫升。

【用法】将新鲜鸡蛋揩干净，泡在醋内48小时，蛋壳软化调匀，备用。每日清早空腹喝1次（喝时添1勺蜂蜜），分5次服完，连服10次为1个疗程。

【功效】主治脑出血后半身不遂。

白芥子醋方

【组成】白芥子400克，醋500毫升。

【用法】2味共煎煮，煎至药汁300毫升左右，收存备用。每次取药渣及汁适量，涂敷颌颊部。

【功效】利气、散瘀、止痛，用于治疗中风口不能言和舌根紧缩等证。

黄芪丹参汤

【组成】黄芪45克，丹参15克，水蛭3克（研末吞服），地龙10克，赤芍10克，三七3克（研末冲服），陈醋15毫升（冲服）。

【用法】水煎服，每日1剂。

【功效】主治脑血栓。

益智骨碎方

【组成】益智仁10克，骨碎补10克，补骨脂10克，天竺黄10克，何首乌20克，枸杞子30克，石菖蒲10克，郁金10克，丹参30克，川芎10克，陈醋15毫升（冲服）。

【用法】水煎服，每日1剂。

【功效】化痰，补肾，治中风后阿尔茨海默病。

补阳还五汤

【组成】赤芍、川芎、地龙、桃仁、丹参、牛膝各10克，黄芪90克，当归尾15克，红花6克，水蛭、蜈蚣、全蝎各3克。

【用法】每日1剂，煎2次取汁约800毫升，分早、晚2次饭前服下，7天为 1 个疗程。

【功效】主治半身不遂、口眼歪斜、言语不清。

荷叶鸭梨汁

【组成】干荷叶 10 克（鲜品 20 克）。

【用法】取干荷叶，加水 200 毫升煮开 10 分钟后取汁；鸭梨 1 个连皮切块榨汁，与放凉后的荷叶汁搅拌均匀后饮用，每天 1 次，连服 10 天。

【分析】荷叶味苦、辛、微涩，性凉。具有消暑利湿、散瘀止血的功效。荷叶中的荷叶碱可扩张血管、降低血脂；荷叶黄酮可减少脂质过氧化物丙二醛及氧化低密度脂蛋白的生成，增加冠脉流量，预防心脑血管疾病。鸭梨性凉，能清热生津解暑。

【功效】可防热中风。

木耳姜茶

【组成】黑木耳 10 克，生姜 5 片。

【用法】每天早晨先用清水将黑木耳浸泡 1 小时，洗净去蒂，然后和切好的生姜片同放于杯中，用开水沏，待水温后饮用。饮完后，可续水再泡，可根据自身情况，不定时、不定量饮用，最后将泡完水的黑木耳吃掉。每天坚持，效果甚好。

【分析】木耳性味甘、平，具有补中益气、润肺补脑和养血止血等功效。

现代研究发现，木耳中含有的木耳多糖，具有降血脂、抗动脉硬化、抗血栓形成的功效，不但对脑卒中后遗症的消除有显著疗效，而且对预防脑卒中、心血管病的发生，都能起到很好的作用。

【功效】对中风后遗症有很好的食疗效果。

【注意】脑出血患者不宜饮用。

黄芪桂枝粥

【组成】黄芪 15 克，桂枝 10 克，生姜 3 片，大枣 5 枚，大米 100 克。

【用法】将黄芪、桂枝水煎取汁，与大米、生姜片、大枣同煮为粥服食。每日 1 剂，3 周为 1 个疗程，连续服用 2~3 个疗程。

【功效】益气养血，温经通络，适用于气虚血瘀所致的肢体麻木、半身不遂，伴有少气懒言、四肢倦怠、面色苍白、小便清长等症。

黄精珍珠牡蛎粥

【组成】黄精 10 克，珍珠母、牡蛎各 15 克，大米 50 克。

【用法】将前 3 味药水煎取汁，加大米煮为稀粥服食。每日 2 剂。

【功效】可平肝潜阳，息风通络，适用于肝阳上亢之半身不遂、肢体麻木、头目眩晕、面色潮红、耳鸣头痛、心悸失眠、烦躁不宁等症。

人参汤

【组成】人参、陈皮各 10 克，苏叶 15 克，白糖 150 克。

【用法】将人参、陈皮、苏叶同入砂锅内，加水适量，煮沸取汁，兑入白糖，拌匀即可，每日 1 剂，代茶频饮。

【功效】补气固脱，化痰和胃，适用于中风后目合口开、声嘶气促、舌短面青、自汗、手足逆冷、大小便失禁等症。

枸杞冬花茶

【组成】枸杞、麦冬各 10 克，红花 5 克。

【用法】将三者放入杯中，沸水冲泡，每日 1 剂，代茶频饮。

【功效】可补肾养阴，适用于中风后舌短不语、足痿不行、偏瘫等症。

人参附片粥

【组成】人参 5~10 克，附片 30~60 克，粳米 50~100 克。

【用法】将人参、附片合煎 1 小时，取药汁与粳米煮成稀粥，缓缓喂服，或加用 1 小碗鸡汤，与药汁、粳米一并熬粥，继续将人参、附片煎取二汁，煎 1 小时以内，取浓汁再与粳米煮粥喂服。

【功效】本方益气回阳、扶正固脱，适用于突然昏仆，不省人事，目合口开，

鼻鼾息微，手撒遗尿，胸微欲绝。

中风治疗偏方

【组成】白附子 10 克，石菖蒲 12 克，远志、天麻各 10 克，全蝎 15 克，羌活、南星各 10 克，一木香 6 克，甘草 5 克。

【用法】水煎服，每日 1 剂，每日 2 次。

【功效】本方祛风化痰，宜通窍络，适用于中风后遗症而以语言不利为主者。

五、冠心病

三七茶

【组成】三七花、三七各 3 克。

【用法】沸水冲泡。温浸片刻，代茶频饮。

【分析】三七有活血祛瘀，通络止痛的功效，对冠心病者能起到扩张冠状动脉、增加冠状动脉血流量、减少心肌耗氧量的作用。

【功效】有效治疗冠心病。

山楂桃仁粥

【组成】山楂 30 克，桃仁 10 克，鲜橘子皮 1 个，三七粉 3 克，藕汁 30 毫升，粳米 100 克。

【用法】将桃仁捣碎，鲜橘皮切成细丝，山楂洗净，同放入锅内，加水适量，文火煮粥，代早餐食。

【功效】活血化瘀、行气通络。适用气滞血瘀型冠心病，症见心前区或胸骨后刺痛或胀痛，固定不移，时发时止，有时痛涉肩背，伴有胸闷憋气、两胁胀痛、善叹易怒、情志不畅、喜欢捶胸。

黑木耳

【组成】黑木耳 5 克。

【用法】清水浸泡 8 小时后，洗净去蒂，置于小碗中，放入锅中隔水蒸 1 小时，出锅后加适量冰糖（也可不加）即可食用，每晚睡前服，连续食用效果甚好。也可把水发后的黑木耳加入菜肴、饺子或包子馅中，长期食用。

【分析】中医认为，黑木耳性平、味甘，能凉血止血，和血养营。黑木耳营养丰富，除含有大量蛋白质、糖类、钙、铁、钾、钠等微量元素外，还含有少量脂肪、粗纤维、维生素 B 族、维生素 K、维生素 C、胡萝卜素等人体所必需的营养成分。其中维生素 K 能减少血液凝块，预防血栓的形成。研究发现，常吃黑木耳可抑制血小板凝聚，降低血液中胆固醇的含量，对防治冠心病、动脉血管硬化、心脑血管病颇为有益。

【功效】防治血管硬化、冠心病效果良好。

菊花茶

【组成】杭菊花 30 克。

【用法】每日 1 剂，水煎分 3 次服，2 个月为 1 个疗程。

【功效】适用于冠心病心绞痛患者，症见胸中闷塞，夜间胸痛，口干盗汗，腰酸腿软，舌质红，脉细数者，中医可辨证为肝肾阴虚型。

当归桂枝汤

【组成】当归、炒白芍、党参、炒酸枣仁、沙参、合欢花、白术、茯神各 9 克，桂枝、远志各 5 克。

【用法】每日 1 剂，水煎分 3 次服。

【功效】主治窦性心动过速、左心功能不全、冠脉循环功能不全，中医辨证为气血两虚型，症见心胸隐痛，胸闷气短，动则喘息，心悸，倦怠乏力，心烦。

芫荽根茶

【组成】芫荽根 10 克。

【用法】洗净后水煎 15 分钟当茶饮用。每周 3 次，连饮 2 周。

【分析】芫荽辛温香窜，内通心脾，外达四肢，可以促进心、脾二脏主血脉、主统血的功能，从而防止胸痹、心痛等心血管疾病。药理学研究发现，芫荽根中的皂苷能保护血管内皮细胞并防止细胞老化，可以扩张血管，促进血液循环。

【功效】饮芫荽根茶可有效预防冠心病。

红花檀香茶

【组成】红花5克，檀香5克，绿茶1克，赤砂糖25克。

【用法】水煎服，代茶饮。

【分析】红花活血祛瘀，檀香功专理气止痛，绿茶可消食化痰，而赤砂糖配伍诸药，则有活血功效。

【功效】该茶剂性味偏于甘温，具有较好的活血化瘀止痛作用，可缓解冠心病患者心胸窒闷、隐痛等症状。

温冠方

【组成】黄芪20克，桂枝10克，赤芍10克，全当归15克，党参15克，全瓜蒌15克，细辛5克，沉香5克，薤白12克，丹参30克。

【用法】水煎服。

【功效】温阳益气通脉。主治冠心病。

菖蒲酸梅茶

【组成】九节菖蒲3克，酸梅肉5枚，大枣肉5枚，赤砂糖。

【用法】上药加水煎汤而成。

【分析】石菖蒲舒心气、畅心神，有扩张冠状血管的作用。

【功效】本茶剂对心气虚弱、心血不足所致之惊恐、心悸、失眠、健忘、

不思饮食等症效果尤佳，亦适宜于冠心病患者服用。

强心饮

【组成】附子9~15克，黄芪15克，麦冬15克，茶树根30克，益母草30克，淫羊藿12克，甘草6克，党参15克，丹参15克，黄精12克。

【用法】水煎服。

【分析】方取黄芪善补胸中大气，"大气一转，其结乃散"；益母草活血而不伤新血，养血而不滞瘀血，又能散风、降压、利水，故各种心脏疾病均可选用，但剂量需在30克以上，少则不著；麦冬既从"无阴则阳无以化"着眼，又有明显的强心作用。

【功效】温阳益气，活血强心。主治冠心病，证属气虚阳虚者。

薤白油菜粥

【组成】薤白15克，大枣10个，葱白2个，油菜200克，粳米100克。

【用法】先将粳米、红枣洗净入锅加水煮开，而后加入油菜，再沸后加入薤白和葱白，待粥稍稠后即可食用。分早、晚2次服。

【功效】坚持食用，胸闷、心绞痛症状常可改善。

山楂桃仁蜜

【组成】鲜山楂 1000 克，桃仁 60 克（打碎）。

【用法】水煎 2 次，去渣取汁，加入蜂蜜 250 毫升，上锅蒸 1 小时冷却后备用。每次 1 匙（5 毫升），每日服 2 次。

【功效】此方有活血化瘀、消食润肠、降脂降压之功效。对冠心病的治疗有效。

小野蒜炒鸡蛋

【组成】鲜小野蒜 50 克，鸡蛋 4 个，食盐调料适量。

【用法】将小野蒜洗净，切小段，在锅内爆炒，待有香味出时，将调好的鸡蛋放入锅内，翻炒熟放入调料即可出锅。

【分析】小野蒜中药名薤白，出自《神农本草经》，为百合科多年生草本植物小根蒜的地下鳞茎。性味归经为辛，温，微苦。归肝、胃、大肠经。功效通阳散瘀，行气导滞。主治寒痰湿浊凝滞于胸中，阳气不得宣通所致的胸闷疼痛或兼见喘息咳嗽的胸痹证；泄利后重。

【功效】适用于冠心病患者食用，对老年人尤佳。

黄芪佛手茶

【组成】生黄芪 12 克，佛手 9 克。外感发热时停服。

【用法】以沸水 300 毫升冲泡，代茶饮用，每日 1 剂。

【分析】祖国医学认为，黄芪为"补气圣药"，能益气生血；佛手理气开郁、燥湿化痰。现代医学证实，黄芪多糖能增强心肌收缩力，扩张冠状动脉，改善心肌供血，提高免疫功能；佛手内酯有增加冠脉血流量、稳定心率、纠正心肌缺血的作用。

【功效】能有效防治冠心病。

真武汤

【组成】黑附子 30 克（与生姜 45 克一起先煎 1 小时），白术 30 克，茯苓 45 克，白芍 45 克，泽泻 30 克，桂枝 45 克，砂仁 15 克，丹参 30 克。

【用法】共服 5 剂。每剂以水 1600 毫升煎至 600 毫升，每次 20 毫升，每日 3 次。

【功效】温阳化气，利水行湿。适用于冠心病的治疗。

补骨脂炖猪心

【组成】补骨脂 15 克，核桃仁 30 克，猪心 1 只，精盐、味精各适量。

【用法】将猪心剖开，洗净，切碎，补骨脂用纱布包好，与核桃仁一起入锅，加适量水，置小火上炖熟烂，加精盐、味精调味即成。当菜佐餐，随意食用。

【功效】补心气，温心阳，祛寒邪，通血脉。适用于心阳不足型冠心病，症见心悸、怔忡、气短或气促、胸闷或心痛时发作、腰酸、畏寒肢冷、面色苍白、唇甲淡白、舌青紫或紫暗或舌淡苔白、脉沉细或结代。

六、心悸

三七花茶

【组成】三七花若干。

【用法】将三七花洗净，用清水浸泡5~10分钟，再放入蒸锅内隔水蒸10分钟。将蒸过的三七花放在阳光下晒1~2天，装入密封袋中保存，可每天服2次，每次服3~5克，用开水冲泡后代茶饮用。

【分析】三七性温、味甘苦，具有活血化瘀的功效。

【功效】三七花配茶叶较适合有乏力和胸闷等心前区不适症状、心电图有轻度异常改变，且伴有心悸症状的患者使用。

桃仁朱砂酒

【组成】桃仁11克，朱砂10克，白酒500毫升。

【用法】先将桃仁烫浸去皮尖，炒黄研末，置容器中，加入白酒，密封，煮沸，冷后加入朱砂（先研细），搅匀，静置经宿，过滤去渣，即成。口服，每次温服10~15毫升，每日服2次。

【功效】活血安神。主治心悸怔忡、面色不华、筋脉挛急疼痛等。

【注意】忌过量服或持续服。

五苓散、苓桂术甘汤

【组成】茯苓15克，猪苓10克，桂枝10克，泽泻20克，白术15克，丹参15克，薏苡仁30克，石菖蒲10克，生甘草6克，苍术12克，厚朴10克，合欢皮15克。

【用法】共服5剂。水煎服，每日1剂。

【功效】健脾利湿，温阳益气。适用于水饮痰湿内蕴型心悸。

【注意】忌食生冷，油腻。

五味子粥

【组成】五味子10克，大米100克。

【用法】将五味子10克、大米100克，一起用文火熬熟食用，每日1次。

【分析】五味子可益气生津、补肾宁心，特别是五味子中的五味子素、去氧五味子素等，能增加心脏及冠脉血流量，调节心肌细胞和心、肾小动脉的能量代谢，改善心肌的营养和功能。

【功效】食用可宁心安神，消除心悸症状。祖国医学认为，心悸心慌多是由于气血不足、心失所养所致。

茯神粥

【组成】茯神20克，羚羊角粉2克，粳米50克。

【用法】先将茯神捣碎、研细，煎水后滤取汁液，入粳米加水煮粥，熟后起锅前加入羚羊角粉，调匀即成。每日1剂，分2次服。

【功效】常服能平肝熄风，宁心安神。对肝气偏旺或惊恐所致的心悸、不寐等，以及快速心律失常属肝气偏旺者，有较好的疗效。

五元蒸全鸡

【组成】净母鸡1只，桂圆肉、荔枝肉、乌枣、莲子肉、枸杞子各15克。

【用法】将净鸡腹部朝上放在大碗中，将桂圆肉、荔枝肉、乌枣、莲子肉、枸杞子放在碗的四周，再加上冰糖、精盐、料酒、葱、姜及清水少许。上笼蒸2小时，取出调好味，撒上胡椒粉即成。

【功效】可补血养心、益精明目。适用于心脾气血两虚所致的面色苍白、心悸心慌、胸闷气短、失眠多梦或病后、产后体虚者，是理想的营养滋补佳品。平常人食用能增加营养，增进食欲。

郁金散

【组成】五灵脂15克，蒲黄10克，柴胡10克，郁金18克，当归30克。

【用法】将上药共研粉末，蒸馏水适量调为糊状，外用于患者脐部及内关穴（腕横纹中点上2寸），用胶布固定。

【功效】疏肝解郁、活血养血、祛瘀止痛。适用于心悸的治疗，证属气血虚弱、痰饮内停、气滞血瘀等所致。症见心悸憋气、胸闷不舒、心痛如刺或胀痛、舌紫，属于气滞血瘀型。

葛根苦参汤

【组成】葛根50克，苦参30克，淫羊藿25克，生地15克，赤芍15克，丹参15克。

【用法】水煎服，每日1剂，10天为1个疗程。

【功效】补养心阴，调和阴阳，安神定志，治心悸怔忡，失眠健忘，头晕眼花等。

苦参树根茶

【组成】苦参20克，大叶榕树根皮30克。

【用法】水煎，加冰糖调味，睡前服。

【功效】镇静定惊，安神养血，治心悸怔忡，失眠烦躁，舌红苔黄，便结尿黄，脉浮者。

龙骨小麦汤

【组成】小麦50克，甘草9克，百合15克，生地18克，大枣10枚，生龙骨 18 克。

【用法】将生龙骨先煎后再与其他药一起煎，每日 1 剂，分 2 次服。

【功效】本方尤适用于心肝阴虚血少所致的心悸。

景天茶

【组成】红景天（药店有售）5 克。

【用法】冲入沸水 150~200 毫升，加盖浸泡 15 分钟后饮用，每天上、下午各 1 次。

【分析】红景天可补元气、养阴血、活血脉。红景天的主要成分红景天苷能促进心脑血液循环，增加主动脉、冠状动脉血流量，对心脑缺血、缺氧有明显的保护作用。此外，红景天苷还具有清除自由基和抗氧化损伤的显著功效，可有效保护神经系统。

【功效】能有效改善因寒冷刺激引起血管痉挛导致的心悸症状。中医认为，秋冬老人心悸、头晕多为气血不足引起。

七、心律失常

龙眼紫米粥

【组成】龙眼肉 15 克，紫米 50 克，冰糖适量。

【用法】先将紫米加水适量熬成粥，快熟时加入龙眼肉及冰糖，再煮 10~15 分钟即可。温服，每日 1 次，1 周为 1 个疗程。

【功效】具有安心补、定魂魄、敛汗液的功效，对气血不足或受惊吓所致的心律失常，有定志安神作用。

【注意】体内有火者禁用。

熟附羊肉麻雀汤

【组成】羊肉 300 克切块洗净，麻雀 2 只（去毛及内脏）洗净，熟附子 15 克，生姜 3 片。

【用法】一齐放入锅内，加清水适量，武火煮沸后，文火煲 2 小时，调味食用。

【功效】适用于脾肾阳虚型心律失常，症见全身虚肿、身寒怕冷、神疲乏力、腰酸，纳少，舌质胖淡，苔薄白腻，脉沉迟。

柏子紫米粥

【组成】柏子仁（去壳，用净仁）10 克，枸杞子 10 克，龙眼肉 10 克，大枣 5~10 枚，紫米 50 克。

【用法】先将紫米和大枣加水适量煮粥，快熟时加入枸杞子、龙眼肉，柏子仁，再煮 15 分钟即可。温服，7~10 天为 1 个疗程。

【功效】具有滋肾补血、养心安神的功效。适用于肾气不足、血不养心所致的心律失常。

鳖肉枸杞汤

【组成】鳖1只（约500克），枸杞30克，女贞子25克，莲子15克。

【用法】将鳖宰杀，去内脏、头，加上述中药共煮熟，去药渣吃鳖肉饮汤。

【功效】适用于阴虚火旺型心律失常，症见心悸、心烦少眠、头晕目眩、腰酸耳鸣，舌质红少苔，脉细数或促。

莲子百合煨猪肉

【组成】莲子50克，鲜百合60克，瘦猪肉150克，同放入锅内加水，再加入葱、姜、盐、米酒、味精适量作调料。

【用法】先武火烧沸，再用文火煨炖1小时即可，食莲子、百合、猪肉并饮汤。每日1~2次。

【功效】适用气阴两虚型心律失常，症见心悸怔忡、自汗、神倦乏力、纳呆，舌质红，苔薄白，脉细略数。

调律丸

【组成】红花、苦参、炙甘草，以1：1：0.6的比例制成浸膏丸。

【用法】每丸重0.5克。每次3丸，每日3次。4周为1个疗程。

【分析】红花可入心经，善通利经脉，为血中气药，能泻能补，全在剂量上的变化与掌握。用9~12克，则使血走散，与其行导而活血之力；用1.5~2.5克，则

疏散肝气，乃其调畅气血之能；若只用1克，则解散心经邪火，令血脉调和。

【功效】活血养血清心。主治由冠心、风心、风湿活动期、心肌炎及后遗症所致的各种房性、室性、交界性早搏。

白鸽参芪汤

【组成】白鸽1只，黄芪30克，党参30克。

【用法】将白鸽去毛及内脏，洗净，同黄芪、党参一起放锅内煮汤，吃鸽肉饮汤。

【功效】适用心脾两虚型心律失常，症见心悸、面色苍白、失眠、头晕、食欲不振，舌质淡，脉细。

稳心灵

【组成】党参30克，黄精30克，缬草15克，琥珀粉1克，三七末1克。

【用法】研末，每次18克，每日3次，温开水送服。

【分析】方中缬草，异名甘松，有安神镇静、祛风解痉、生肌止血的功效。根据实验研究证明，甘松的不同制剂（氯仿、水、蒸馏提取物）对乌头碱、毒毛花苷等所诱发的心律失常动物模型均能快速而有效地予以对抗，以本品预防投药，尚能抑制致颤药物诱发心律失常。

【功效】益气养阴，活血化瘀，复

脉宁神。主治各种心律失常。

龙枣海参羹

【组成】龙眼肉 30 克，炒酸枣仁 15 克（研为细粉），泡发海参 150 克。

【用法】将海参洗净切成细条，在油锅中略微煸炒后加入龙眼肉和水适量，煮沸，随即加入酸枣仁粉和调味料和匀，然后勾芡成羹。可作菜肴食用。每日 1 剂。

【功效】益气养血、补心安神。适用气血亏虚、心阳不足型心律失常，症见心悸怔忡、神倦气短、面色苍白、手足不温、心闷脉弱、舌淡苔薄。

黄精百合莲枣粥

【组成】黄精、百合各 30 克，莲子（捣碎）20 克，红枣 20 枚，粳米 100 克。

【用法】先将黄精、百合加水煎煮半小时，去渣取汁，再入莲子、红枣、粳米同煮成粥，分 2 次服食，每日 1 剂。

【功效】滋阴降火、宁心安神。适用于阴虚火旺、心神不宁型心律失常，症见心悸不安、失眠多梦、头晕耳鸣、善惊胆怯、胸闷心烦、眠食不安。

青苦茶方

【组成】生地 15 克，桂枝 6~12 克，麦冬 15 克，甘草 6 克，丹参 15 克，黄芪 15 克，板蓝根 15 克，苦参 15 克，茶树根 15 克。

【用法】水煎服。

【分析】邪毒鸱张者去桂枝、黄芪，加蒲公英 15 克、地丁草 15 克；口腔溃疡者加野蔷薇根 15~30 克；由阴虚转而气虚重者，去板蓝根，加党参 12 克，加重桂枝。

【功效】清热解毒，养阴复律。主治病毒性心肌炎导致的心律失常。

八、静脉曲张

芦荟外敷

【组成】鲜芦荟叶 1 枚。

【用法】取 1 小段鲜芦荟洗净并减去两边的刺，然后将剖开的芦荟中的胶状物涂在患处皮肤上，外加纱布包扎。每 2~3 个小时换药 1 次，每日 5~6 次，直至患处红肿热痛症状消失，皮肤恢复正常颜色为止。

【分析】中医认为，芦荟具有清热、解毒之功效。现代医学证实芦荟内含有大量蒽醌类化合物，其中以大黄甙含量最高，具有抗炎、抑菌和杀菌作用，能够清除氧自由基，促进细胞再生和伤口愈合，还可以防止血管损伤后的平滑肌再生，避免引起血管狭窄。另外，芦荟中所含的芦荟素能够软化血管，促进血管弹性恢复；所含的芳香类成分具有镇痛作用，能够减轻患者痛苦。

【功效】芦荟外敷几无明显副作用，能有效缓解静脉炎症状，安全性高。

二丹芩蒲方

【组成】银柴胡15克，地骨皮30克，青蒿15克，丹参15克，黄芩10克，水红花子15克，生蒲黄15克，浮小麦30克。

【用法】水煎服。

【分析】阴虚火旺，新鲜出血加龟板15克、炙鳖甲15克、乌梅15克、侧柏炭10克；陈旧出血，加当归10克、生地15克、炒白芍15克、三棱10克、莪术10克、杞子15克、云苓10克。

【功效】养阴清热，活血化瘀。主治视网膜静脉周围炎。

当归川芎酒

【组成】当归、川芎、红花各15克，黄连、黄柏、元胡、白及各8克，冰片3克。

【用法】将上药浸于75%医用酒精200毫升内，每天搅拌1次，15天后取药酒备用。用时取纱布块4~6层，浸入药酒中，湿敷病变部位，每天敷3次，每次30分钟。5天为1个疗程。

【分析】药物性静脉炎系药石攻伐脉道，致邪毒内蕴而伤及肌肤。根据中医学理论采用活血化瘀之当归、川芎、红花，清热解毒之黄连、黄柏，消肿止痛之元胡、白及配以冰片，共奏活血化瘀、消肿止痛之功效，从而有效地减轻药物性静脉炎患者的痛苦。

【功效】有效防治药物性静脉炎。

红花甘草散

【组成】红花30克，甘草30克。

【用法】共研末，用50%酒精调匀敷于患处，每日换药1次。

【分析】本方红花具有较强的活血作用，加甘草清热解毒，直接敷于患处，消炎化瘀吸收作用较佳。

【功效】活血清热通络。主治静脉滴注引起的血栓性浅静脉炎。

高渗葡萄糖

【组成】高渗葡萄糖5毫升，维生素B_{12}注射液1毫升。

【用法】用略大于病变部位的纱布湿敷于局部，5天为1个疗程，每日1次。

【分析】高渗葡萄糖的高渗作用可以减轻炎性物质的渗出，缓解局部肿胀。维生素B_{12}的目的是既可营养神经，又有镇痛作用，利于该病的康复。

【功效】能有效治疗静脉炎。

金黄散

【组成】天花粉20克，黄柏、大黄、姜黄、白芷各10克，厚朴、苍术、陈皮、天南星、甘草各4克。

【用法】共研细末，用茶水和蜂蜜

少许调和成软膏外敷病灶，外用纱布包好，每次 6~8 小时，每日换药 1 次，换药时用生理盐水棉签清洁病灶，连续敷 3~7 天。

【分析】静脉炎是长期输液后易发的疾病之一，用金黄散外敷患处，具有较好的清热消肿、散瘀止痛的作用，有预防和治疗双重效果。敷药时要摊均匀，一般 2~3 毫米最好。预防输液性静脉炎要在输液后当天应用，连用 3 天。治疗输液后静脉炎，要用 3 天至 1 周。

【功效】本方治疗输液后静脉炎疗效显著。

【注意】穿刺点有破损、皮疹者禁用。敷药后若出现皮肤瘙痒、发红疹、水肿或水疱等过敏者，要立即暂停使用。

银栀膏

【组成】金银花 20 克，栀子 30 克，地榆 20 克，赤芍 30 克，制乳香 30 克，没药 30 克，凡士林 600 克。

【用法】上药共研细粉，入凡士林中调匀成膏。用时将药膏涂于患处，纱布包敷，每日 2 次，至皮损消退，炎症消失。

【分析】方中金银花甘寒，清热解毒消炎；栀子苦寒，清热降火解毒；地榆苦酸寒，清热消肿解毒；赤芍苦寒，

清热散瘀活血止痛；乳香、没药苦平，二药相配，活络消肿止痛是其所长。

【功效】全方清热活络、消炎止痛功效颇佳可直接作用于病变部位发挥效用，故治疗静脉炎取效较捷，愈是初起，收效愈快。

【注意】治疗期间多休息，忌食辛辣之物。

鸡蛋黄油

【组成】鸡蛋 2 个。

【用法】煮熟的鸡蛋黄，研碎，置铜锅内加热熬出蛋黄油，贮于无菌瓷器内备用。用时先清理创面，然后用浸有蛋黄油的消毒棉片平敷于上，外加包扎，隔日或隔 2 日换药 1 次，治愈为止。

【分析】鸡蛋黄油是流传于民间的治疗慢性溃疡的单方验方。鸡蛋黄油具有丰富的蛋白质、维生素、微量元素、胶原物质和促进创口生长的多种因子，对皮肤创面有营养和促进生长愈合的作用，应用得当可以治疗各种慢性难愈性溃疡创面以及口唇、乳头、肛口部的皲裂。

【功效】对治疗因静脉曲张导致的皮肤溃疡有很好的效果。

九、心肌疾病

沙参水煎

【组成】沙参20克，麦冬15克，生地12克，玄参12克，黄芩10克，蒲公英15克，大青叶10克，炙甘草6克。

【用法】水煎服。

【功效】用于急性病毒性心肌炎。

麦冬生地茶

【组成】麦冬、生地各30克。

【用法】水煎代茶饮服。

【分析】药理实验发现，口服麦冬煎剂能缓解心绞痛及胸闷等症状，麦冬所含氨基酸及糖类化合物有显著的增强心肌耐缺氧作用。

【功效】清热，养阴生津，益气养心，有助于改善心肌营养，提高心肌耐缺氧能力。

心安煎剂

【组成】党参12克，麦冬9克，五味子6克，丹参15克，青龙齿（先煎）15克，琥珀粉1.5克。

【用法】水煎服。

【分析】心悸者重用青龙齿18~30克、琥珀粉2.1克，加淡竹叶9克；胸闷者加瓜蒌皮12克、失笑散（包）12克、广郁金12克、香附9克；百合9克、枳壳9克、佛手6克。

【功效】益气养阴，活血化瘀，镇心安神。主治病毒性心肌炎后遗症（属气阴两虚型）。

强心通脉方

【组成】党参9克，麦冬9克，五味子9克，熟附子9克，补骨脂9克，淫羊藿9克，当归9克，赤芍9克，桃仁9克，红花9克。

【用法】水煎服。

【分析】方中党参、麦冬、五味子益气养阴，附子、补骨脂、淫羊藿温补肾阳，桃仁、红花、当归、赤芍活血化瘀。

【功效】补心气，通心脉，温肾阳。主治充血型心肌炎。

化痰宁心汤

【组成】半夏18克，生姜24克，茯苓12克。

【用法】水煎服。

【分析】本方以生姜宣散，半夏降逆，二者合用止呕降逆，行水气而散逆气，能止恶心呕吐；茯苓去水宁心，泄肾邪利小便，则眩悸止两痞消。本方不仅对冠状动脉供血不足有康复作用，而且对心脏瓣膜损害的复原效果也很好。

【功效】化痰降逆，宁心定悸。主治病毒性心肌炎后期。

治小儿心肌炎方

【组成】太子参10克，麦冬5克，五味子3克，浮小麦5克，大枣2枚，炙甘草10克，百合5克，黄芪5克，丹参10克，磁石10克（先煎），谷芽、麦芽各5克，紫苏子3克。

【用法】水煎服，每日1剂，10天为1个疗程。

【功效】益气养阴，安神定志，治小儿心肌炎，心悸怔忡，胸闷胸痛，气短无力，舌红少苔或无苔，脉细数，心律不齐等。

人参芍药散

【组成】黄芪30克，生龙骨、生牡蛎各20克，党参、炙甘草、麦冬、五味子、白芍、金银花、连翘、远志各12克，鸡内金、青礞石、当归、生姜各10克，大枣3枚。

【用法】水煎服。

【分析】方中党参补元气、益心气、补脾益肺安神；黄芪入脾肺之经，补中益气，为补气之要药；炙甘草补脾气；麦冬、白芍益胃生津，润肠通便，防止辛燥伤阴；五味子益气生津，补肾养心，收敛耗散之气。

【功效】益气养阴。适用气阴两虚型心肌炎，症见心悸，胸闷，气短乏力，心律失常，手足心烦热，舌红苔薄黄，脉细数。

健心沥

【组成】生地15~30克，麦冬15克，桂枝6~9克，炙甘草15~30克，党参15~30克，苦参9~12克，甘松6~9克，丹参15~30克，紫石英30克，板蓝根12~15克。

【用法】水煎服。3个月为1个疗程。

【分析】现代药理研究证实，甘松尚有对中枢神经的镇静作用，其所含缬草具有抗心律不齐作用。

【功效】益气养阴，温通心阳。主治心肌炎。

心梗救逆汤

【组成】红参15克（另煎代茶饮），熟附片（先煎）15克，山萸肉18克，当归18克，全瓜蒌12克，薤白6克，红花6克，煅龙牡各30克，降香6克。

【用法】水煎服，每日1剂，每日服多次。

【功效】回阳救逆，理气活血。适用急性心肌梗死，证属心阳不振，血行失畅，厥脱。

通梗汤

【组成】九香虫10克，五灵脂10克，延胡索10克，香附10克，丹参12克，三七粉3克，木香6克。

【用法】水煎服，每日 1 剂，每日服 2 次。

【功效】活血通络。适用慢性心肌梗死，证属气机郁结，血脉瘀阻。

益心抑毒汤

【组成】黄芪 12 克，党参 6 克，麦冬 9 克，五味子 3 克，金银花 12 克，连翘 6 克，黄连 3 克，炙甘草 6 克。

【用法】水煎服。

【功效】益气养阴，清心解毒。适用急性病毒性心肌炎。

十、低血压

蒸乌骨鸡

【组成】乌骨鸡 1 只（约重 1500 克），当归头 60 克，黄芪 50 克，红糖 150 克，米酒 50 克。

【用法】将鸡去毛剖肚洗净，将当归头、黄芪、红糖和米酒放入鸡腹，再将鸡肚皮缝紧，入锅隔水蒸熟，吃肉喝汤，每半月吃 1 次，连吃 2 个月。

【分析】当归头：当归头是中药材中当归的头部，中药当归从土地里采挖出来的时候被称为全当归，全当归被人们分为 3 部分，3 部分分别是：头部（当归头）、中部（当归体）、尾部（当归尾）。

当归头的用途主要是用于中药的配制，还用于西药的成分，也用于食疗中，现在有很多食疗用当归头做辅料，当归头可以用于当归炖鸡、当归头炖汤等滋补养颜食疗。

【功效】滋补，降血压。

韭菜汁

【组成】韭菜适量。

【用法】韭菜捣烂取汁，每日早晨服 1 杯，常服用，可使血压恢复正常。

【分析】韭菜，味甘、辛、咸，性温，入肝、胃、肾经。温中行气，散瘀解毒。

【功效】补肾，健脾暖胃。

甘草茶

【组成】陈皮 15 克，核桃仁 20 克，甘草 6 克。

【用法】水煎服，每日 2 次。

【功效】适用于低血压。

降压茶

【组成】黄芪 10 克，党参 9 克，白术 10 克，炙甘草 9 克，当归 12 克，熟地 9 克，陈皮 10 克，葛根 9 克。

【用法】水煎服，每日 1 剂，分 2 次服。

【功效】补益心脾，适用于心脾两虚所致的低血压。

人参鲫鱼粥

【组成】人参、麦冬、五味子各 5 克，

鲫鱼1条，糯米10克。

【用法】将上述3药水煎服，取煎液；再把鱼刮鳞去肚杂，与糯米用上述煎液煮粥。食粥，每周2次，连服9周。

【功效】对于低血压症属气阴两虚者效果较好。

人参粥

【组成】人参末3克（或党参末15克），冰糖适量，粳米100克。

【用法】将人参、冰糖、粳米同入砂锅，加水煮粥，食粥，早晚分食。

【功效】适用于治疗低血压病。

附片水

【组成】附片15克，干姜20克，大葱3棵。

【用法】水煎，分2~3次服，每日1剂。

【功效】适用于低血压病。

天麻脑

【组成】天麻10克，猪脑1个。

【用法】放瓦盆内，加清水适量，隔水炖熟服食，每日或隔日1次。

【功效】适用于低血压病。

第十五章

儿科

中华传统养生智慧

一、口疮

红糖外涂治鹅口疮

【组成】红糖适量。

【用法】以手指蘸糖，轻轻搽口腔患处，随蘸随涂，每日数次，一般2~3天即愈，且愈后不再复发。

【功效】适用于小儿鹅口疮的治疗。

白及儿茶治口疮

【组成】白及、儿茶各3份，枯矾2份。

【用法】上药混匀，研成粉。每次取少许搽涂患处，尽量延长药面浸润时间，每日2~3次。3日为1个疗程。

【功效】用于治疗口疮。

疱疹性口炎经验方

【组成】生地、栀子、淡竹叶各5克，木通、蝉蜕各4克，甘草3克，黄连2克。口渴加芦根、天花粉各6克；小便短黄加茯苓、车前子各10克，滑石12克。

【用法】水煎，分3次服，每日1剂。

【功效】用于治疗疱疹性口炎。

五倍子治鹅口疮

【组成】五倍子30克，枯矾24克，白糖24克。

【用法】先将五倍子炒黄加入白糖，稍炒片刻，待白糖溶化，倒出晾干，加枯矾共研细末备用。用时将香油和药末调成糊状，抹于患处，每日2~3次，抹药后，白膜即脱落。

【功效】适用于小儿鹅口疮。

半夏外敷治鹅口疮

【组成】生半夏6克，黄连3克，栀子3克。

【用法】共研细末，陈醋调成糊状（一次量），睡前涂患儿两足涌泉穴，纱布包扎，重者可连敷2~4次。

【功效】用于治疗鹅口疮。

竹叶茶

【组成】鲜竹叶适量。

【用法】水煎代茶饮。

【分析】竹叶甘、淡，寒，归心、胃、小肠经。为清热除烦、生津利尿之要药。可治热病烦渴、小便短赤、口糜舌疮诸症。中医认为，口腔溃疡一症多为心移热于小肠，故用竹叶导邪热从小便而出，此法既可收显效，又便于婴幼儿口服。

【功效】治疗小儿口疮，效果显著。

双黄煎漱口治疗口疮

【组成】黄连、元明粉各5克，黄柏、乌梅各10克。

【用法】将黄连、黄柏、乌梅水煎滤渣，元明粉入药汁内溶化，用上药漱口，每次含漱1分钟，每日10次左右。

【分析】黄连、黄柏、元明粉清热泻火，乌梅生津养阴收敛，药物含漱直接发挥作用，同时清洁消毒口腔，有利于促进溃疡面愈合。

【功效】用于治疗口疮。

鸡蛋油治口疮

【组成】鸡蛋若干个。

【用法】将鸡蛋带皮煮熟，取出蛋黄，锅中炒制。因鸡蛋油的提取很费时，可以在炒制中加些香油，帮助提取鸡蛋油。油出来后，将少许冰片加入其中搅匀，用棉棒涂擦于患处，治疗口疮效果很好。

【功效】适用于治疗春季口疮。

杨桃茶

【组成】杨桃2个。

【用法】削去棱角边缘，切成五棱花状薄片。加蜂蜜60毫升腌制3天即可。用沸水冲泡红茶，然后加入腌制好的杨桃3~4片，10分钟后饮茶吃杨桃，每周1次。

【分析】杨桃性凉，《陆川本草》中记载其有"疏滞、解毒、凉血、治口烂"的功效。现代研究显示，杨桃中含有大量挥发性成分和胡萝卜素类化合物，可预防和治疗因上火引起的口腔溃疡。

【功效】解毒凉血。用于治疗口疮。

【注意】杨桃性稍寒，多食易使脾胃虚寒，便溏泄泻，所以不宜服食过多。另外，不宜加冰服用。

荷叶冬瓜汤

【组成】鲜荷叶1块，鲜冬瓜500克。

【用法】加水煮汤另加食盐调味，饮汤食冬瓜。

【功效】清心泄热。适用于心火上炎型口疮，症见舌上糜烂或溃疡、色红疼痛、饮食困难、烦躁常哭、口干欲饮、小便短赤。

冰糖银耳羹

【组成】银耳10~12克。

【用法】加冷开水浸1小时左右，待银耳发胀后再加冷开水及冰糖适量，放蒸锅内蒸熟，1顿或分顿食用，每日1次。

【功效】滋阴降火。适用于虚火上浮型口疮，症见口腔溃烂、斑点较少、表面色黄白、周围颜色淡红、神疲颧红、虚烦口干且反复发作。

生地板蓝根粥

【组成】生地、板蓝根各6克，生石膏、花粉各9克，粳米30克，白糖适量。

【用法】将前4味煎汤，去渣后入粳米、白糖煮粥，每日1剂，连续服食3~4剂。

【功效】本方适用于虚火上炎所致的小儿疱疹性口腔炎。

清化散

【组成】川芎（酒洗）45克，大黄（酒蒸）45克，子黄芩（酒炒）45克，黑丑（炒）30克，薄荷25克，滑石粉30克，槟榔片38克，枳壳25克，连翘30克，赤芍（微炒）30克。

【用法】依法炮制，共研极细面。周岁小儿每次0.5克，2~3岁1~1.5克，随年龄增大酌增，白水和服。

【功效】清火解毒，消积导滞。主治小儿口疮。

二、厌食

全蝎鸡内金治小儿厌食

【组成】全蝎8克，鸡内金10克。

【用法】研极细末。2岁以下0.3克，3岁以上0.6克，每日2次。连服4天为1个疗程，每疗程间歇3天。

【功效】用于脾运失健厌食。

胎盘内金羊肝散

【组成】胎盘、鸡内金、羊肝各等量。

【用法】洗净去筋膜，焙干或烘干，共研细末。1~2岁每次服3克，2岁以上每次服6克，每日3次，连用7天。

【功效】用于小儿厌食。

金术饼

【组成】炒鸡内金30克，炒白术60克，红糖、炒芝麻粉各30克，精面粉500克。

【用法】鸡内金、白术研细末过筛。与红糖、炒芝麻粉、精面粉，加水适量和匀。制成20个小饼，上锅微火烙制成焦黄脆香甜即成。每次1个，5岁以下者每日2次，5岁以上者每日3次，饭前食用。

【功效】适用于小儿厌食症。

皂角治厌食

【组成】质量上好之皂荚适量。

【用法】将皂荚洗净晾干后，切断，放入铁锅内，先旺火、后慢火炒至内无生心为度，研成粉备用。每次服药粉1克，每天2次，用白糖拌匀后吞服。治疗3~10日。

【功效】本方治小儿厌食症，效果显著。

健胃消食汤

【组成】南沙参9克，麦冬6克，连翘6克，焦术9克，知母3克，厚朴9克，扁豆花9克，云苓12克，谷芽9克，藿香6克，莲子9克，砂仁5克（后下），怀山药12克，甘草3克。

【用法】一般采取浓煎法，每日1剂。

【分析】方中以南沙参、麦冬、山

药滋阴健脾，和胃补中，因南沙参功擅补气养阴，现代医学研究亦证实其富含的钛元素有刺激吞噬细胞大量增加，从而增强人体非特异性免疫的作用，故用其取代人参或太子参；焦术、扁豆花、云苓渗湿健脾；厚朴、藿香、砂仁行气，化湿，消积；谷芽消食和中，健脾开胃，不伤正气，小儿最宜；莲子甘涩健脾，厚肠胃；妙在连翘、知母二味苦寒之药，量小健胃，且能清郁热，散滞结，使得该方补运均行，消散兼施，温凉并用，化导同存；甘草健脾补气，调和诸药。

【功效】治疗小儿厌食，疗效显著。

山药内金粥

【组成】山药15~20克，鸡内金9克，粳米150克，白糖适量。

【用法】将山药、鸡内金研成细末；锅置火上，放入适量清水，再加入米、山药末、鸡内金末共煮粥，熟后加适量白糖调味即可，佐餐食。

【分析】山药是甘平之品，可健脾益气；鸡内金能健胃消食、开胃消滞。两者合用，具有健脾和胃、消食导滞的作用。同时，山药和鸡内金性味平和，亦养亦消，对小儿饮食停滞和脾胃虚弱都有良好的调理作用。

【功效】山药内金粥调治小儿厌食

疗效好。

苍术治厌食

【组成】苍术30克，鸡内金20克。

【用法】苍术水煎3次混合，鸡内金研末，分3次用苍术药水送服。以上为6岁小儿用量，可根据年龄酌情增减药物用量。每日1剂，15日为1个疗程。

【功效】健脾开胃，主治小儿厌食症，消瘦，二便正常者。

小儿厌食方

【组成】藿香、苍术、佩兰各5克，蒲公英、茵陈各6克，茯苓、薏苡仁各10克，白豆蔻2克。热盛者加黄连2克，蒲公英药量加至10克；湿盛者加厚朴3克。

【用法】每日1剂，水煎，分3次服，15天为1个疗程。

【功效】主治小儿脾胃湿热型厌食。

异功散加味

【组成】陈皮3克，鸡内金9克，党参12克，白术6克，茯苓8克，麦芽10克，山楂10克，神曲10克，苍术9克，枳实6克。

【用法】水煎服，每日1剂。

【功效】主治小儿厌食症，脾失健运，多由经常贪吃零食，饮食偏嗜，或饥饱无度，影响脾胃的运化功能而导致厌食；

其主要表现为不思饮食或食之无味，拒进饮食，稍多食可有恶心呕吐，脘腹胀痛之感，形体偏瘦而精神状态一般无特殊异常，大小便基本正常，舌苔白或薄，脉尚有力。

南瓜粥

【组成】大米 500 克，南瓜大半个（或 2~3 斤），红糖适量。

【用法】将大米淘净，加水煮至七、八成熟时，滤起，南瓜去皮，挖去瓤，切成块，用油、盐炒过后，即将过滤之大米倒于南瓜上，慢火蒸熟。

【功效】本方适用于脾失健运所致之厌食症。

鸡香散

【组成】鸡内金 10 克，香橼皮 10 克。

【用法】共研细末，水冲服，每服 1~2 克。

【功效】治小儿厌食症，消化不良，胃脘作痛。

三、遗尿

鸡肠治小儿遗尿

【组成】鸡肠 1 副，山药 50 克，五味子 5 克。

【用法】以竹筷插入肠腔内，将鸡肠挑破，用清水洗净。放入上药，再加适量的水，与食盐一起煮熟，每日分 3 次服完。

【分析】鸡肠有补肾强身、固本缩尿的功效，是治疗小儿尿床的良药。

【功效】此偏方对面黄、消瘦、畏寒、夜尿多的虚寒性体质的小儿，更为对症。

小儿遗尿治疗验方

【组成】桑螵蛸（盐炒）、补骨脂（盐炒）各 10 克，肉桂 3 克，金樱子、覆盆子、石菖蒲各 8 克，龙骨 15 克。加减：小便频数者加益智仁 8 克，乌药 5 克；下元冷甚者加制附子 5 克；脾肺气虚者加黄芪、党参各 10 克。

【用法】每日 1 剂，水煎，分 3 次服。

【功效】补肾固涩止遗。主治小儿遗尿症。

龙骨荷包蛋

【组成】生龙骨 40 克，鸡蛋 2 个。

【用法】先将生龙骨加水适量，煎 30~45 分钟。然后取龙骨汁煮荷包蛋 2 个（7 岁以上），临睡前吃蛋喝汤（可加糖或调味料）。每次加入龙骨 1 剂在原渣中再煎熬，连服 1~2 周。

【功效】适用于小儿遗尿。

治小儿遗尿单方

【组成】山药 20 克，益智仁、桑螵蛸、山茱萸各 10 克，五味子 6 克，煅龙骨、煅牡蛎各 20 克，炙麻黄 2 克。怕冷加桂枝 3 克，食欲不振加鸡内金 10 克，倦怠体弱加党参 10 克。

【用法】每日 1 剂，水煎，分 3 次服。5 天为 1 个疗程。

【功效】主治小儿遗尿。

黄芪牡蛎鸡腰散

【组成】鸡腰 1 具（炙令黄），黄芪 18 克，桑螵蛸 1.2 克（炒），牡蛎 18 克，炙甘草 0.5 克。

【用法】上药研末，每服 4 克，水煎服。

【功效】适用于小儿遗尿。

四、蛔虫

黄瓜藤花椒煎剂

【组成】黄瓜藤 100 克，花椒 6~9 克，米醋 100 克，鸡苦胆 1 个。

【用法】将黄瓜藤、花椒水煎取液，去药渣，再与米醋煎开后冲鸡胆汁，1 次温服，每日 2 次，连服 2~3 天。

【功效】适用胆道蛔虫。

醋煮花椒

【组成】米醋 100 克，花椒 9 克。

【用法】将花椒研成细末，米醋加水 100 毫升，共放锅中煮开，1 次温服。每日服 2~3 次，连服 2~3 天。

【功效】适用于胆道蛔虫。

化虫除梗汤

【组成】鹤虱 9 克，榧子 9 克，芜荑 9 克，使君子（炒去壳）12 枚，槟榔 12 克，乌梅 5 枚，川椒 3 克，细辛 2.5 克，大黄 6 克，苦楝皮 6 克。

【用法】煎服时加米醋 1 汤匙，1 日 1 剂，分 2 次空腹服。同时服用菜油和花生油 60~90 克，每天 1 次或 2 次口服。

【分析】腹痛甚加木香 6 克、元胡 6 克；腹胀加川朴 9 克、莱菔子（包煎）12 克；发热加胡黄连 6 克、银花 12 克、黄芩 9 克；呕吐不止加半夏 6 克、竹茹 6 克；消化不良加焦山楂 9 克、炒麦芽 6 克；大便秘结加元明粉（冲服）9 克。

【功效】杀虫除梗阻。主治蛔虫性肠梗阻。

车前草粥

【组成】车前草 15 克，薏米 30 克，米醋 100 克，白糖适量。

【用法】车前草煎汤去渣，入薏米煮成粥，后兑入米醋、白糖，调味服下。

【功效】适用胆道蛔虫。

风眼果瘦肉汤

【组成】风眼果 7~10 个（去壳），猪瘦肉 100 克。

【用法】将二者加清水适量煲汤，用

食盐少许调味，饮汤食凤眼果及猪瘦肉。

【功效】本方对小儿疳积，蛔虫病有效。

使君子

【组成】使君子适量。

【用法】将使君子略炒至香，按年龄每岁每日2粒，（最多每天不得超过20粒），分3次嚼服，连服3日为1个疗程。

【功效】本方适用于小儿蛔虫及蛲虫病。

熟花生油

【组成】纯正花生油适量。

【用法】将花生油放入锅中煎熬，待油热后去火，自然冷却锅中花生油，油温适宜后，口服。年龄在15岁以下的患者，每次服50毫升，服后症状不见好转者，6小时后可再服1次。年龄在16岁以上者，每次服80毫升。服1~4次多可见效。

【功效】熟花生油有滑肠、通便、下积、驱虫的作用，用于治疗蛔虫性肠梗阻见效快，排虫率高。

驱蛔虫方

【组成】川楝子15克，乌梅30克，川椒9克，黄柏9克，广木香9克，青皮（醋炒）9克，枳壳9克，使君子肉15克，

苦楝皮24克，槟榔12克。

【用法】水煎服。

【分析】脉沉肢厥加干姜9克、附子9克、桂枝9克；脉滑洪数，面赤发热，胆腑有热加银花15克、黄芩9克、山栀9克、茵陈15克、黄连6克；尿赤便燥加川军9克、元明粉（冲服）9克；痛久体虚加党参12克、当归9克。

【功效】驱除胆道蛔虫。主治胆道蛔虫病。

五、夜啼

双香汤

【组成】广木香6克，小茴香6克，紫苏叶6克。

【用法】用水浸泡诸药10分钟，再煎5分钟，每剂煎2次。每日1剂，将2次煎出药液混合，早、晚各服1次。

【功效】适用于小儿夜啼及小儿睾丸肿胀（鞘膜积液），症属寒湿而见腹部欠温，不吮乳食，夜啼多在下半夜者。

牵牛子

【组成】牵牛子7粒。

【用法】将牵牛子捣碎，用温水调成糊状，临睡前外敷于肚脐上，用纱布固定，大多当晚即能止哭。

【功效】主治小儿夜啼。

五倍子朱砂敷脐

【组成】朱砂 0.5 克，五倍子 1.5 克，陈细茶适量。

【用法】将 2 味中药研末，陈细茶捣烂，混合后加冷开水少许捏成小饼状敷于脐中，外覆纱布，用胶布固定，每晚 1 次，连续 2~3 天。

【功效】可镇静安神，适用于惊恐所致的小儿夜啼。

吴茱萸

【组成】吴茱萸适量。

【用法】研为细末，米醋调为稀糊状，放在伤湿止痛膏中心，外贴双足心涌泉穴及肚脐，每晚 1 次，连续 2~3 天。

【功效】温脾散寒，清心导滞，镇惊安神。可引热下行，适用于脾胃虚寒及脏热心烦所致的夜啼。

琥珀五味子散

【组成】朱砂 1 克，五倍子 2 克，琥珀 3 克，五味子 3 克。

【用法】将上药研末混匀，用黄酒调成小饼状，敷于脐中，胶布固定，每晚 1 次，连用 5 天。

【功效】适用于小儿夜啼。

葛根粉

【组成】葛根粉 8 克。

【用法】用开水冲成糊，再加入蜂蜜少许，于小儿睡前趁热服用。连服 7 天为 1 个疗程。

【功效】适用于小儿夜啼。

香香药饼

【组成】大茴香、小茴香、锦文大黄各 10 克，面粉 60 克。

【用法】将药研成细末，加入面粉及水，做成 3 个小饼，外敷肚脐处，上加热水（以小儿能承受为度），每日早、午、晚各敷 1 次，3 个饼交替使用，连用 3 天。

【功效】本方适用于小儿夜啼。

双姜粥

【组成】干姜 1~3 克，高良姜 3~5 克，粳米 2 两。

【用法】先煎干姜、高良姜、取汁，去渣，再入下入粳米同煮为粥。

【功效】本方对于因脾脏虚寒所致的小儿夜啼有效。

生龙齿

【组成】生龙齿 15 克，蝉衣 3 克，钩藤 6 克，茯苓 10 克，莲子肉 10 克，珍珠母 15 克。

【用法】水煎服，每日 1 剂。

【功效】健脾安神，镇心定惊。主治小儿夜间啼哭，警惕不安，胆小善惊。

六、盗汗

糯稻根党参粥

【组成】党参 15 克，白术 10 克，糯稻根 15 克，大枣 6 枚（去核），粳米 50 克，白糖适量。

【用法】先将党参、白术、糯稻根洗净，加水适量，煮沸 30 分钟后去渣取汁，加入大枣、粳米用文火煮至粥熟，加白糖调匀即可，分 2 次温服，每天 1 剂。

【功效】益气固表。适用表虚不固型盗汗。

乌梅汤治盗汗

【组成】乌梅 30 克，浮小麦 15 克，五味子 10 克，大枣 5 枚。

【用法】水煎服，每日 1 剂。

【功效】适用于阴虚盗汗。

银耳莲子粥

【组成】银耳 10 克，莲子 15 克，大枣 6 枚，粳米 50 克，冰糖适量。

【用法】先将银耳用温水泡发，除去蒂柄后，撕成小块备用；再将莲子用温水泡 1 小时，与洗净的大枣、粳米共放入砂锅中，加水适量，先用武火煮沸，改用文火将粥煮至五成熟时，加入银耳，继续煮至米烂粥熟，加冰糖调匀即可，分 2 次温服，每天 1 剂。

【功效】益气养阴。适用于气阴两虚型盗汗。

黄芪白术粥

【组成】黄芪 10 克，白术 10 克，浮小麦 20 克，桂枝 6 克，大枣 6 枚（去核），粳米 50 克，红糖适量。

【用法】先将黄芪、白术、浮小麦、桂枝洗净，加水适量，煮沸 30 分钟后去渣取汁，加入大枣、粳米用文火煮至粥熟，加红糖煮化即可，分 2 次温服，每天 1 剂。

【功效】调和营卫。适用于营卫失调型盗汗。

糯稻根须水

【组成】糯稻根须约 100 克。

【用法】加水每次煎约 15 分钟，共煎 2 次，分 2 次服。

【分析】糯稻根须，为禾本科植物糯稻的根茎及根。《中药大辞典》载其味甘、性平，入肝、肺、肾三经，功能益胃生津，退虚热，止盗汗。《药材资料汇编》载其"止盗汗"。糯稻收割后，至次年春耕之前（约 10 月份至次年 3 月份），在田间采挖地下部分的根茎及根须，洗净，鲜用，也可晒干备用，然干品疗效较鲜者为次。

【功效】适用于小儿盗汗，症见每次盗汗湿透内衣，夜寐欠安，不发热，无咳嗽咳痰，白天活动如常，身体瘦弱，食纳差。

浮小麦粉

【组成】浮小麦 50 克。

【用法】文火炒至焦黄，然后研成细末，装瓶备用。每次取浮小麦粉 5 克，用米汤调服，每日 2 次。

【分析】浮小麦即干瘪轻浮的小麦，中药店有售。中医认为，浮小麦能够补益心气，收敛心液。"汗乃心之液"，所以能止汗。另外，浮小麦体轻浮，善于走表，因此能巩固肌肤腠理，加强皮毛的开合作用，从而起到固表止汗的作用。

【功效】主治盗汗。

桑叶末

【组成】桑叶 30 克。

【用法】研成细末，装瓶备用；每次取 5 克桑叶末，用米汤调糊，空腹服用，每日 2 次。

【功效】治疗盗汗有奇效。

当归六黄汤

【组成】当归 9 克，生地、熟地各 12 克，黄芩、黄连、黄柏各 6 克，黄芪 15 克。

【用法】每日 1 剂，分 2 次服用。7 日为 1 个疗程。

【分析】方用当归以养液，二地以滋阴，令阴液得其养也。用黄芩泻上焦火，黄连泻中焦火，黄柏泻下焦火，令三火得其平也。又于诸寒药中加黄芪，因阳争于阴，汗出营虚，则卫亦随之而虚，故倍加黄芪者，一以完已虚之表，一以固未定之阴。

【功效】适用盗汗，症见面赤心烦，便干尿黄，舌红，脉数。

甘蔗叶治疗盗汗

【组成】甘蔗叶 50~100 克。

【用法】洗净后加水适量，煮沸 15 分钟，去渣取药液当茶饮，一般服 5~7 日可痊愈。

【功效】有清热之效，生津敛汗之功。

七、腹泻

扁豆干姜莱菔子汤

【组成】扁豆 10 克，干姜 3 克，莱菔子 6 克。

【用法】加水适量煎汤，煎成后加红糖少许，再煎 3 分钟取汁，分数次饮用。

【功效】适用于风寒型小儿腹泻，症见大便稀薄如泡沫状，色淡，臭味少，伴有肠鸣腹痛。

丝瓜叶粥

【组成】鲜丝瓜叶 30 克，粳米 30 克。

【用法】先将丝瓜叶洗净放入锅中，加水适量，煎煮 15 分钟，再滤取煎汁，煮粳米为粥，粥成加白糖适量调味，每天分2次食用。

【功效】适用湿热型小儿腹泻，大便呈蛋花样，有少量黏液，伴发热，口干，尿深黄而少。

柞树皮熏洗

【组成】柞树皮50克，无花果7枚。

【用法】装入暖瓶中，加开水浸泡1小时后倒入容器中。当水热时，以蒸气熏小儿脚掌，待水温降至30℃左右，将脚泡于药液中，并以药液淋洗膝关节以下15分钟。每日2次，3天为1个疗程。

【功效】主治小儿腹泻。

山楂神曲粥

【组成】山楂50克，神曲15克，粳米30克。

【用法】先用纱布将山楂、神曲包好放入锅中，加水适量，煎煮半小时后去掉药渣，再加入粳米煮成稀粥，加适量白糖调味食用，每天2次。

【功效】适用于伤食型小儿腹泻，症见腹胀，腹痛，泻前哭吵，大便酸臭，伴有不消化奶块，食欲不好，有口臭。

银杏水

【组成】银杏叶20克或银杏枝50克。

【用法】加水3000~4000毫升，煮至沸腾后10分钟即可。先用药水蒸气熏蒸小儿双脚，待可耐受药液温度后，再将患儿双脚泡到药液中，洗至双膝下方，每次20分钟，隔日1次，共用2次。

【功效】主治小儿腹泻。

山药蛋黄粥

【组成】山药500克，熟鸡蛋黄2枚，大米30克。

【用法】山药去皮捣碎，加水适量，再加入大米，先用武火烧开，再用文火煮10分钟，调入鸡蛋黄2只，煮3分钟即可，分数次食用。

【功效】适用脾虚型小儿腹泻，症见腹泻久不愈，大便稀薄，带有白色奶块，食欲减退，消瘦乏力。多见秋季腹泻后期或久泻不愈者。

八宝粥

【组成】茯苓、太子参、白术、扁豆各10克，芡实、山药、莲肉、炒薏苡仁各10克，糯米50克。

【用法】茯苓、太子参、白术、扁豆加水煎汤，去渣取汁，加芡实、山药、莲肉、炒薏苡仁和糯米，煮粥食用。

【功效】适用于脾虚型小儿腹泻，症见腹泻久不愈，大便稀薄，带有白色奶块，食欲减退，消瘦乏力。多见秋季腹泻后期或久泻不愈者。